U0601572

中华经典名著全本全注全译丛书

章　原◎译注

东坡养生集 一

中华书局

图书在版编目(CIP)数据

东坡养生集/章原译注. —北京:中华书局,2025.6. —(中华经典名著全本全注全译丛书). —ISBN 978-7-101-17174-7

Ⅰ. R212

中国国家版本馆 CIP 数据核字第 2025LQ7069 号

书　　名　东坡养生集(全四册)
译 注 者　章　原
丛 书 名　中华经典名著全本全注全译丛书
责任编辑　周　旻　刘树林　胡香玉
装帧设计　毛　淳
责任印制　韩馨雨
出版发行　中华书局
　　　　　(北京市丰台区太平桥西里 38 号　100073)
　　　　　http://www.zhbc.com.cn
　　　　　E-mail:zhbc@zhbc.com.cn
印　　刷　北京盛通印刷股份有限公司
版　　次　2025 年 6 月第 1 版
　　　　　2025 年 6 月第 1 次印刷
规　　格　开本/880×1230 毫米　1/32
　　　　　印张 72½　字数 1600 千字
印　　数　1-8000 册
国际书号　ISBN 978-7-101-17174-7
定　　价　196.00 元

全书总目

第一册

第二册

第三册

第四册

目录

第一册

前言

近年来，随着社会和经济的发展，人们的生活水平不断提高，对于健康也越来越重视。特别是前几年肆虐一时、时下仍在威胁人们健康的新冠病毒的出现，更促使人们对生命和健康有了更多的思考和关注，许多人都将目光投向有着悠久历史和丰厚积淀的传统养生学。客观而论，传统养生学尽管内容丰富，相关的养生书籍数不胜数，但是对于今天的人们来说，却面临着较多的障碍：内容良莠不齐，需要悉心甄别；专业的医药知识不易理解，有些养生方法则隐晦玄密，甚至有不少怪力乱神的内容……凡此种种，都让读者望而却步。由明末王如锡编纂而成的《东坡养生集》是奥义无穷、具有学术价值的养生著作，同时又因苏东坡的生花妙笔而颇具趣味性和可读性，对于有志于养生的人而言不可错过。

一

《东坡养生集》是历代关于苏轼文章的诸多选本中唯一以"养生"为主题的著作，视角非常独特。

众所周知，北宋大文豪苏轼是历史上第一流的人物，在诗、词、文、绘画、书法等方面都取得了惊人的成就，不啻为文化史上矗立于北宋的一座大山，在当时及身后都产生了重要影响。特别是苏轼的文章，更被许多人推崇，并当作范文，当时甚至出现了"苏文熟，吃羊肉；苏文生，吃菜羹"的歌谣。

在苏轼还在世时,就已经出现了多种苏轼文章的选本。此后,历代学者的各类苏文选本更是难以胜数。在晚明的文坛,苏轼的文章非常受关注,文人学士们普遍嗜好苏氏之作,当时的文坛领袖人物王世贞便感叹:"操觚之士鲜不习苏公文者"(《苏长公外纪序》)。而对苏轼诗文进行编选的人更是层出不穷,除了王世贞编选的《苏长公外纪》之外,当时的文坛名家如李贽、钱士鳌、陶望龄、袁宏道、王纳谏、徐长孺、凌濛初、锺惺、谭元春、焦竑等也都参与过苏轼诗文的选辑。

明末士人王如锡也是苏轼文章的忠实"粉丝",他在当时编选苏文选本的风潮下,另辟蹊径,以养生内容为视角,将苏轼有关养生的信札、论著及旁人对苏轼的相关记载都进行了收录,"广搜众刻,自诗文巨牍,至简尺填词,以及小言别集,凡有关于养生者,悉采焉",分为饮食、方药、居止、游览、服御、翰墨、达观、妙理、调摄、利济、述古、志异十二卷,共计一千一百四十一篇文章,是非常有特色的一部作品。

王如锡,字武工,江宁(今江苏南京)人。生卒年不详,1635年前后在世。除《东坡养生集》外,王如锡的名字及事迹未见于其他文献。据《东坡养生集》序记载,王如锡少年时体弱多病,曾参加过科举考试,但以失利告终。他对于神仙吐纳之术极有兴趣,自称"及谈神仙吐纳术,恍然有会于余中"。

王如锡平生不得志,生活较为贫困,嗜读书,尤其偏爱读苏轼的书。当时的名士王思任称赞他:"白下王武工,甘贫高寄,博古清真,心盎琉璃,神车碧落,喜读公书。"同是南京人的好友盛宾称赞他:"武工简远沉静,有颍滨之致。于世无所嗜,独嗜书,尤嗜读公书。"从这些同时代人的评价来看,王如锡当是一个安贫乐道、个性清高的士人,对于苏轼的喜爱也为众所知,盛宾称其"有颍滨之致"("颍滨"指苏辙),也当是由此而来。

众所周知,苏轼是古代近乎全才式的人物,在诸多方面都有很高的成就，王如锡为什么单单选择"养生"作为主题呢？

王如锡在自序中说："《东坡养生集》者，余读东坡集取所谓养生家言，引申触类，手录之，而自为一集也。"王如锡喜欢吐纳的长生之术，又酷爱读苏轼文章，而苏轼自年少时，就对养生极有兴趣，中年之后，更是亲身实践过多种养生术，并多次撰文探讨养生之道，这些都在苏轼的诗文中流传下来。由此，王如锡对苏轼有关养生的内容进行收集整理，也是情理之中的事情。在编辑该书的过程中，除了苏轼的诗文集之外，王如锡还广泛搜集了当时尚能见到的苏轼手迹和笔记中与养生有关的内容，可谓靡采无遗，近乎全面地反映了苏轼在养生领域的见解与成就，不论是对于苏轼的研究，还是对于传统养生学的研究，都具有很高的参考价值。

无疑，王如锡对于自己所做的事情充满自信，也自得其乐。他在序文中自言："每风雨晦明，忧愁醉梦之余，稍一展咏，无不洒然神开，而悠然自乐也。"王思任也极为肯定此书，认为这本书："有当于坡公者也，不但仁者见之谓仁，智者见之谓智也。"盛宾更对这本书给予了很高的评价，认为自苏轼去世已经有五百年了："是集成，使人一展卷焉，皆得见公于御气乘风烟云缥缈之境，自吾武工氏始。"并认为王如锡所做的事情"犹郭象之于庄也"，郭象是西晋时的玄学家，好老庄，善清谈，曾为《庄子》作注，影响甚大。盛宾将王如锡与郭象相比较，无疑是极高的评价了。

二

《东坡养生集》的分类很有特色，全书分为十二卷，每一卷的内容，从其卷名可以大致推断：第一卷《饮食》，主要是关于饮食、食疗方面的论述；第二卷《方药》，多论述药物、方剂等；第三卷《居止》，主要是日常的起居摄养；第四卷《游览》，多为游览各地景观的见闻所感；第五卷《服御》，记述服饰、文房四宝之类日用器具；第六卷《翰墨》，论述书画、器玩等雅致之物;第七卷《达观》,主要是表现达观、坦荡胸襟的文章;第八卷《妙理》,多为洞悟世事,谈理论玄之文;第九卷《调摄》,多为服食、导引等调养之法;第十卷《利济》,为有关民生疾苦的文章;第十一卷《述古》,多为历史人物的评述;第十二卷《志异》,多收集志怪及奇闻。关于这样的分类,王如锡在《总目》中用一小段文字进行了解释:

> 物椎需养,有饮食,即有为药。行住坐卧,非居则游,百体之事,
> 服御未可少也。情生境触,翰墨著矣。达观游乎物外,妙理寄于象
> 先,调摄之功,于是为大。岂曰幽忧,未暇利济斯与。旷稽往古,洞
> 视来兹,终之以志异焉。

或许有人会对这样的分类产生疑问,饮食、调摄、方药、居止等自是养生,达观、游览、服御之类也可算是通常意义上养生的延伸,那么如利济、述古等怎么能算养生呢?这实际上体现了人们对于"养生"内涵的不同理解。一提到养生,一般人很容易就想到饮食、服药、炼丹、气功之类,但这实际上是将"养生"等同于"养身"了。事实上,"养生"的内涵当然不只是肉身的养护,而是追求形神合一,是对于生命的养护,要达成这一目的,自然需要采取包括物质与精神、社会环境与自然环境等的各种措施。因此对于养生不能只作狭隘的理解,而应从更广阔的层面来认识。此外,中国古代的养生学说,若从内容的性质上来分,大体可分为养生之术与养生之道。养生之术包括一切较为具体、可见的养生方法,如服食、调摄、服气、导引、气功等,这可以说是形而下层面的内容。而养生之道则是就哲理层面而论,并无物质的依托,却无时无刻不在起着作用,是属于形而上层面的内容。苏轼关于养生的论述中,既有养生之术的探索,也有养生之道的思考,二者是密不可分的。

事实上,关于苏轼在养生领域的实践和成就,在王如锡之前,就有不少人意识到并进行过探讨,但像《东坡养生集》这样系统、全面地收集整理的文集,还是第一部。

《四库全书总目提要》对于《东坡养生集》做了这样的评价:"轼以

文章气节雄视百代,其游戏诸作,大抵患难中有托而逃。如锡乃惟录其小品,所谓'飞鸿翔于寥廓,而弋者索之薮泽'也。使轼仅以此见长,则轼亦一明季山人而已矣,何足以为轼乎!"可见,在《四库全书总目提要》的编者眼中,苏轼关于养生的文章只是"游戏诸作",是"患难中有托而逃",如果只从这样的角度来看苏轼,那么和一个明末的"山人"也没有什么区别了。以今天的眼光来看,这样的观点显然有失偏颇,低估了苏轼那些"游戏诸作"的重要性,事实上,正是由于这些"小品"的存在,才构成了丰满、多面的苏东坡的形象,才有无数的人由衷地喜欢他。

王如锡也预料到自己所做的事情未必会得到所有人的认同,他在序文中这样说:"东坡之集,无所不有,读者亦无所不取焉。而余独概之以养生,不几诞与?"但是他坚信这样做是有意义的,他认为从养生的角度来认识苏轼,更能体现苏轼的真性情:"故养生者,从东坡之性情而为言者也。"此语极有道理,苏轼曾自言"少年读书作文,专为应举",而许多被视为游戏之文的文章,实际上反倒是最能体现苏轼内心的真实想法,可谓是真性情的流露,是活泼泼生命的展现。苏轼是一个非常热爱生活的人,不论做什么事情,扮演什么角色,都贯穿着一种对生命真谛、对生活乐趣的寻觅,正如王思任所说:

> 坡老出世,灵夺无前之窍,眼空不坏之轮,散为百东坡,作儒,作仙,作佛,作名臣,作迁客,作游侠,作骚人画师,作文章风流诙谐滑稽之韵士。聚为一东坡,则刻刻作生计耳。无论其参悟济度,功贯三才,解脱明通,道包万有,即最纤之事,饮有饮法,食有食法,睡有睡法,行游消遣有行游消遣之法。土宜调适,不燥不濡;火候守中,亦文亦武。尊其生而养之者,老聃亦无所不用其极矣。是故有嬉笑而无怒骂,有感慨而无哀伤,有疏旷而无逼窄,有把柄而无震荡,有顺受而无逆施。烧猪熟烂,剔齿亦佳;拄杖随投,曳脚俱妙。所谓无入而不自得者也,此之谓能养生。

这段话概括得极为精彩!尽管苏轼早年便有"致君尧舜"的志向,但他一生的仕途可谓跌宕起伏，大多数时间都是郁郁不得志，被一贬再贬，最后竟然到了荒僻无以复加的海南岛，以致苏轼在临终前不久发出"问汝平生功业，黄州惠州儋州"的感叹。所以在他的诗词文中，即便是生活琐事，即便是游戏诸作，也都充满了入世与出世、进取与退隐等矛盾不定的思想，看似达观、嬉笑的文笔背后，实则隐藏着不尽的感慨。而苏轼在这样的逆境中，并没有自暴自弃，而是能够随遇而安，他对于养生之道的积极追求与探索，也反映了他对生命的渴求，寄托了他对未来的期许！

除此之外，《东坡养生集》还包括了大量的点评文字，同样具有一定的价值。评点是古代文学批评的一种形式，明代诗文评点颇为盛行，出现了各种苏轼诗文的选评本。《东坡养生集》中，王如锡结合着东坡的文字进行了大量的评点。这些评点，从来源看包括三部分：一部分是东坡文章中的自注，或者内容相关但原文没有收录，王如锡将其编在了一起；一部分是东坡同时期乃至后世文人对东坡文章的点评，王如锡选择性地进行了收录；还有一部分，则是王如锡玩味东坡文章时自己的体会。

这些评点文字能帮助读者更为全面和深入地理解苏轼养生文章中的内容，如王如锡在苏轼《苍术》后的评点："古方及《本经》，止言术，不分苍、白二种。苍术，茅山者良，气味辛烈，多膏。性主发，又能除恶气，弭灾疹，功用远胜白术。"这就在苏轼对于苍术的记载之外，又进行了一些补充，便于读者更为全面地认识药物苍术的功用。又如苏轼《肉芝诗并叙》描述了自己服食肉芝的情况，王如锡在评点中便引用了葛洪《抱朴子》的相关内容进行说明："芝有五类，凡近百种。肉芝，状如肉，附于大石，头尾具有，乃生物也。赤者如珊瑚，白者如截肪，黑者如泽漆，青者如翠羽，黄者如紫金，皆光明洞彻如坚冰也。大者十余斤，小者三四斤。须斋祭取之，捣末服。"

从总体来看，《东坡养生集》中的养生内容非常丰富，这一方面当然是苏轼对养生保持了终身的兴趣，本人有着大量的养生实践经验和思考；另一方面，也与王如锡围绕着"养生"所进行的编纂和评点有密切的关系。

虽然《东坡养生集》的价值非常突出，但也存在不足之处。如王如锡的"大养生"理念值得肯定，但是部分作品的收录确实也值得商榷，一些反映因果报应和猎奇性质的诗文，与养生实际并无关联，过于宽泛的标准反而容易冲淡主题。又如在具体作品的收录中，也有争议乃至讹误之处，将个别实为秦观、黄庭坚等人的作品列到了苏轼名下。另外，点评文字中固然多有珠玉，但也有些文字较为冗杂，等等。

当然，尽管存在不足之处，总体来看然仍瑕不掩瑜，并不影响《东坡养生集》作为一部有价值的养生著作流传后世。

三

《东坡养生集》成书于明崇祯八年（1635）十二月，书前有盛宾所作序言和王如锡的自序。该书随后刊刻行世，称明崇祯刻本，刻本上有"箬庵藏书"的标识，箬庵是王如锡的书斋名。到了清康熙年间，江苏淮安士人丘象升（字曙戒），由于体弱多病，所以多留心养生医药之术，加之平日酷爱东坡诗文，深感其诗文"皆可发挥妙悟，导引天和。每一披览，烦疴冰释，不啻吴太子之闻《七发》，霍然有起色也"。丘象升曾对苏轼诗文中与养生有关的内容进行过整理，但在看到《东坡养生集》后，深觉"适获我心"，便转而对该书进行了一些评注工作，并删去盛宾序，增加了王思任序和自己的序。从丘象升序可知，该工作完成于康熙三年（1664）。经过丘象升评注的《东坡养生集》在康熙年间有过两次刊刻，分别是书林陈道生本和敦本堂本，这两种刻本在内容上并无差别。

值得一提的是，陈道生本和敦本堂本《东坡养生集》在序言部分加入了王思任的《叙》，作为序言放置于丘象升序之前，造成了王思任曾为《东坡养生集》作序的印象。但笔者认为这并非王思任为《东坡养生集》所作序言。主要理由有二：其一，如果王思任曾应邀作序的话，在崇祯年间刊刻时没有理由不收录其中，更何况王思任的声名远比盛宾要高得多。其二，从王思任此文来看，也不似序言体例，没有时间和地点，也无刊刻情况，虽然也有评论王如锡品性之言，但是并无介绍二人交集文字，与常理不合。笔者推论，此文或是王思任看到刊刻后的《东坡养生集》后，所撰写的评论性文章。而丘象升误以为是序言，便收入其中。

过去在提及王如锡时，曾将其列入清代。但《东坡养生集》成书于1635年，当时还属于明朝崇祯年间，王如锡自序末尾也写明"崇祯乙亥嘉平月三日，江左王如锡书于箬庵"。盛宾序的结尾则明言"乙亥冬杪，南都盛宾撰"。所以应该将王如锡列入明代比较妥当。丘象升在刊刻时删去盛宾的序，并把王如锡自序中体现明代年号的内容删掉，显然是出于政治因素的考虑。

此前，笔者曾对《东坡养生集》的部分内容进行过评注（中华书局，2011年）。此次整理，以最早的明崇祯刻本为底本，并以康熙陈道生刻本作为校本，对《东坡养生集》全文进行了校勘、注释、翻译的工作。在整理过程中，除了明显的舛错依据通行本改正之外，其余都尽量保持作品原貌。对于《东坡养生集》中的点评文字，均予以标出，以便和正文进行区分。在翻译中，遵循直译和意译结合的原则，对于书信、简牍、奏章等文章中的固定套语，如"某启""顿首""不罪"等，一般不硬做翻译，以使与原文协调。

《东坡养生集》内容广博，又以养生为主题，许多文章都涉及医药，或谈玄论道，或指佛说禅，还有涉及内外丹道的修炼，奥义隐晦，而各种典故更是层出不穷，这些都为整理造成了不少困难。好在历代学者关于苏轼的研究，不论是文献整理，还是理论研究都成果颇丰，为本书的整理提供了很大的帮助。在整理过程中，除了参考诸多古代前贤的作品，还参考了部分现代学者的成果，如张志烈、马德富、周裕锴主编的《苏轼全集校注》，王水照、朱刚所撰《苏轼评传》，张志斌主编的《东坡养生集》等，特此一并表示感谢。此次整理，工作量超过了原先的预想，加以俗事缠身，其间人生变故不断，故此拖延了不少时间，编辑宋凤娣女史给予了充分体谅和包容,周旻、刘树林、胡香玉三位编辑老师认真负责,纠正不少文稿中的错讹之处,在此深表谢意。

"苏学"如海,由于笔者才学浅陋,尽管做了不少努力,但整理工作中一定还会有不少错谬之处,还请方家指正。

章原

2024年5月于沪上寄耳斋

序

《东坡养生集》者，余读东坡集，取所为养生家言，引伸触类①，手录之，而自为一集者也。夫东坡之集，无所不有，读者亦无所不取焉。而余独概之以养生，不几诞与②？

【注释】

①引伸触类：指从某一事物的原则，延展推广到同类的事物。出自《周易·系辞上》："引而伸之，触类而长之。"

②几：接近。

【译文】

《东坡养生集》，是我在读东坡集时，选取东坡所写和养生有关的内容，引申推广，用手选录下来，而自成一集。东坡集中无所不有，读者也从中无所不取。而我却用养生来进行概括，不是接近荒诞了吗？

夫拟之于纵横诸家，从其文章而为言者也。约之以养生之旨，从其性情而为言者也。是故肆出而为趣，旁溢而为韵，凝特而为胆识①，挺持而为节义。俶傥踔绝②，一无所回疚，莫不咨嗟叹赏，谓为不可及。而不知其所以不可及，要有翛然自得③，超然境遇之中，飘然埃壒之外者④，乃能历生死患难而不惊，杂谐谑嬉游而不乱。故尝捧其篇章而想其丰仪，揽其遗迹而标其兴寄，思其话言而窥其洞览流略之指⑤，悬解默喻之神⑥。至今坡老风流依然未散，而高颧深髯、戴笠蹑屐⑦，把盏挥毫，嘻笑怒骂之态，犹栩栩焉，奕奕焉⑧，往来于江山湖海之上。此中不有长生久驻者存耶！然且纵而观之，江瑶海错⑨，尝之美矣；而啖芋饮水，未尝不茹而甘焉。紫微石渠⑩，居之宜矣；而蜑坞獠洞⑪，未尝不习而安焉。湖山秀映，啸歌乐矣，而蛮烟飓雾之中，未尝不忻而游焉⑫。手抵横流⑬，目诛暴客⑭，拮据辩论于生民之大利大害；而孤孽疮痍，鳞介草木之微，未尝不过而问焉。天子太后、名公巨卿、文人胜士、缁流羽客之辈⑮，莫不倾心动魄，把臂交欢；而出入于悍相、狱吏之手，徘徊于山樵野姬、鸟言卉服之间⑯，未尝不徜徉而夷犹焉⑰。若然，则凡世所见，穷通、得丧、妍媸、纤巨，东坡既已冥而一之矣，是养生之旨也。

【注释】

①凝特：严肃特异。

②踔（zhuō）绝：卓绝，高超。

③翛（xiāo）然：无拘无束的样子。

④埃壒（ài）：尘土。

⑤流略：九流、七略之书。泛指前代书籍。这里作动词用，指浏览涉猎。

⑥悬解：了悟。默喻：暗中知晓，意会。

⑦蹑屐：穿着木屐。

⑧奕奕：精神焕发的样子。

⑨海错：泛指丰富的海产。

⑩紫徼（jiǎo）：北方边塞。按，"紫徼"可能为"紫微"之误。紫微，与"石渠"并举，都指京城、京师。

⑪蜑（dàn）坞獠洞：指南方简陋的居住环境。蜑，古代南方的少数民族。獠，泛指南方各少数民族。

⑫忻（xīn）：心喜。

⑬横流：比喻灾祸、动乱。

⑭暴客：盗贼。

⑮缁流羽客：指僧道等方外之士。缁流，因僧人多穿黑衣，故有此称。羽客，道士的别称。

⑯鸟言卉服：泛指边远地区少数民族或岛居之人。鸟言，指语言难懂。卉服，用绨葛编的衣服。

⑰夷犹：迟疑不前。也作"夷由"。

【译文】

将东坡比作战国时的纵横诸家，是就他的文章气势而言。以养生的主题进行概括，是从苏轼的性情出发。所以肆意而出有妙趣，旁溢生出韵致，庄重特异体现胆识，挺立坚持是节义所在。东坡潇洒卓绝，一往无前而不后悔，人们没有不感叹赞赏的，都认为比不上。却不知道之所以比不上的原因，关键在于他能够无拘无束自得其乐，超然于各种境遇，飘然于俗尘之外，才能够历经生死困厄而不惊，混杂谐谑嬉游而不乱。所以曾捧着东坡的文章而想象他的丰度仪态，览观其遗迹而明白所寄寓的感情，思考他的话语而窥探他洞览涉猎的奥旨，明白他意会的神机。到了现在，坡老的遗风流韵依然没有消散，而他高颧深髯、戴斗笠穿木屐、举着酒杯挥毫作书、嬉笑怒骂的风姿，仍然栩栩如生，神采奕奕，往来于江山湖海之中。这其中难道没有养生的道理存在吗？尚且放眼而观，江瑶之类的海鲜，尝起来感到很美味；而吃芋头喝清水，也没有不感到甘美。在京城住得很惬意；而偏远地区的船坞村峒，也没有不安然而居。

湖山秀美,长啸歌唱很欢乐;而身处蛮烟飓雾中,也没有不开心游赏。东坡面对灾祸坚决应对,对盗贼怒目而视,为了百姓的大利大害辛苦辩论;而对于孤臣孽子的痛苦和卑微如鳞介草木,也没有不操心过问。和天子太后、名公巨卿、文人胜士、缁流羽客等,都能够诚心交谈,把臂言欢;而被悍相和狱吏迫害,身处山野樵夫、田间老妪之间,甚至被贬谪到语言不通的少数民族地区,也没有犹豫不前。就这样,人间所有的穷通、得失、美丑、巨细,东坡都已经将它们化为一体,这便是养生的要旨。

　　于是广搜众刻,自诗文巨牍①,至简尺填词②,以及小言别集③,凡有关于养生者,悉采焉。列十二目,厘为十二卷④,每风雨晦明,忧愁醉梦之余,稍一展咏,无不洒然神开,而悠然自乐也。至操觚家所习诵诸论策⑤,读之未尝不喜,喜之而不终读。亦曰:"揣摩与经济,余两无当焉。"东坡曰:"少年读书作文⑥,专为应举。"又曰:"妄论利害,挽说得失,此正制科人习气,譬之候虫、时鸟自鸣自已。"审如是,又安足以见东坡也哉!故养生者,从东坡之性情而为言者也。

【注释】

①巨牍:规模宏大的著作。

②简尺:犹尺牍、书信。

③小言:指短小的诗词。

④厘:整理。

⑤操觚(gū)家:写文章的人。操觚,指执笔作文。觚,木简,古人在木简上书写或记事。

⑥少年:年少时。

【译文】

　　于是广泛搜罗各种东坡的文章,从诗文巨著,到书信词作,以及小言别集,凡是和养生相关的都加以收录。全书列为十二目,整理成十二卷,每当风雨交加、忧愁醉梦的时候,稍微打开咏诵,没有不感到洒脱开朗,而悠然自乐的。至于写文章的人所学习诵读的策论文,读起来也没有不喜欢的,喜欢却没有读完。也由此感叹:"揣摩写作应付科举考试的文章与经世济民,我两方面都不适合啊。"东坡说:"小时候读书作文,专门为了应对科举考试。"又说:"妄加谈论利害,纷纷议论得失,这正是参加过科举之人的习气,就如同候虫、时鸟一样自鸣自已。"果然如此的话,又怎么足以展现东坡的风采呢!所以养生的文章,都是由着东坡性情而写的。

　　余少多病,从事举子辄有物以败之①。及谭神仙吐纳之术②,恍然有会于余中。嗟夫!余固木食涧饮之人已矣③,其肯以凡情恩吾东坡也耶④!

　　崇祯乙亥嘉平月三日⑤,江左王如锡书于箬庵。

【注释】

　　①举子:这里指举业,即为科举而准备的学业。败:破坏,阻碍。

　　②谭:同"谈"。

　　③木食涧饮:吃野果、饮涧水。形容隐逸之士远离世事,超凡脱俗。

　　④恩(hùn):玷辱。

　　⑤崇祯乙亥:崇祯八年(1635)。嘉平月:十二月的别称。

【译文】

　　我小时候体弱多病,一学习科举文章就会有东西来阻碍。等到谈论神仙吐纳之术,则心中便会恍然大悟。唉!我本来是喝山泉、吃野果的隐居之人,哪肯用世俗之情来玷辱东坡呢!

　　崇祯乙亥年十二月三日,江左王如锡写于箬庵。

总目

饮食　第一卷

赋八首,颂五首,诗三十首,传三首,杂著一首,尺牍十九首,杂记二十八则,别集五条

方药　第二卷

赋一首,赞一首,诗十四首,传一首,杂著一首,跋一首,叙一首,尺牍三十首,杂记三十七则,别集二条

居止　第三卷

记三首,铭四首,诗四十首,表五首,书四首,尺牍三十二首,启一首,诗余一首,杂记十二则,别集一条

游览　第四卷

诗七十六首,记三首,序一首,赋一首,诗余三首,杂记十九则

服御　第五卷

赋一首,铭十八首,赞三首,颂一首,诗三十一首,表一首,传一首,杂著三首,书跋二首,尺牍六首,诗余一首,杂记五十九则

翰墨　第六卷

记六首,赞九首,序一首,书五首,尺牍二十首,诗六首,操一首,诗余二首,题跋三十一首,杂记二十四则,别集二条

达观　第七卷

铭一首,赞一首,偈一首,诗二十六首,诗余一首,叙二首,记二首,说三首,杂著二首,题跋六首,书二首,尺牍二十七首,杂记十九则,别集三条

妙理　第八卷

记五首,赋三首,铭十首,颂二十一首,赞二十三首,偈

五首,杂著四首,题跋十二首,杂记十九则,诗七首,尺牍三首,书一首

调摄　第九卷

书五首,表一首,尺牍二十七首,记一首,杂著三首,跋一首,说一首,论一首,偈二首,赞二首,铭一首,诗十首,杂记十四则

利济　第十卷

记二首,书六首,状八首,札子二首,尺牍十四首,青词一首,祭文三首,铭一首,诗十六首,题跋四首,说二首,杂记八则,别集六条

述古　第十一卷

碑记二首,论五首,赞三首,诗二十四首,诗余一首,史评十三首,书跋六首,杂记十二则,杂书十七则

志异　第十二卷

传二首,碑二首,记三首,诗九首,诗余一首,赞二首,志铭一首,杂记三十六则,别集十三条

物稚需养①,有饮食,即有方药。行住坐卧,非居则游,百体之奉②,服御未可少也③。情生境触,翰墨著矣。达观游乎物外,妙理寄于象先,调摄之功,于是为大。岂曰幽忧,未暇利济斯与。旷稽往古,洞视来兹,终之以志异焉。通计诗文杂集,为目凡千一百四十有一,附录者不载。如锡识。

【注释】

①需:供养之物,生活资料。这里特指饮食。化自《周易·序卦传》:"物稚不可不养也,故受之以《需》。需者,饮食之道也。"

②百体:人体的各个部分。

③服御:指服饰车马器用之类。

【译文】

万物幼小都要用饮食滋养,人有饮食,就会有方药。行住坐卧,不是闲居便是出游,人体各部分的保养,都少不了服御。被外界触动生发幽情,就寄托于翰墨。以达观之心悠游于事物之外,将妙理寄寓于客观事物之先,调摄的功用,在这里最明显。哪里说幽忧之人,没有空暇来施行利济。稽考久远的往古之事,洞察将来的趋势,以志异作为终结。总计诗文杂集,共有一千一百四十一条,附录的不算在内。王如锡记录。

第一卷　饮食

天庆观乳泉赋①

【题解】

《天庆观乳泉赋》一文作于苏轼谪居海南之时，他在文末自注中对此交代得非常清楚："某在海南作此赋，未尝示人。"本文虽然写的是天庆观中的泉水，但作者开篇却从阴阳相化之理出发，谈论水的生成、性质，然后由人体之水到自然之水，直到最后一段才落脚到天庆观的泉水。这样的写法不落俗套，读起来也并不觉得突兀。因为前面的内容乍看似与天庆观泉水无关，实则是在进行层层铺垫，等到作者描述天庆观泉水的清冽甘甜，表达由衷喜爱之情时，可谓水到渠成，令人感觉再自然不过。

值得一提的是，后来苏轼在渡海北归之后，曾手书此赋，被视为杰出的书法作品，如南宋学者李心传甚至称该书"笔老墨秀，挟海上风涛之气。以平生所见论之，当为海内苏书第一"。

阴阳之相化②，天一为水③。六者其壮④，而一其稚也⑤。夫物老死于《坤》⑥，而萌芽于《复》⑦。故水者，物之终始也⑧。意水之在人也，如山川之蓄云，草木之含滋，漠然无形⑨，而为往来之气也。为气者水之生，而有形者其死也。死者咸而生者甘，甘者能往能来，而咸者一出而不复返，此阴阳之理也。吾何以知之？盖尝求之于身而得其说。

【注释】

①天庆观：位于海南儋州城南。乳泉：甘甜的泉水。

②相化：互相化生。

③天一为水：河图有"天一生水，地六成之"的表述。河图中一至五称"生数"，六至十称"成数"。生数代表万物生长之势，成数代表万物成熟之势。又，一和六共宗，为水居北。

④六者：指"地六"。《汉书·五行志》："然则水之大数六。"

⑤稚：初始，稚嫩。

⑥《坤》：《坤》卦第六爻（上六）象辞说："龙战于野，其道穷也。"象征道路已到尽头，所以说"物老死于《坤》"。

⑦《复》：《复》卦第一爻（初九）象征一阳复始，所以说"萌芽于《复》"。

⑧终始：开始和结束。

⑨漠然无形：无声无息没有具体的形状。漠，通"寞"，无声无息。

【译文】

阴阳互相化生，天一生化为水。六是壮大状态，一是初始状态。《坤》卦上六代表事物衰亡，而《复》卦初九则代表万物萌生。因此，水存在于万物的开始和结束之中。推想那水对于人，如同山川中积聚的云雾，又如草木内含有的汁液，无声无息没有一定的形状，是来来往往的一种气。这种气由水生成，一有了形状便毫无生气。无生命的味道咸而有生气的味道甘，甘者能来能往，而咸的则一出而不返，这是阴阳相生的道理。我怎么会知道呢？因为曾经从人体上探求得出这种看法。

凡水之在人者,为汗、为涕、为洟、为血、为溲、为泪、为涎、为沫[1]。此数者,皆水之去人而外骛[2],然后肇形于有物[3],皆咸而不能返。故咸者九而甘者一。一者何也?唯华池之真液[4]。下涌于舌底,而上流于牙颊,甘而不坏,白而不浊,宜古之仙者以是为金丹之祖、长生不死之药也。今夫水之在天地之间者,下则为江湖井泉,上则为雨露霜雪,皆同一味之甘。是以变化往来,有逝而无竭。故海洲之泉必甘[5],而海云之雨不咸者,如泾、渭之不相乱[6],河、济之不相涉也[7]。若夫四海之水,与凡出盐之泉,皆天地之死气也。故能杀而不能生,能槁而不能浃也[8]。岂不然哉?

【注释】

①洟(tì):鼻涕。溲(sǒu):尿液。涎(xián):口水。沫:唾沫。

②骛(wù):奔驰。这里指外流。

③肇形:开始成形。

④华池:指口。

⑤海洲:大海中的陆地。

⑥泾、渭:泾水和渭水。泾水浊、渭水清,常用来说明清浊不同流。

⑦河、济:黄河和济水。涉:关联。

⑧浃(jiā):周流。

【译文】

凡是人体内的水,表现为汗、涕、洟、血、溲、泪、涎、沫。这些都是水排出人体,然后开始变成有形的东西,都是咸的,再也回不到体内。因此,咸的有九份而甘的才一份。这一份是什么?只有口中的津液。它从舌底下涌出,而上升到牙齿脸颊之间,甘美而不坏,纯净而不混浊,难怪古代仙人将其视为金丹之源,炼就长生之药。现在天地间的水,在地下的是江湖井泉,在天上的有雨露霜雪,全都一样甘甜。所以能够变化往来,虽然会消逝却不会枯竭。所以,海中陆地上的泉水一定甘甜,海洋上空的降雨不咸,如同泾水、渭水各不相混,黄河、济水互不关联一样。至于四海之水和含盐的泉水,都是天地间的死气结聚而成。所以能杀生而不能滋养,能枯竭而不能周流。难道不是这样吗?

　　吾谪居儋耳^①,卜筑城南^②,邻于司命之宫^③。百井皆咸,而醪醴、湩乳^④,独发于宫中,给吾饮食酒茗之用,盖沛然而无穷^⑤。吾尝中夜而起^⑥,挈瓶而东^⑦。有落月之相随,无一人之我同。汲者未动^⑧,夜气方归。锵琼佩之落谷^⑨,滟玉池之生肥^⑩。吾三咽而遄返^⑪,惧守神之诃讥^⑫。却五味以谢六尘^⑬,悟一真而失百非。信飞仙之有药,中无主而何依。渺松、乔之安在^⑭,犹想像于庶几。

【注释】

①谪居:贬谪后住在某地。儋(dān)耳:在今海南儋州。

②卜筑:择地建筑住宅,即定居之意。

③司命之宫:指天庆观。

④醪醴(láo lǐ):美酒。这里形容泉水甘甜。湩(dòng)乳:乳汁。
　这里形容泉水甘美。

⑤沛然:充裕无缺的样子。

⑥中夜:半夜。

⑦挈(qiè):提。

⑧汲者:取水的人。

⑨琼佩:玉制的佩饰。

⑩滟(yàn):水满。这里指口中津液上涌。玉池:指口。

⑪遄（chuán）返：急速返回。

⑫诃（hē）讥：斥责质问。

⑬五味：酸、苦、辛、咸、甜。六尘：佛家语。谓色、声、香、味、触、法六境。

⑭松、乔：赤松子与王子乔，传说中的仙人。《列仙传》："王乔者，周灵王太子晋也。好吹笙作凤鸣，游伊洛之间。道人浮丘公接晋上嵩山。""赤松子者，神农时雨师也。服冰玉，能入火不烧，随风雨上下。"

【译文】

我被贬谪在儋耳，定居在城南，正好和天庆观相邻。附近的井里都是咸水，可是从观中流出的泉水却如甜酒和乳汁一样甘甜，能够供我饮食、酿酒、泡茶之用，泉水充足而用之不尽。我曾半夜起来，提着水瓶向东而行。只有落月伴随，而没有一人同行。取水的人还没动静，夜气刚刚消散。水声如同玉佩掉入谷中发出铿然之音，口中不禁涌满了津液。我匆匆饮了几口便快速折返，生怕被守护之神叱问。摒弃了五味和六尘，顿悟了至真之理，忘却了许多过失。纵使相信有能成仙上天的灵药，但心中不知道该依托何处。渺茫传说中的松、乔在哪里，或许是一种美好的想象而已。

某在海南作此赋，未尝示人。既渡海①，亲写二本，一以示秦少游，一以示刘元忠。建中靖国元年三月二十一日②。

以刻至之理写入赋中，非晚年无此胆笔，非海外亦无以发此奇思。

【注释】

①渡海：指苏轼自海南渡海北归。

②建中靖国：宋徽宗赵佶的年号，使用此年号只有一年，即1101年。

【译文】

我在海南写了这篇赋，没有给别人看过。渡海北归以后，亲自缮写了两篇，一篇送给秦少游，一篇给了刘元忠。建中靖国元年三月二十一日。

将深奥至极的道理写入了赋中，若不是晚年就没有这种胆识笔力，若不是在海外也不会生发这种奇想。

浊醪有妙理赋①神圣功用，无捷于酒

【题解】

苏轼一生爱酒，他曾经酿造过多种酒，也写了很多与酒有关的诗词歌赋，《浊醪有妙理赋》是其中一篇有代表性的作品。具体写作时间不详，一般认为是苏轼在贬谪岭南后所作，如南宋郎晔《经进东坡文集事略》云："其在海上作《浊醪有妙理赋》。"

"浊醪有妙理"，语出杜甫《晦日寻崔戢李封》一诗："浊醪有妙理，庶用慰沉浮。"本文为律赋体，限韵"神圣功用无捷于酒"，此八字又是全篇的纲目，全赋围绕酒，恣写酒的各种妙用。赋中旁征博引，引用了大量与酒有关的典故，既体现了苏轼的博学多闻，增加了文章的趣味性，又表达了作者陶然微醉的快乐之情，令人神往。最后归结到"内全其天，外寓于酒"，看似平淡之语，实则包含了无限的感慨。

　　酒勿嫌浊，人当取醇。失忧心于昨梦，信妙理之疑神②。浑盎盎以无声③，始从味入；杳冥冥其似道④，径得天真。伊人之生，以酒为命。常因既醉之适，方识此心之正。稻米无知，岂解穷理？曲糵有毒⑤，安能发性？乃知神物之自然，盖与天工而相并⑥。得时行道，我则师齐相之饮醇⑦；远害全身，我则学徐公之中圣⑧。湛若秋露，穆如春风⑨。疑宿云之解驳⑩,漏朝日之暾红⑪。初体粟之失去,旋眼花之扫空。酷爱孟生⑫,知其中之有趣;犹嫌白老⑬,不颂德而言功⑭。兀尔坐忘⑮,浩然天纵⑯。如如不动而体无碍⑰,了了常知而心不用⑱。坐中客满⑲,惟忧百榼之空⑳;身后名轻,但觉一杯之重。

【注释】

①浊醪(láo):浑浊的酒。

②妙理:精微的道理。疑神:即凝神。疑,通"凝"。

③浑盎盎:浑浊盈溢的样子。

④杳冥冥:渺茫幽远的样子。

⑤曲糵(niè):酒曲。

⑥天工:大自然的巧艺。

⑦齐相:指西汉丞相曹参。《汉书·萧何曹参传》:"参代何为相国……日夜饮酒。卿大夫以下吏及宾客见参不事事,来者皆欲有言。至者,参辄饮以醇酒,度之欲有言,复饮酒,醉而后去,终莫得开说。"

⑧徐公:指曹魏时重臣徐邈。《三国志·魏书·徐邈传》:"时科禁酒,而邈私饮至于沉醉。校事赵达问以曹事,邈曰:'中圣人。'达白之太祖,太祖甚怒。度辽将军鲜于辅进曰:'平日醉客谓酒清者为圣人,浊者为贤人。邈性修慎,偶醉言耳。'竟坐得免刑。"

⑨穆:和畅。

⑩解驳:离散混杂。

⑪暾(tūn):日初升的样子。

⑫孟生:指东晋孟嘉,陶渊明外祖父。晚年在桓温幕府任职。《晋书·孟嘉传》:"嘉好酣饮,愈多不乱。温问嘉:'酒有何好,而卿嗜之?'嘉曰:'公未得酒中趣耳。'"

⑬白老：指白居易。

⑭德：酒德。刘伶撰有《酒德颂》。功：酒功。白居易撰有《酒功赞》。

⑮兀尔：静止不动的样子。坐忘：语出《庄子·大宗师》："堕肢体，黜聪明，离形去智，同于大通，此谓坐忘。"指物我两忘，与道合一的精神境界。

⑯浩然：广大开阔的样子。

⑰如如：佛教语。指永恒存在之真如。

⑱了了：明白的样子。

⑲坐中客满：化自《后汉书·孔融传》："（孔融）常叹曰：'坐上客恒满，樽中酒不空，吾无忧矣。'"

⑳榼（kē）：酒器。

【译文】

不要嫌弃酒浑浊，人们应当取法酒的醇正。昨天的醉梦消除了烦忧，更相信酒凝神的精微妙理。酒醇厚充盈而无声，从味中才能开始体会；渺茫无际如同大道，直接达到天真的境界。人生在世，把酒看作生命。常因醉后的松弛，才感受到本心的真诚。稻米没有知觉，哪里知道要穷究道理？酒曲有毒的话，怎能激发真性？由此可知神物绝非人造，大概与天工同在。如能得时行道，我就学着曹参饮酒无为而治；为躲避迫害保全性命，我就效仿徐邈大醉自称"中圣人"。酒透明如秋露，和畅似春风。如同夜晚的云气消散，透过云缝射下朝阳的红光。初时身体上的寒粟开始退去，接着发花的两眼变得明澈。我极爱东晋的孟嘉，他深知酒中之趣；还嫌弃白老，不讲酒德却大谈酒功。端坐进入坐忘之境，上天的赋予无边无际。如如不动身体全然无碍，心里明白而无须运用心思。高朋满座，只担心杯中没有酒；死后浮名不值一提，只觉得杯中的酒最重。

今夫明月之珠，不可以襦①；夜光之璧，不可以铺。刍豢饱我[2]，而不我觉；布帛燠我[3]，而不我娱。惟此君独游万物之表[4]，盖天下不可一日而无。在醉常醒，孰是狂人之药？得意忘味，始知至道之腴[5]。又何必一石亦醉，闾间州闾[6]；五斗解酲，不问妻妾[7]。结袜廷中[8]，观廷尉之度量；脱靴殿上[9]，夸谪仙之敏捷。阳醉遏地，常陋王式之褊[10]；鸣歌仰天，每讥杨恽之狭[11]。我欲眠而君且去[12]，有客何嫌？人皆劝而我不闻，其谁敢接？殊不知人之齐圣，匪昏之如[13]。古者晤语，必旅之于。独醒者[14]，汨罗之道也；屡舞者，高阳之徒与[15]！恶蒋济而射木人[16]，又何狷浅！杀王敦而取金印[17]，亦自狂疏。故我内全其天，外寓于酒。浊者以饮吾仆，清者以酌吾友。吾方耕于渺莽之野[18]，而汲于清泠之渊[19]，以酿此醪，然后举洼樽而属予口[20]。

【注释】

①襦（rú）：短衣，短袄。这里指穿戴。

②刍豢（huàn）：泛指牲畜。刍，吃草的牲口。豢，食谷的牲口。

③燠（yù）：暖。

④此君：指酒。

⑤腴：肥美。

⑥一石亦醉，闾间州闾：化自淳于髡饮酒典故。《史记·滑稽列传》："（齐威王）召髡赐之酒。问曰：'先生能饮几何而醉？'对曰：'臣饮一斗亦醉，一石亦醉。……若乃州闾之会，男女杂坐，……饮可八斗而醉二参。'"

⑦五斗解酲（chéng），不问妻妾：化自刘伶饮酒典故。《晋书·刘伶传》："（刘伶）常渴甚，求酒于其妻。……伶跪祝曰：'天生刘伶，以酒为名。一饮一斛，五斗解酲。妇儿之言，慎不可听。'仍引酒

御肉，隗然复醉。"解醒，醒酒，消除酒病。

⑧结袜廷中：化自张释之典故。《史记·张释之冯唐列传》："王生者，善为黄老言，处士也。尝召居廷中，三公九卿尽会立。王生老人，曰：'吾袜解。'顾谓张廷尉：'为我结袜！'释之跪而结之。"

⑨脱靴殿上：化自李白典故。《旧唐书·文苑》："（李白）尝沉醉殿上，引足令高力士脱靴。"

⑩阳醉逿（dàng）地，常陋王式之褊（biǎn）：典出《汉书·王式传》："会诸大夫博士，共持酒肉劳式，皆注意高仰之。博士江公世为鲁诗宗，至江公著《孝经说》，心嫉式。谓歌吹诸生曰：'歌《骊驹》。'式曰：'闻之于师：客歌《骊驹》，主人歌《客毋庸归》。今日诸君为主人，日尚早，未可也。'江翁曰：'经何以言之？'式曰：'在《曲礼》。'江翁曰：'何狗曲也！'式耻之，阳醉逿地。式客罢，让诸生曰：'我本不欲来，诸生强劝我，竟为竖子所辱！'"逿，跌倒。王式，汉代儒生。褊，指心胸、气量、见闻等狭隘。

⑪鸣歌仰天，每讥杨恽之狭：杨恽是司马迁的外孙。因与人失和被检举下狱，后免为庶人，居家治产，以财行乐。他在《报孙会宗书》中说："奴婢歌者数人，酒后耳热，仰天抚缶而呼乌乌。其诗曰：'田彼南山，芜秽不治。种一顷豆，落而为萁。人生行乐耳，须富贵何时！'"

⑫我欲眠而君且去：化用陶渊明典故。《宋书·陶潜传》："贵贱造之者，有酒辄设，潜若先醉，便语客：'醉欲眠，卿可去。'"

⑬殊不知人之齐圣，匪昏之如：化用《诗经·小雅·小宛》："人之齐圣，饮酒温克。彼昏不知，壹醉日富。"

⑭独醒者：指屈原。屈原《渔夫》："举世皆浊我独清，众人皆醉我独醒。"

⑮高阳之徒：指郦食其。《史记·郦生陆贾传列》记载：厌恶儒生的刘邦听说郦食其是儒生便不接见，郦食其怒对使者言："走！复入言沛公，吾高阳酒徒也，非儒人也！"

⑯恶蒋济而射木人:《三国志·魏书·常林传》裴松之注:“济素嗜酒,适会其醉,不能见苗。苗恚恨还,刻木为人,署曰‘酒徒蒋济’,置之墙下,旦夕射之。”蒋济,曹魏重臣。

⑰杀王敦而取金印:《晋书·周顗传》:“初,敦之举兵也,刘隗劝帝尽除诸王,司空导率群从诣阙请罪,值顗将入,导呼顗谓曰:‘伯仁,以百口累卿!’顗直入不顾。既见帝,言导忠诚,申救甚至,帝纳其言。顗喜饮酒,致醉而出。导犹在门,又呼顗。顗不与言,顾左右曰:‘今年杀诸贼奴,取金印如斗大系肘。’”王敦,东晋权臣。

⑱渺莽:辽阔无际。

⑲清泠之渊:《山海经》:“神耕父处之,常游清泠之渊,出入有光。”

⑳洼樽:酒器。此指简单、天然的酒器。唐代李适之登岘山,见山上有石窦如酒樽,能够盛斗酒,所以建造亭子,并起名“洼樽”。

【译文】

明月宝珠不能戴,夜光璧玉也不能吃。肉可以饱我肚腹,可我没有什么感觉;布帛可以暖我身子,可不能使我快意。只有酒能使人超然万物,人间不可以一天没有它。表面酒醉而内心常醒,它哪里是让人发狂的毒药?从中得到意趣忘了味道,这才开始体会到至道的淳美。又何必说喝一石也醉,在州闾集会时忘却礼法约束;五斗解酒,也不必征求妻妾的同意。王生在朝堂上让张释之结袜,以观察张释之的度量;在皇帝面前让高力士脱靴,夸耀李白酒后的机敏。佯装醉倒,常看不起王式的心地狭窄;仰天唱歌行乐,每每讥笑杨恽的气量太小。陶潜醉眠就要逐客,有客在又有什么妨碍?人人都劝酒却充耳不闻,这样的人谁敢结交?殊不知恭谨明智的人,喝了酒并非昏昏无知。古人聚谈饮酒,一定要按次序敬酒。独醒不醉的屈原,不容于世而投了汨罗江;歌舞无度的,不正是高阳的酒徒吗!厌恶蒋济嗜酒而射木人,心胸何等窄小!醉后想杀王敦而挂大金印的周顗,也是故作狂放不羁。因此我内心保全天真,形骸则寄寓于酒。浑浊的酒留着让我自饮,清醇之酒让朋友们享用。我在辽阔无边的田野耕种，从清泠之渊取水，酿成了此等美酒，而后举起注樽将酒倒入口中。

此律赋也，展笔书之，毫不用组织。

【译文】

这是律赋，展笔就写出来，根本不需要构思。

洞庭春色赋 并引

【题解】

友人赵德麟赠送给苏轼用黄柑酿造的美酒——"洞庭春色"，苏轼除了写诗《洞庭春色》之外，还写了这篇《洞庭春色赋》以答谢。《洞庭春色赋》从柑橘相关的传说和掌故谈起，充满了戏谑的语气，然后想象安定郡王取橘酿酒的详细过程，并且抒发自己痛饮佳酿后的感受。最后则以开玩笑的俏皮口吻请"公子"指正。整篇赋的基调是幽默诙谐的，其中也不乏作者的妙思奇想，而且他的思考往往与佛理相关，足见在这一时期，佛教对其思想影响之大之深。

安定郡王以黄柑酿酒①，名之曰"洞庭春色"。其犹子德麟得之以饷予②，戏作赋曰：

吾闻"橘中之乐，不减商山"③。岂霜余之不食，而四老人者游戏于其间？悟此世之泡幻④，藏千里于一班⑤。举枣叶之有余⑥，纳芥子其何艰⑦。宜贤王之达观，寄逸想于人寰。袅袅兮春风，泛天宇兮清闲。吹洞庭之白浪⑧，涨北渚之苍湾。携佳人而往游，勒雾鬘与风鬟。命黄头之千奴⑨，卷震泽而与俱还⑩。糵以二米之禾⑪，藉以三脊之菅⑫。忽云靊而冰解，旋珠零而涕潜⑬。翠勺银罂，紫络青纶，随属车之鸱夷⑭，款木门之铜镮⑮。分帝觞之余沥⑯，幸公子之破悭⑰。我洗盏而起尝，散腰足之痹顽⑱。尽三江于一吸，吞鱼龙之神奸。醉梦纷纭，始如髦蛮⑲。鼓包山之桂楫，扣林屋之琼关⑳。卧松风之瑟缩，揭春溜之淙潺㉑，追范蠡于渺茫㉒，吊夫差之茕鳏㉓。属此觞于西子，洗亡国之愁颜。惊罗袜之尘飞，失舞袖之弓弯。觉而赋之，以授公子曰："呜呼噫嘻！吾言夸矣，公子其为我删之。"

【注释】

①安定郡王：宋太祖次子燕王德昭之曾孙，名世准，字君平。

②犹子：过继之子，或指侄子。

③橘中之乐，不减商山：典出牛僧孺《玄怪录·巴邛人》：某巴邛人家的橘园中，霜后有两橘，大如三斗盘。剖开以后，每个里面都有两个老叟正在下象棋，谈笑自若。其中一个老叟说："橘中之乐，不减商山。"商山，山名。位于今陕西商洛。因为汉初有"商山四皓"（东园公、甪里先生、绮里季和夏黄公）隐居于此而闻名。

④泡幻：虚幻。《金刚经》："一切有为法，如梦幻泡影。"

⑤一班：同"一斑"，一个斑点，比喻为小小的部分。意为把世界看成一个斑点。

⑥举枣叶之有余：此句从佛家语化来，意为把这个世界轻看作一片枣叶。佛家说，菩萨取三千大千世界放在掌中，如拿着剑锋举一片枣叶。

⑦纳芥子：把无限大的空间纳入极小的芥子里。

⑧洞庭：指太湖。湖中有包山盛产柑橘，山中有洞如石室。

⑨黄头之千奴：据《襄阳记》记载：汉末李衡为官清廉，派人在武陵龙阳汜洲种植了上千株柑橘树。临终前对儿子说："吾州里有千头木奴，不责汝衣食，岁上一匹绢，亦可足用耳。"

⑩震泽：太湖的别名。

⑪二米之禾：指黑黍中有两粒米的谷，被视为珍贵之米。

⑫三脊之菅（jiān）：茅草名。生江淮间，古以为瑞草，封禅时必用。又称"三脊茅"。

⑬涕潸（shān）：流泪。这里指黄柑气蒸时汁液渗流的样子。

⑭鸱（chī）夷：盛酒的皮囊。

⑮镮（huán）：环。

⑯帝觞（shāng）：帝王的酒器。

⑰破悭（qiān）：不吝啬。悭，吝惜。

⑱痹顽：行动不便。

⑲髦（máo）蛮：泛指边远地区的少数民族。《诗经·小雅·角弓》："如蛮如髦。"

⑳林屋：山名。据道书记载，位于太湖中。

㉑揭（qì）：通"愒"，休息。春溜：春水。淙潺：水流的声音。

㉒范蠡：春秋时越国大夫，帮助句践灭了吴国。后乘舟泛海而去，定居于陶，经商积资巨万，称"陶朱公"。

㉓夫差：春秋末年吴国国君，后被越国灭国后，自杀身亡。茕鳏（qióng guān）：泛指孤苦无依的人。

【译文】

安定郡王用黄柑酿酒，起名叫作"洞庭春色"。他的犹子赵德麟得到后送给我，戏作了这篇赋：

我听说"橘中之乐，不比商山少"。这难道是霜后的橘子没有吃，而有四个老叟在橘中游戏？明白人世间如虚幻泡影，把千里之地藏在一个斑点之中。把世界看作枣叶轻松举起，要纳入芥子之中有什么困难！应像贤德的安定王这样豁达开朗,把超脱的想象寄于人世间。袅袅的春风,清闲地飘荡在天宇之中。吹起洞庭的滔滔白浪,涨满了北渚的苍湾。带着佳人一起去游览,鬓发被风吹得凌乱如雾。让黄头千奴前往太湖,将这里的柑橘带着一起返回。用柑橘和珍贵的二米之禾相糅,铺上三脊菅草。忽然间蒸气升腾冰水化解,酿出的酒犹如珍珠像泪水一样滴落。翠绿的勺子和银质酒器,装饰着紫色络子的青色纶巾,跟随载有酒囊的副车,叩敲木门上的铜环。分享帝王酒觞里剩下的残酒,所幸公子并不吝啬。急忙洗净了酒杯品尝,驱散腰腿麻木的顽疾。好像三江之水都在这一口豪饮之中,吞食了江中的鱼龙和神鬼。醉梦中脑子里景象纷纭,开始有些像髦蛮之人一样。摇起包山桂树做的船桨,叩开林屋山的琼关。卧在凛冽松风中瑟缩,在潺潺的春水旁休息,追随范蠡于渺茫之中,凭吊夫差孤单的身影。用这杯酒敬西施,让她洗去亡国的愁容。震惊于罗袜上的尘土,没有了舞袖弯腰的仪态。醒来后作了这篇赋,呈送给公子说:“呜呼噫嘻! 我的话也太夸张了,请公子替我删改。”

宋至神宗,始于宗室中立教养选举之法。先生作《德麟字说》曰[①]:“予自禁林出守汝南[②],始与越王之孙、华原公之子金书君令畤游,得其为人,有杞梓之用[③],瑚琏之贵,将必显闻于天下,非特佳公子而已。”先生在颍,与同治西湖,后任兵部尚书,有荐德麟状。

【注释】

①《德麟字说》:即苏轼在颍州所作的《赵德麟字说》。赵德麟名令畤,初字景贶,苏轼为其改字“德麟”,并作此文阐释其意。

②禁林:翰林院的别称。

③杞梓:杞树和梓树。两木皆良材,比喻优秀人才。

【译文】

宋朝到了宋神宗时，开始在宗室中施行教养选举之法。先生所作《德麟字说》云："我从翰林院出守汝南，开始和越王之孙、华原公之子、金书君令时交往，了解其为人，是杞梓一样的良才，如同瑚琏一样贵重，将来必定在天下显达闻名，不只是佳公子。"先生在颍州，与赵德麟一同治理西湖，后任兵部尚书，有举荐德麟的行状。

中山松醪赋①

【题解】

苏轼于元祐八年（1093）九月出知定州，虽然时间不长，但是做的事情并不少。其中让他饶有兴味的一件事便是以松脂酿酒，并且写了这篇《中山松醪赋》。此文虽然用笔挥洒自如，但感情的抒发却深沉而蕴藉，字里行间似乎有道不尽的言外之意。如作者在酿造酒的描述中，认为一棵千年老松，本可成为栋梁，却被砍来当作照明的火把，对伐用不当的松枝寄寓了无限的同情。这很容易便会让人联想起当时苏轼的遭遇。此时的朝廷，由于党争不断，人才不断遭到贬斥，这情形难道不就是"岂千岁之妙质，而死斤斧于鸿毛"的现实情境吗？事实上，苏轼本人在写作这篇赋不久，便被贬谪岭南，开始了人生最为艰苦的一段岁月。

始余宵济于衡漳②，车徒涉而夜号③。爇松明以识浅④，散星宿于亭皋⑤。郁风中之香雾，若诉予以不遭。岂千岁之妙质，而死斤斧于鸿毛⑥？效区区之寸明，曾何异于束蒿。烂文章之纠缠⑦，惊节解而流膏。嗟构厦其已远，尚药石之可曹。收薄用于桑榆⑧，制中山之松醪。救尔灰烬之中，免尔萤爝之劳⑨。取通明于盘错，出肪泽于烹熬⑩。与黍麦而皆熟，沸春声之嘈嘈。味甘余而小苦，叹幽姿之独高。知甘酸之易坏，笑凉州之蒲萄⑪。似玉池之生肥，非内府之烝羔⑫。酌以瘿藤之纹樽⑬，荐以石蟹之霜螯⑭。曾日饮之几何，觉天刑之可逃⑮。投拄杖而起行，罢儿童之抑搔。望西山之咫尺，欲褰裳以游遨。跨超峰之奔鹿，接挂壁之飞猱⑯。遂从此而入海，渺翻天之云涛。使夫嵇、阮之伦⑰，与八仙之群豪⑱，或骑麟而翳凤，争榼挈而瓢操⑲。颠倒白纶巾，淋漓宫锦袍。追东坡而不可及，归饷歠其醨糟⑳。漱松风于齿牙㉑，犹足以赋《远游》而续《离骚》也㉒。

【注释】

①中山：古地名。先秦时曾为中山国所在地，即今河北定州。松醪（láo）：用松脂或松花酿制的酒。

②宵济：晚上过河。衡漳：古水名。即漳河。

③夜号：在野外号叫。这里指车行进发出的声音。

④燧（suì）：点燃。

⑤亭皋：水边平地。

⑥斤斧：斧子。

⑦文章：杂错艳丽的色彩与花纹。这里指松树皮上的色彩和纹路。

⑧桑榆：指日落时余光所在处，通常比喻垂老之年。这里比喻被燃松枝已近乎无用。

⑨萤爝（jué）：萤火虫之光与烛光，指微弱之光。常用作能力微弱之谦词。

⑩肪泽：油和水。

⑪凉州：地名。今甘肃武威一带。

⑫内府：宫中。烝：后作"蒸"。

⑬瘿（yǐng）藤：带疤节的古藤，可用来作酒杯。

⑭荐：进献佳肴。

⑮天刑：上天的惩罚。

⑯猱（náo）：即猕猴，善攀援。

⑰嵇、阮：晋代的嵇康和阮籍，二人皆名列"竹林七贤"。

⑱八仙：杜甫有《饮中八仙歌》，记载了李白、贺知章、李适之、李琎、崔宗之、苏晋、张旭、焦遂八人的酒后情态，八人当时号称"酒中八仙人"。

⑲榼（kē）：古代盛酒的器具。

⑳餔歠（chuò）：食与饮。醨（lí）糟：薄酒。

㉑松风：茶的雅称。

㉒《远游》：战国时诗人屈原的赋作。

【译文】

以前我曾在夜间横渡漳水，车子涉水行进发出吱呀的声音。点燃松明来看水的深浅，火星散落在水边的平地。风吹着松烟散发着浓郁香气，好像在向我诉说着不幸的遭遇。难道是说千年生成的良好质地，却死在斧子砍劈之下轻如鸿毛？提供如此小的光明，和一束蒿草有什么区别？松木的纹理纠缠在一起，剖开后流淌出松脂。嗟叹被用来修建广厦已经不可能，还可以作为药材来使用。还可以发挥微薄的作用，来制成中山松醪。把你从灰烬中拯救出来，使你产生更多的价值。从盘错的根节里取出透明的汁液，通过烹煮熬出松脂。同黍麦一起煮熟，煮沸时发出嘈杂的声响。酿成的酒味甘而略带点苦，惊叹幽香的滋味独具风味。知道甘酸食物容易腐败，讥笑凉州的葡萄。像是口中自然生产美味，而不是宫廷内府加工的蒸羔。斟满瘿藤所制的酒杯，再配上石蟹那肥美的双螯。每天喝上几回，饮上几杯，感到苍天的惩罚都可以解除。把拐杖扔到一边站起来行走，从此不再需要小童捶背敲腿。眺望西山觉得近在咫尺，真想撩起下裳前去游玩。骑上跨越高山峻岭的奔鹿，拉住倒悬在绝壁上的飞猱。随即从这里飞入大海，翻天的云海波涛也显得藐小。使唤嵇康、阮籍之辈，和酒中八仙这群豪士，或者骑上麒麟驾着凤凰，争抢着盛酒器，甚至拿起水瓢豪饮。反戴白色的纶巾，淋湿了锦绣的袍子。追赶东坡居士却赶不上，回到酿酒作坊里大吃一通酒糟。饮茶来洗漱牙齿，还可以赋《远游》来接续《离骚》。

　　有掉头不顾之意①，酗适甚也。陈明卿

　　当是炼松脂酿酒。孙思邈云②："松脂以衡山者为良。"先生云③："真定松脂亦良，古方多用辟谷。"陶弘景曰④："酿酒，主脚弱、骨节风。"外有松叶酒。又松节、松花，俱可酿酒。

【注释】

①掉头不顾：指毫无眷顾，形容态度坚决。

②孙思邈：唐代著名医学家。精通老、庄及百家之说。著《备急千金要方》《千金翼方》，集唐初以前医学之大成。此处引文出自《千金翼方》。

③先生：指苏轼。

④陶弘景：字通明，号华阳隐居。南朝梁时著名的医药家、文学家。博学多才，通晓医药，长年隐居茅山，屡聘不出。《南史·陶弘景传》记载："国家每有吉凶征讨大事，无不前以咨询。月中常有数信，时人谓为山中宰相。"

【译文】

有掉头不顾之意，非常酗适。陈明卿

　　应是炼松脂酿酒。孙思邈说："产于衡山的松脂好。"先生说："真定的松脂也很好，古方多用于辟谷。"陶弘景说："用松脂酿酒，主治脚弱、骨节风。"另外还有松叶酒。又，松节、松花都可用来酿酒。

酒子赋[①]并引

【题解】

从《酒子赋》的序言可知,苏轼此文当作于其被贬岭南之后。所谓"酒子",是酿酒尚未完全发酵好的稠汁,酒味尚不够浓,当然算不得什么美味佳酿,因此一般人并不会刻意去饮酒子,更不用说写文章赞美了。但苏轼毕竟是博学多识的才子,有感于朋友相赠之情,让他品尝到了这独特的酒子的滋味,于是便围绕着酒子洋洋洒洒,撰出这么一篇亦庄亦谐、妙趣横生的赋文,凸显了他乐天豁达的潇洒形象。

南方酿酒,未大熟,取其膏液,谓之酒子,率得十一[②]。既熟,则反之醅中[③]。而潮人王介石[④],泉人许珏[⑤],乃以是饷予,宁其醅之漓[⑥],以蕲予一醉[⑦]。此意岂可忘哉,乃为赋之。

米为母,曲其父。炰羔豚[⑧],出髓乳[⑨]。怜二子,自节口。饷滑甘[⑩],辅衰朽。先生醉,二子舞。归瀹其糟饮其友[⑪]。先生既醉而醒,醒而歌之曰:"吾观稚酒之初泫兮[⑫],若婴儿之未孩。及其溢流而走空兮[⑬],又若时女之方笄[⑭]。割玉脾于蜂室兮[⑮],黏雏鹅之氄毸[⑯]。味盎盎其春融兮,气凛冽而秋凄。自我幡腹之瓜罂兮[⑰],入我凹中之荷杯。暾朝霞于霜谷兮[⑱],蒙夜稻于露畦。吾饮少而辄醉兮,与百榼其均齐。游物初而神凝兮,反实际而形开。顾无以酢二子之勤兮,出妙语为琼瑰[⑲]。归怀璧且握珠兮,挟所有以傲厥妻。遂讽诵以忘食兮,殷空肠之转雷[⑳]。

【注释】

①酒子：酿酒初熟时的汁液。

②十一：十分之一。

③醅（pēi）：未滤去糟的酒。酒完全酿熟后，又把酒子倒回酒中。

④潮人：广东潮州人。王介石：事迹不详。

⑤泉人：福建泉州人。许坦：事迹不详。

⑥漓：淡薄。取出酒子，而不再倒回，则其酒味淡薄。

⑦蕲：通"祈"，希望。

⑧烝：后作"蒸"。羔：羊羔。豚：小猪。

⑨出髓乳：言米酒初熟，酒子浸出，如流出精髓与乳汁。

⑩滑甘：指甘美的酒食。这里指酒子。

⑪瀹（yuè）：沥出。

⑫泫（xuàn）：晶莹发亮。

⑬走空：形容米因膨胀而向上腾起的样子。

⑭时女：少女。笄：簪子。古代少女满十五岁，以簪挽发，行笄礼，叫"及笄"，标志着成年。

⑮玉脾：白色的蜜。比喻酒子。

⑯氄（rǒng）：鸟兽贴近皮肤的细软绒毛。毰毸（péi sāi）：形容羽毛披散。

⑰皤（pó）腹：大肚。瓜罂：瓜形的酒器。

⑱暾（tūn）：刚升起的太阳。霜谷：《苏文忠公集》作"旸谷"。旸（yáng）谷，日出之处。

⑲琼瑰：比喻美好的诗文。倾吐妙语而成美好的辞赋。

⑳殷（yǐn）：正，定。

【译文】

南方酿酒时，在尚未熟透时取出一部分膏液，叫作酒子，大约能有十分之一。等到完全成熟后，再将酒子倒回未滤的酒里。潮州人王介石、泉州人许珏拿这种酒子赠送我，宁愿酒味不够醇厚，也要请我喝个醉。这种雅意怎么能忘呢？于是写了这篇赋。

米是酒之母，曲是酒之父。酒子就像蒸小猪羊羔时流出的髓乳。怜惜两位友人，宁可自己不入口，也要将这美味赠给我，用来补养我这个衰朽之人。东坡先生喝醉，二位友人起舞。归家后沥酒请友人喝。先生醉睡后醒来，醒来唱道："我看那新酒乍出晶莹闪亮啊，就像还没长大的婴儿。等到膨胀向上腾起时，又像刚刚行笄礼的少女。甜如蜂巢里割来的白蜜啊，滑如小鹅绒绒的羽毛。酒味浓烈像春光温暖，酒气沁人像秋风清凉。从我那大肚的瓜形酒器里，倒入凹下的荷杯中。像朝霞映照于旸谷啊，笼罩夜稻于露畦。我少饮辄醉，就像古人喝了百杯。神游在物初的混沌之中啊，一醒来身心却完全分开。惭愧我无物来回敬友人的盛情，只好写一篇妙文。归来时有如怀玉握珠，在妻子面前得以炫耀。高声诵文忘了吃饭啊，安定下隆隆作响的空肚肠。

末带诙谐。

【译文】

末尾语带诙谐。

菜羹赋 并序

【题解】

《菜羹赋》描述的是苏轼开荒种菜，自制羹汤的事情。虽然是日常琐事，苏轼也能写得引人入胜，直觉字里行间，菜羹的香气扑鼻而来！文中提及的蔬菜蔓菁、萝卜、荠菜不但可以食用，还可入药，具有一定的食疗效果。萝卜、苦荠菜较为常见，不再赘言，而蔓菁早在《尚书》《诗经》中就已经出现，《吕氏春秋》中称其为"菜之美肴"，清代的《广群芳谱·蔬谱》称其四季可食,春食苗,初夏食心,秋食茎,冬食根,并称"人久食蔬,无谷气即有菜色,食蔓菁者独否"。从食疗价值而言,蔓菁根、叶、花和种子均可药用,《食疗本草》载其功用为"下气,治黄疸,利小便。根主消渴,治热毒风肿"。从养生的角度来看,通过这篇《菜羹赋》,我们除了可以学到苏轼制作营养丰富、简便易行的菜羹之外,更应当学习的是苏轼那种随遇而安、乐天知命的心境,善于在日常生活中发现乐趣,学会苦中作乐,这样才能保持身心舒泰,有益健康。

东坡先生卜居南山之下,服食器用,称家之有无。水陆之味,贫不能致,煮蔓菁、芦菔、苦荠而食之[①]。其法不用醯酱[②],而有自然之味。盖易而可常享,乃为之赋,辞曰:

嗟余生之褊迫,如脱兔其何因。殷诗肠之转雷,聊御饿而食陈。无刍豢以适口[③],荷邻蔬之见分。汲幽泉以揉濯,搏露叶与琼根。爨铏锜以膏油[④],泫融液而流津。适汤濛如松风,投糁豆而谐匀。覆陶瓯之穹崇,罢搅触之烦勤。屏醯酱之厚味,却椒桂之芳辛。水耗初而釜治[⑤],火增壮而力均。滃嘈杂而廉清[⑥],信净美而甘分。登盘盂而荐之,具匕箸而晨飧[⑦]。助生肥于玉池,与五鼎其齐珍。鄙易牙之效技[⑧],超傅说而策勋[⑨]。沮彭尸之爽惑[⑩],调灶鬼之嫌嗔[⑪]。嗟丘嫂其自隘[⑫],陋乐羊而匪人[⑬]。先生心平而气和,故虽老而体胖。忘口腹之为累,似不杀而成仁。窃比予于谁与?葛天氏之遗民[⑭]。

【注释】

①蔓菁:又名芜菁,俗称大头菜。芦菔:即萝卜。苦荠:可食用的野菜。

②醯（xī）酱：醋和酱。泛指各种调料。

③刍豢（huàn）：牛羊犬豕之类的家畜。泛指肉类食品。

④爨（cuàn）铏（xíng）锜（qí）：用炊具做饭。爨，烧火做饭。铏锜，煮羹的锅具，铏为盛羹的小鼎，两耳三足，有盖，锜为一种三足的釜。

⑤釜治：郎本《苏轼文集》作"釜泣"。

⑥渹（wěng）：形容水面沸腾翻涌、水气弥漫的样子。廉清：郎本《苏轼文集》作"麇溃"。

⑦飧（sūn）：晚饭。

⑧易牙：春秋时期齐桓公宠幸的近臣，善于烹饪。

⑨傅说：商朝著名贤臣，传说本为筑墙的奴隶，后被国君赏识，任命为相，辅佐高宗武丁治理国家，国家大治，是为著名的"武丁中兴"。

⑩彭尸：道教用语。道家认为人体内有三虫作祟，迷惑人意识，催人速死。其中上尸名彭倨，好宝物，中尸名彭质，好五味，下尸名彭矫，好色欲，每于庚申日向天帝呈奏人的过恶，对人不利。

⑪灶鬼：俗称灶君、灶王爷等，传说中掌管饮食的神灵。在《礼记》中就已经有了祭祀灶神的记载。

⑫嗟丘嫂其自隘：《汉书·楚元王传》："高祖微时，常避事，时时与宾客过其丘嫂食。嫂厌叔与客来，阳为羹尽轹釜，客以故去。"颜师古注："丘，大也，长嫂称也。"丘嫂，即大嫂、长嫂。

⑬乐羊：战国时魏国大将。其率兵攻打中山国时，中山人俘获其子，煮成羹汤送给他，乐羊"坐于幕下而啜之"，以此来表达对中山国不共戴天之仇及对魏国的忠心。

⑭葛天氏：传说中的古帝王。《路史·禅通记》记："其为治也，不化而自信，不公而自行，荡荡乎无能名之。""葛天氏之民"常用来指无忧无虑、安居乐业的百姓。

【译文】

东坡先生择居于南山脚下，衣服、饮食与器用，都视家里情况而添置。山珍海味，因家贫而无法享用，于是把蔓菁、萝卜、荠菜煮成菜羹来食用。煮羹时不用醋和酱料，而有自然的美味。这些菜蔬容易采摘，因而能经常享用，因而作赋，辞曰：

可叹我生活窘迫，如同脱兔一样奔走，究竟是什么原因导致？腹中饥肠辘辘，只能随便找些食物充饥。没有各类肉食享用，幸好有邻居分给的菜蔬可以利用。汲取山泉水把菜蔬洗净，摘下露叶与洁白的块根。在锅里放入膏油烧热，放入蔬菜，汤汁涌动。等到冒出如松风的濛濛水汽，就把碎豆加入搅匀。盖上盖后，不需要揭开频繁搅动。不要放醋和酱，也不要胡椒、桂皮之类的调料。菜羹烧沸耗去一些水而锅里发出声响，加大火力并保持均匀。等到菜羹热气腾腾，蔬菜与碎豆变得酥烂，实在是甘美可口。盛入盘碗端上饭桌，准备好筷子、勺子，早晚都可以来食用。吃到嘴里的这种美味，与贵人享用的鼎中美食一样珍贵。轻鄙易牙所卖弄的厨技，功劳比辅佐高宗安邦定国的傅说还要大。能使人体内的三尸虫不再迷乱人，能使灶君不再嫌恶嗔怪。可叹汉高祖长嫂孤陋寡闻，可恨那食子之羹的乐羊简直不是人。东坡先生心平而气和，虽已年高但身体舒泰。忘却口腹之累吧，我不杀生吃素食也算成仁了。私下以为我的这种心境可以与谁相比？或许可以比作是葛天氏的遗民吧。

后杞菊赋 并序

【题解】

苏轼于北宋熙宁七年（1074）十一月到密州，因灾情严重，生活困苦，遂采杞菊以食。历史上唐代大诗人陆龟蒙，曾植杞菊以食，而作《杞菊赋》，本文系苏轼效法陆龟蒙而作的"自嘲"之文，故名之《后杞菊赋》。文章颇有谐趣，于叙事之中又夹以议论，每有妙理寓于其中，能够发人深思。如"人生一世，如屈伸肘"，人的一生就像人的手肘一伸一屈那么快，如此短暂，有什么必要去过分追求所谓的荣华富贵？另外，苏轼以苦为乐的乐天性格也表现得很充分,特别是"以杞为粮,以菊为糗",明明是粮食困乏的无奈之举,却被他写得如此诗意,"春食苗,夏食叶,秋食花实而冬食根,庶几乎西河、南阳之寿"。当然,枸杞、菊花确实也是古代养生家所钟爱之物,所以苏轼这样描述虽然略有夸张,但亦在情理之中。

虽然此文妙趣横生,读来有味,但对于苏轼的人生而言,并不有趣。因为此文后被诬为讥讽朝廷减削公使钱太甚,成为"乌台诗案"罪证之一。

天随生自言常食杞菊①,及夏五月,枝叶老硬,气味苦涩,犹食不已。因作赋以自广②。始余尝疑之,以为士不遇,穷约可也③,至于饥饿嚼啮草木,则过矣。余仕宦十有九年,家日益贫,衣食之奉,殆不如昔者。及移守胶西④,意且一饱,而斋厨索然。日与通守刘君廷式循古城废圃求杞菊食之⑤,扪腹而笑⑥。然后知天随之言可信不谬,作《后杞菊赋》以自嘲,且解之云。

【注释】

①天随生:即唐代诗人陆龟蒙,字鲁望,自号天随子。

②自广:自宽。

③穷约:穷困,贫贱。

④胶西:即密州,治所在今山东诸城。

⑤通守:即通判。刘廷式:齐州人,人品高尚,东坡有《书刘廷式事》
　　一文纪其事。

⑥扪腹:摸着肚皮。

【译文】

天随生说自己经常吃杞菊,到了五月份,枝叶都已老硬,气味苦涩,还继续吃个不停。因此他写了《杞菊赋》来自我宽慰。开始我曾经有所怀疑，以为士人不得志，生活贫困是可能的，但饿到要吃杞菊，则夸张过头了。我进入仕途十九年了，家庭日益贫困，衣食穿着还不如以前。等到移守密州，想着总能吃饱饭，但厨房里却空空荡荡。我每天和刘廷式通守沿着城墙，在荒废的菜园里找杞菊来吃，相对摸着肚子大笑。这才知道天随生所说的话可信，于是写了这篇《后杞菊赋》来自嘲，并进行宽解。

　　"吁嗟！先生，谁使汝坐堂上，称太守！前宾客之造请①，后掾属之趋走②。朝衙达午，夕坐过西③。曾杯酒之不设，揽草木以诳口。对案颦蹙，举箸噎呕④。昔阴将军设麦饭与葱叶⑤，井丹推去而不嗅⑥。怪先生之眷眷，岂故山之无有？"

【注释】

①造请：登门晋见。

②掾（yuàn）属：佐治的官吏。

③西：酉时，相当于现在下午五点至七点。

④噎呕：喉塞作呕。

⑤阴将军：指东汉外戚阴就，封为信阳侯。阴就能言善辩，性格刚愎。麦饭与葱叶：形容饭食粗陋。

⑥井丹：字大春。东汉著名经师，博学高论。《后汉书·井丹传》："（阴就）故为设麦饭葱叶之食，丹推去之。曰：'以君侯能供甘旨，故来相过，何其薄乎？'更置盛馔，乃食。"

【译文】

　　"唉！先生，谁让你坐在堂上，还称作太守！前有宾客登门拜访，后有手下官员跟从。早上到衙门一直到中午，一直坐到酉时以后。没有喝过一杯酒，拿草木骗骗自己嘴巴。对着饭桌不断皱眉，拿着筷子难以下咽。以前阴将军陈设麦饭与葱叶来招待井丹，井丹将饭菜推到一边闻都不闻。奇怪先生的眷恋不已，难道故乡的山野没有这样的草木？"

先生听然而笑曰[①]："人生一世，如屈伸肘。何者为贫，何者为富？何者为美，何者为陋？或糠覈而瓠肥[②]，或粱肉而墨瘦[③]。何侯方丈[④]，庚郎三九[⑤]。较丰约于梦寐，卒同归于一朽[⑥]。吾方以杞为粮，以菊为糗[⑦]。春食苗，夏食叶，秋食花实而冬食根，庶几乎西河、南阳之寿[⑧]。"

【注释】

①听（yǐn）然：笑的样子。

②糠覈（hé）：谷糠中的坚粒。比喻粗劣的饮食。瓠（hù）肥：比喻又白又胖。

③粱肉：指精美的膳食。

④何侯：指西晋的开国功臣何曾。被封为郎陵公，性奢豪，每天食物要费万钱，仍然说没有地方下筷子。方丈：指"食前方丈"，意为肴馔布满面前，丰盛已极。

⑤庚郎：指庚杲之，字景行。南朝齐人，曾任尚书驾部郎。家境清贫，饭食只有韭薤之类的杂菜。三九：当时曾有人和庚杲之开玩笑："谁谓庚郎贫？食鲑尝有二十七种。"意思是谐"韭"为"九"，三韭（九）为二十七。

⑥一朽：一样腐朽，指死亡。

⑦糗（qiǔ）：干粮。

⑧西河：地名。相传子夏曾于西河设教讲学，寿至九十余岁而终。南阳：地名。据说当地山上产菊花，落于谷水之中，当地人饮用此水，皆能长寿。此处西河、南阳皆喻长寿。

【译文】

我听了之后，笑着说："人生一世，就像手肘一伸一屈样短暂。什么叫贫困，什么叫富有？什么叫美艳，什么叫丑陋？有的人吃粗劣的食物照样长得白白胖胖，有的人整天山珍海味却还是黑瘦。何曾每天饭菜花费万钱，庚果子吃的翻来覆去还是韭菜。这只是在梦里比较丰盛和俭约，到头来同归于一况。我以杞菊为食。春天吃它们的苗，夏天吃它们的叶子，秋天吃它们的花和果实，冬天吃它们的根，说不定我还能像子夏和南阳地方的人那样长寿呢。"

"糠籺"二语，妙有关锁①。含吐之间，嫣然流韵。

【注释】

①关锁：指诗文篇章的关键处。

【译文】

"糠籺"这两句话，巧妙而关键。含吐之间，美好的韵致得以展现。

老饕赋①

【题解】

苏轼是一个充满了生活情趣的人，对于美食，他不止喜欢大快朵颐，还时常亲自烹饪。即便是不了解苏轼的人，也多半都听说过"东坡肉""东坡肘子""东坡饼""东坡羹""东坡鱼"等，有些是他发明或改良过的，有些则是后人为了纪念他而命名的。在饮食领域能产生如此大的影响，这在古今的文人中大概是独一份吧。

《老饕赋》是苏轼描写美食的代表作。"老饕"一词来自古代传说中的贪婪怪兽"饕餮"，本来是个贬义词，比喻贪吃之人。苏轼以老饕称呼自己，不过是自谑而已，但自此之后，老饕就成了美食家的代名词，这都是因为苏轼在这篇文章中塑造的"老饕"对于饮食之道的认知与理解极为精妙，虽然谈论的是吃喝这些"俗事"，却处处传递着浓郁的文化气息。

《老饕赋》文章短小，而笔触所及，涵盖了饮食的方方面面：原材料挑选要合时令，厨师的技艺要精湛，水要清洁新鲜，火候要有文有武相机变化，根据食物选择合适的方法，或蒸或煮，或糟或浸……这些还只是就吃本身而言，饮食还需要有合适的环境与氛围：侍女、音乐、歌舞等，当然还要有美酒助兴。酒酣之余，还要煮茶醒酒。当然，茶也不是随便牛饮，而要讲究冲泡时机，既能醒酒，又是雅兴。这样才是一个完整的享受美食的过程，眼、耳、口、鼻，各个感官都被充分调动起来，尽情地沉浸在美食所带来的欢欣之中。结尾的"一笑而起，渺海阔而天高"可谓妙语，充分展现了身心得到极大满足之后，神清气爽的状态。

值得一提的，《老饕赋》描写得如此传神逼真，但实际上却全然出自苏轼的想象。因为这篇文章是苏轼在贬谪海南时所写，宋代的海南可不是什么"度假的天堂"，而是中原人口中的蛮荒之地。苏轼在海南可谓是一生中的最低谷，贫困无以复加，一日三餐尚且不能保证，何曾有条件来享受如此美食？因此，《老饕赋》应该是诗人在蛮荒之地饥肠辘辘的情况下，索性展开天马行空的想象，借助于"精神胜利法"来安慰自己的肚腹吧，虽然是望梅止渴、画饼充饥，但总归聊胜于无，起码精神上得到了满足。

庖丁鼓刀②，易牙烹熬③。水欲新而釜欲洁，火恶陈而薪恶劳。九蒸暴而日燥，百上下而汤鏖。尝项上之一脔④，嚼霜前之两螯。烂樱珠之煎蜜⑤，滃杏酪之蒸羔⑥。蛤半熟而含酒，蟹微生而带糟。盖聚物之夭美⑦，以养吾之老饕。

【注释】

①老饕（tāo）：指极为贪食美味之人。饕，指饕餮（tiè），传说中一种

极为贪食的动物,后多喻贪得无厌之徒。苏轼此处以老饕自称,
系自嘲语。

②庖丁:《庄子·养生主》中文惠君的厨师,以善于解剖牛而著称,
可以在牛关节间的缝隙中游刃有余地用刀解剖,后世多以庖丁解
牛喻技艺神妙。

③易牙:春秋时齐桓公的宠臣,长于烹饪,善于逢迎,传曾烹子进食
与桓公。

④脔(luán):切成小块的肉。项脔指猪颈下垂的部分,又叫"禁
脔",见《晋书·谢混传》:"每得一㹠,以为珍膳,项上一脔尤美,
辄以荐帝。群下未尝敢食,于是呼为'禁脔'。"

⑤樱珠:称小颗樱桃。《埤雅·释木·樱桃》:"其颗大者或如弹丸,
小者如珠玑,南人语其小者谓之樱珠。"

⑥杏酪:杏仁粥。

⑦夭美:鲜美。

【译文】

请庖丁来操刀,易牙主管烹熟。水要新鲜,锅具要干净;火候要有变
化,柴火要用新鲜的。九次蒸再九次晒;上下翻滚,让汤慢慢熬。品尝项
脔的美味,大嚼霜降前肥美的蟹螯。把小樱桃煎煮成蜜酱状,水气蒸腾,
把杏酪粥熬得如同蒸羔。半熟的蛤蜊和微生的螃蟹都可以就酒食用。
汇集新鲜美味的食物,来滋养我这个贪吃的老饕。

婉彼姬姜①,颜如李桃。弹湘妃之玉瑟②,鼓帝子之云
璈③。命仙人之萼绿华④,舞古曲之《郁轮袍》⑤。引南海之
玻黎⑥,酌凉州之葡萄。愿先生之耆寿⑦,分余沥于两髦。候
红潮于玉颊,惊暖响于檀槽⑧。忽累珠之妙唱,抽独茧之长
缲⑨。闵手倦而少休,疑吻噪而当膏。倒一缸之雪乳⑩,列百

柂之琼艘⑪。各眼滟于秋水⑫，咸骨醉于春醪⑬。美人告去已而云散，先生方兀然而禅逃⑭。响松风于蟹眼⑮，浮雪花于兔毫⑯。先生一笑而起，渺海阔而天高⑰。

【注释】

①姬姜：泛指美女。《诗经·东门之池》有"彼美淑姬，可与晤歌"之句，孔颖达疏："而谓之姬者，以黄帝姓姬，炎帝姓姜，二姓之后，子孙昌盛，其家之女，美者尤多，遂以姬姜为妇人之美称。"

②湘妃：传说中的湘水女神，名娥皇、女英，本为帝尧之女，尧将她们许配给舜，最后殒身于湘江，化身为湘水之神。下句"帝子"亦指娥皇、女英。

③云璈（áo）：传说中的上古乐器。或为打击乐器，又名"云锣"。

④萼绿华：传说中的女仙，多情美丽，向往人世间的幸福，主动追求人间男子，与之为伴。初见于陶弘景《真诰》记载，唐诗中多所歌咏。

⑤《郁轮袍》：乐曲名称，传为王维所作。据《集异记》载：王维年少时赴京应举，被岐王引荐给公主，以一曲《郁轮袍》为公主激赏，后遂高中。

⑥玻黎：即玻璃。

⑦耆（qí）寿：年高德劭之人。泛指高寿者。

⑧檀槽：檀木所做的琵琶等乐器上架弦的槽格。亦代指琵琶等弦乐器。

⑨缲（sāo）：把蚕茧浸在滚水里抽丝。这里形容歌声袅袅不绝，如同从蚕茧中抽丝。

⑩雪乳：白色浓郁的浆液。这里指酒。

⑪柂（duò）：船舵。

⑫滟（yàn）：水闪闪发光。这里指眼睛明亮。

⑬春醪（láo）：春天的酒。这里泛指美酒。

⑭禅逃：指酒醉。禅规戒酒，故以逃禅喻酒醉。

⑮蟹眼：是说茶水初沸腾时泛起的小气泡如同蟹眼。古时煮茶饮用，对茶汤沸腾的程度有不同的形容，宋代庞元英《谈薮》云："俗以汤之未滚者为盲汤，初滚曰蟹眼，渐大曰鱼眼，其未滚者无眼，所语盲也。"

⑯浮雪花于兔毫：描绘煮茶第二沸的情形。雪花，指茶水第二沸时，小气泡沿着锅边翻滚的样了，此时是冲茶的最佳时机。兔毫，兔毛。这里用兔毛上的雪花形容水泡轻盈翻涌不停的样子。

⑰渺海阔而天高：形容饮茶之后，心旷神怡的神态。

【译文】

侍奉的美女柔婉，个个艳如桃李。弹奏湘妃弹过的玉瑟，敲击帝子用过的云璈。让仙女萼绿华，伴着《郁轮袍》的曲调翩翩起舞。用南海的玻璃杯，斟满西凉的葡萄酒。举杯祝愿先生长寿，洒出的酒水沾湿了垂下的长发。美女脸上泛起红晕，琵琶声热闹非凡。忽然美妙的歌声响起，余音袅袅像从茧中抽丝一样不绝于耳。可怜歌女们手倦，让她们稍做休息，嘴唇可能已干燥，应该涂些唇膏。倒一缸美酒，酒盏如巨舰一样大。全醉意朦胧，眼含秋水，都因为美酒而醉入骨髓。侍女们告退，立刻像云一样消失，先生还昏昏然酒醉未醒。煮茶初沸小水泡涌起，飕飕作响；茶汤二沸，水泡翻涌如同兔毛上的雪花。先生心情愉悦地站起来，远眺海面辽阔，天空浩渺。

　虽标艳赏，意不屑屑。王圣俞

【译文】

虽然看上去很艳赏，实际心里并不在意。王圣俞

桂酒颂[①] 并序

【题解】

苏轼一生曾尝试过多种酿酒方法，桂酒是他贬官至岭南惠州时所学，由于这种酒味道醇厚，还具有一定的滋补作用，而且对于抵御当地的瘴毒也有效果，故此，苏轼极为喜欢。酿造成功后，写了多篇诗文来表达自己的喜悦之情，《桂酒颂》是其中一篇。

桂酒的具体酿造流程后世无传，但其主要的添加物应该就是可以入药的"桂"，因此可算是药酒。宋代笔记《避暑录话》中记载："（苏轼）在惠州作桂酒，尝问其二子云、过，云亦一试之而止。大抵气味似屠苏酒。"古代风俗在正月中饮用屠苏酒。在酒里面添加了大黄、白术、桔梗、蜀椒、桂心、乌头等药材，因此具有浓郁的药香。桂酒与屠苏酒气味相似，可见其药香是颇为浓烈的。至于药物"桂"，据《说文解字》木部："桂，江南木，百药之长。"实际上桂也分为多种，根据《神农本草经》《千金要方》等医药书籍记载来看，包括有木桂、牡桂、菌桂等，其皮为桂皮，嫩枝为桂枝，桂树皮的里面又叫桂心等，均可入药使用。其味辛温，其药性虽然因为具体的分类而略有区别，但不论是牡桂、菌桂还是木桂，据说久服都具有"轻身""不老"的功用。苏轼在这篇文章引用了不少历代对桂药性的评价，显然是着眼于其药用价值。

《礼》曰："丧有疾，饮酒食肉，必有草木之滋焉。姜、桂之谓也。"古者非丧食，不彻姜、桂。《楚辞》曰："奠桂酒兮椒浆[②]。"是桂可以为酒也。《本草》：桂有小毒，而菌桂、牡桂皆无毒，大略皆主温中，利肝肺气，杀三虫[③]，轻身坚骨，养神发色，使常如童子，疗心腹冷疾，为百药先，无所畏。陶隐居云[④]：《仙经》：服三桂，以葱涕合云母，烝为水。而孙思邈亦云：久服，可行水上。此轻身之效也。吾谪居海上，法当数饮酒以御瘴，而岭南无酒禁。有隐者，以桂酒方授吾，酿成而玉色，香味超然，非人间物也。东坡先生曰："酒，天禄也⑤。其成坏美恶，世以兆主人之吉凶，吾得此，岂非天哉？"故为之颂，以遗后之有道而居夷者。其法盖刻石置之罗浮铁桥之下⑥，非忘世求道者莫至焉。其词曰：

【注释】

①桂：指木桂、菌桂、牡桂等，具有一定的滋补和抵御瘴毒的作用。

②莫桂酒兮椒浆：出自《楚辞·东皇太一》："蕙肴蒸兮兰藉，奠桂酒兮椒浆。"王逸注："桂酒，切桂置酒中也；椒浆，以椒置浆中也。言己供待弥敬，乃以惠草蒸肴，芳兰为藉，进桂酒椒浆，以备五味也。"

③三虫：即三尸虫，又叫"三尸"或"三尸神"。见《菜羹赋》注。

④陶隐居：即陶弘景。

⑤天禄：即天赐的福禄。《汉书·食货志》："酒者，天之美禄。"

⑥罗浮：即罗浮山，位于惠州境内。苏轼曾被贬为宁远军节度副使惠州安置。

【译文】

《礼记》说："服丧期间生了病，可以饮酒食肉，一定要加入草木的滋味。指的是姜、桂之类。"古代，要不是用于祭祀的食品，不会设置姜、桂。《楚辞》说："用桂酒和椒浆祭奠。"可见桂可以用来制酒。《本草》记载：桂有轻微的毒性，但菌桂、牡桂都没有毒，大致都主于温中，补肝腑之气，杀三虫，能使身体轻快骨骼坚实，养神润色，使皮肤看上去常如小孩子，治疗心腹寒疾，宣导百药，无所畏。陶弘景说过：《仙经》记载：服用三桂，以葱汁合云母，蒸为水。而孙思邈也说：长期服用，可以在水面行走。这是说它具有轻身的功效。我谪居海上，按理也应当多喝酒来抵御瘴气，而且岭南又不禁止私人酿酒。有一个隐士，把酿造桂酒的方法告诉了我，酿成之后呈现玉色，香味出众，简直不像是人间之物。东坡先生说："酒，是上天的恩赐。其成坏美恶，世人从中能判断主人的吉凶，我得到桂酒，难道是天意吗？"所以为其写颂，以留给后世居住在这偏远之地的有道之人。酿造桂酒的方法刻在石头上，放在罗浮的铁桥下，不是隐居求道的人不会到那里。颂词曰：

　　中原百国东南倾，流膏输液归南溟①。祝融司方发其英②，沐日浴月百宝生。水娠黄金山空青③，丹砂昼晒珠夜明④。百卉甘辛角芳馨⑤，旃檀沉水乃公卿⑥。大夫芝兰士蕙蘅⑦，桂君独立冬鲜荣。无所慑畏时靡争，酿为我醪淳而清。甘终不坏醉不醒⑧，辅安五神伐三彭⑨。肌肤渥丹身毛轻，泠然风飞罔水行。谁其传者疑方平⑩，教我常作醉中醒。

【注释】

①南溟：一作"南冥"，传说中位于南方的大海。语出《庄子·逍遥游》："是鸟也，海运则将徙于南冥。南冥者，天池也。"

②祝融：传说中的著名神灵。一般认为祝融是火神，以地域而论，掌管南方，是南海之神。

③娠（shēn）：含，孕育。空青：孔雀石的一种，又名杨梅青。产于川赣等地，随铜矿生成，球形、中空，翠绿色，可作绘画颜料，亦可入药。

④丹砂：一种矿物，炼汞的主要原料，可作颜料，也可入药，又叫辰砂、朱砂。

⑤角（jué）：比赛，竞争。

⑥旃（zhān）檀：指檀香。

⑦蕙蘅（héng）：均是香草的名字。

⑧醉不醒：醉了不愿醒。形容酒之美好。

⑨五神：五脏之灵气。三彭：即三尸。

⑩方平：即王方平，传说中的仙人。《神仙传》记载其汉桓帝时做过官，精通天文、河图学。后来辞官隐去，在丰都平都山升天成仙。

【译文】

中原地区的地势向东南方倾斜，江河流水都汇入南方的天池。祝融掌管南方奉出精华，吸收日月光华，百宝纷纷涌现。水中孕育黄金，山中出产空青，白天曝晒丹砂，晚上夜明珠闪闪发光。百草有甘有辛比赛芳香，檀香沉香如同香料中的公卿。芝兰像草中大夫，蕙薾是草中的士人，桂树像君子一样独立，经冬仍然散发光彩。桂树无所畏惧也不与时俗争奇斗艳，我用桂来酿酒，醇厚而清澈。甘甜不会坏，醉了不愿醒。能助安五神，还能祛除三尸虫。皮肤红润身体像羽毛一样轻，轻盈随风在水面飞行。究竟是谁传下了仙方？莫不是汉代的王方平，是他教我常常只有醉中才清醒。

《叙》有地步，《颂》遂写上许多土产。

【译文】

《叙》中涉猎广泛，在《颂》中便提及了许多土产。

东坡羹颂 并引

【题解】

东坡羹是苏轼亲自发明的，他对此自然也颇为得意，故此开头就说"东坡羹，盖东坡居士所煮菜羹也。不用鱼肉五味，有自然之甘"，欣喜之情溢于言表！

东坡羹的原材料皆是日常菜蔬，与《菜羹赋》中所写菜羹大体一致，其特别之处，或者说窍门主要在于在锅边涂生油，并且用涂了油的大碗覆盖，这样可以防治菜羹上溢。这样的小窍门无疑是在不断实践中总结出来的。

借助于东坡的名号，"东坡羹"的名头着实不小，不过依照现在的饮食标准，许多人看完全文可能会很失望：这不就是一碗普通素菜粥嘛。俗话说，味由心生，不是苏轼本人，可能无法体会他的这份快乐，我们不一定要强学他的素菜粥，而更应钦佩他随遇而安的胸襟。"甘苦常从极处回，咸酸未必是盐梅"，这两句话充满了禅意，值得细细咀嚼。

东坡羹，盖东坡居士所煮菜羹也。不用鱼肉五味，有自然之甘。其法以菘①，若蔓菁、若芦菔、若荠②，皆揉洗数过，去辛苦汁③。先以生油少许涂釜缘及瓷碗，下菜汤中，入生米为糁④，及少生姜，以油碗覆之，不得触，触则生油气，至熟不除。其上置甑⑤，炊饭如常法，既不可遽覆，须生菜气出尽乃覆之。羹每沸涌，遇油辄下，又为碗所压，故终不得上。不尔，羹上薄饭，则气不得达，而饭不熟矣。饭熟，羹亦烂可食。若无菜，用瓜、茄，皆切破，不揉洗，入罨⑥，熟赤豆与粳米相半为糁，余如煮菜法。应纯道人将适庐山，求其法以遗山中好事者，以颂问之：

甘苦常从极处回，咸酸未必是盐梅⑦。问师此个天真味，根上来么尘上来。

【注释】

①菘（sōng）：即通常所称白菜。

②荠：指荠菜。常见可食用野菜，分布很广，富于营养，同时具有很

高的药用价值。

③辛苦：辛味与苦味。

④糁（sǎn）：谷类磨成的碎粒。

⑤甑（zèng）：古时蒸饭的一种器具。底部有许多透蒸气的孔格，置于鬲上蒸煮，类似于现代的蒸锅。

⑥罨（yǎn）：掩盖，覆盖。

⑦盐梅：盐和梅子。盐味咸，梅味酸，均为调味所需。

【译文】

东坡羹，是东坡居士所煮的菜羹。没有鱼肉以及各种调料，但有自然的甘甜。方法是把大白菜、大头菜、萝卜、荠菜都揉洗几次，这是为了去除其中的苦辛汁液。先用少量生油涂抹在锅边和瓷碗上，把菜放入汤中，放入生米粒和少量的生姜，用油碗覆盖，但不要碰到菜羹，否则会产生油气，在煮熟之前不要拿开。在锅上放好蒸饭的甑，像平常一样，但不要立刻盖上屉盖，要等菜气走完了再盖。菜羹沸腾上溢，遇到锅边涂好的生油就会下去，又被涂过油的碗覆盖，因此不会溢上蒸屉。不然，菜羹上溢到米饭，蒸汽不能通畅，饭就无法蒸熟了。饭蒸好，菜羹也烂熟可以食用。如果没有菜，就用瓜或者茄子，都切好，不需揉洗，入锅盖上，加入熟赤豆和粳米碎粒各一半，剩下的和煮菜的方法一样。应纯道人将要前往庐山，索求这个方法来送给山中的好事者，于是写颂问他：

甘到极处是苦，苦到尽头则甘来，咸酸的滋味未必只有盐和梅。询问大师东坡羹的自然美味，是从根上还是尘上产生？

所谓自然之甘，非知味者，不可与道此，况味外之味乎？

【译文】

所谓的自然之甘，不是真正知味之人，也不可讲述，何况味外之味呢？

油水颂

【题解】

从文中可知,《油水颂》作于熙宁元年(1068)七月。颂文很短,表面是讨论油和水之间的关系,实则在讨论佛理,言有余而意无穷,体现出作者细致的观察力和对佛理的深刻理解。

熙宁元年七月二十八日,元叔设食嘉祐院①,见召,谒长老②,观佛牙③。赵郡苏某为之颂曰④:

水在油中,见火则起。油水相搏,水去油住。湛然光明⑤,不知有火。在火能定,由水净故。若不经火,油水同定。非真定故,见火复起。

【注释】

①元叔:指成都学官侯溥,字元叔。

②谒:拜见。

③佛牙:指释迦牟尼的牙齿舍利。

④赵郡:治今河北赵县。苏轼是眉山人,但其远祖苏味道是赵郡栾城人,所以有时亦自称赵郡人。

⑤湛然:清澈平静的样子。

【译文】

熙宁元年七月二十八日,侯元叔在嘉祐院设宴,相邀,拜谒了长老,观看了佛牙舍利。赵郡苏某有感而发,写了颂文:

水和油相混,遇到火就会燃烧。油水互相搏斗,水沉下去油浮上来。看上去平静光明,不知道有火。遇到火而不燃烧,是因为水洁净无油。如果没有遇到火,油和水同样平静。但不是真的平静,遇到火就会再次燃烧。

烹炼之功,于斯见矣。

仆尝与子瞻学士会食于嘉祐长老纪公之丈室^①。子瞻识其行于壁,又书"水去真定"之喻十二言于其所谓禅板者^②。纪曰:"壁有时以圮^③,版有时以蠹,不幸而及于此,则吾之所宝去矣^④。我将宝其真笔,而摹其字于石,垂之绵绵,使观者知大贤之所存。"熙宁四年八月九日,河南侯溥元叔题。

【注释】

①会食:相聚进食。丈室:方丈室。

②十二言:即指《油水颂》,共有十二句话。禅板:僧人坐禅时倚身或手扶所用的木板。

③圮(pǐ):毁坏,倒塌。

④宝:珍视。

【译文】

烹炼的功夫,从中可以看出来。

我曾经与子瞻学士在嘉祐院纪公长老的房间内相聚进食。子瞻在壁上题写了其行迹,并在禅板上写了这篇以"水去真定"做比喻的十二句颂。纪长老说:"墙壁有倒塌的一天,禅板也会被蛀蚀,假如真的不幸这样,那么我所珍视的文字也将不复存在。我将要爱惜子瞻的真迹,将其摹刻到石上,永垂后世,让看到的人知道大贤写的这些话。"熙宁四年八月九日,河南侯溥元叔题。

猪肉颂

【题解】

中国人很少有不知道"东坡肉"的,它的大名甚至还漂洋过海,到了国外,味道之美可以想见。而它的发明者,相传就是苏东坡,其证据就是这篇苏东坡所写的《猪肉颂》。但很显然,现在我们餐桌上的"东坡肉"和《猪肉颂》中的相比,在加工方法上,已经有很大的差别,要复杂得多,这自是经过了不断改良的缘故。东坡所采用的烹饪方法,极为简单,关键在于火候的把握,不要出现明火,锅里的水也不能多,然后慢慢炖熟。事实上,苏东坡食猪肉和其经济紧张有关。这篇文章写于贬谪黄州时,朝廷一度连俸禄都停止发放,故此东坡生活很窘迫,而黄州当地的猪肉又很便宜,正如文中所言贱如土,因此他经常食用,除了炖熟之外,他还"亲自煮猪头,灌血腈,作姜豉菜羹"。可谓物尽其用了。猪的驯养在我国已经有数千年之久,饲养简易,猪肉营养价值也较高,是人们日常最主要的肉食来源之一。历代医家对于猪肉的益处阐述颇多,如《本草备要》指出,"猪肉,其味隽永,食之润肠胃,生精液,丰肌体,泽皮肤,固其所也"。又如《随息居饮食谱》指出,猪肉"补肾液,充胃汁,滋肝阴,润肌肤,利二便,止消渴"。因此,虽然当时黄州的猪肉价格贱如土,但是对于苏东坡而言,却是既经济又补身的美味了。

净洗铛①,少着水,柴头罨烟焰不起。待他自熟莫催他,火候足时他自美。黄州好猪肉,价钱如泥土。贵者不肯吃,贫者不解煮。早晨起来打两碗,饱得自家君莫管。

【注释】

①铛(chēng):一种锅具。

【译文】

把锅洗干净,稍微放点水,让柴禾冒烟但不要出现明火。等猪肉慢慢炖熟不要着急,火候到了自然是美味。黄州本地的猪肉非常好,价格又和泥土一样便宜。有钱的人不愿意吃,穷人家又不懂得烹饪。早上起来吃上两碗,管饱肚子你别管。

煮肉三昧。

【译文】

煮肉的要领。

禅戏颂

【题解】

苏东坡是个幽默诙谐饶有趣味的人，这首《禅戏颂》便是一篇令人莞尔，又有禅理的短文。

已熟之肉，无复活理。投在东坡无碍羹釜中[①]，有何不可？问天下禅和子[②]，且道是肉是素，吃得是吃不得是？大奇大奇一碗羹[③]，勘破天下禅和子[④]。

【注释】

①无碍：佛教语。指通达自在，没有障碍。釜：古代的炊具，相当于现在的锅。这里戏指肚腹。

②禅和子：参禅人的通称。和，指和尚。

③大奇：非常奇怪。

④勘破：看破，参透。

【译文】

已经煮熟的肉，没有复活的道理。丢在东坡这口无碍羹釜之中，又有什么不可以呢？请问天下的和尚们，你们说这里面是肉还是素，是应该吃还是不应该吃？真怪真怪，这一碗羹汤，就试出了天下的和尚。

二颂，一是温养，一是参悟。

【译文】

二颂，既谈温养，也有参悟。

真一酒歌[①]并引

【题解】

所谓真一酒，是苏轼在岭南时自酿的一种酒，他曾在多篇文章中提及，对这种酒的喜爱之情可见一斑。这首《真一酒歌》连续运用比喻和夸张的手法，将真一酒的酿造过程进行了形象的文学描述。"真一"一词，当来自道家语，如《抱朴子・地真》篇所云："夫长生仙方，则唯有金丹；守形却恶，则独有真一。"清初大学者查慎行便认为此诗"取道家三一还丹之诀，借题以寓言……前后错落，如羚羊挂角，无迹可求耳"。

布算以步五星[②]，不如仰观之捷[③]；吹律以求中声[④]，不如耳齐之审。铅汞以为药[⑤]，策《易》以候火，不如天造之真也。是故神宅空，乐出虚，蹶踘者以气升[⑥]，孰能推是类以求天造之药乎？于此有物，其名曰"真一"。远游先生方治此道[⑦]，不饮不食，而饮此酒，食此药，居此堂。予亦窃其一二，故作《真一之歌》。其词曰：

【注释】

①真一酒：苏轼在岭南时自酿的一种酒。

②布算：即推算。徐干《中论》："圣王之造历数也，原星辰之迭中布算以追之。"五星：指金、木、水、火、土五星。

③捷：快捷。

④吹律以求中声：演奏律管来校音。

⑤铅汞以为药：用铅汞来炼丹。

⑥蹴鞠（jū）：古代习武的蹴球游戏，类似于现在的足球。游戏所用鞠以皮缝制，里面填以羽毛等物。

⑦远游先生：即吴复占，字了野，号远游。淡泊名利，善于养生，与苏东坡兄弟交往颇多。

【译文】

用推算来度量五星的距离，不如抬头观测来得快；吹奏律管来定音，比不上用耳朵来辨别更详明。以铅汞来炼丹药，以《易》卦来调控火候，不如天生的灵药可靠。所以精神停留于空地，乐声出于虚所，而蹴鞠则凭气而上升，谁能以此类推求得天生之药呢？在此有一物，可以称为"真一"。远游先生才开始探求此道，他不饮不食，却饮这种酒，服这种药，居住在这座堂室。我也偷学了一些，所以写了《真一之歌》。歌词曰：

空中细茎插天芒，不生沮泽生陵冈①。

涉阅四气更六阳②，森然不受螟与蝗。

飞龙御月作秋凉③，苍波改色屯云黄。

天旋雷动玉尘香④，起溲十裂照坐光⑤。

跔趹牛嚘安且详⑥，动摇天关出琼浆⑦。

壬公飞空丁女藏⑧，三伏遇井了不尝。

酿为真一和而庄，三杯俨如侍君王。

湛然寂照非楚狂⑨，终身不入无功乡⑩。

【注释】

①沮泽：沼泽。

②涉阅：经历。四气：麦九月种四月熟。故四气指九月霜降、立冬、十月小雪、大雪。六阳：古以天气为阳，地气为阴，十一月至来年四月为阳气上升之时，合称六阳。

③飞龙御月：喻指五月。《周易·乾卦》爻辞云"九五，飞龙在天"。按，麦子通常四月成熟，《礼记·月令》："孟夏之月，麦秋至。"

④天旋雷动玉尘香：谓用磨磨面粉。天旋，磨转动。雷动，磨转动的声音。玉尘香，面粉的香味。

⑤起溲：一种使面发酵的方法。十裂：《晋书·何曾传》："然性豪奢……每燕见，不食太官所设，帝辄命取其食。蒸饼上不坼作十字不食。"后以"十裂"指熟透的蒸饼上裂开的十字状纹。

⑥跏趺（jiā fū）："结跏趺坐"的略称。指佛教中修禅者的坐法，两足交叉置于左右股上。噍（jiào）：咀嚼，吃。

⑦天关：指口。道家以口为天关。

⑧壬公：传说中的水神。这里为水的代称。丁女：指火。丙丁为火，道教以六丁为阴神，名"六丁玉女"，故以丁女称火。

⑨楚狂：春秋时楚国的隐士陆通，字接舆，因楚昭王时政治混乱，伴狂不仕，时人谓之"楚狂"。

⑩无功乡：即醉乡。唐代诗人王绩，字无功，曾写有《醉乡记》一文。

【译文】

细长的麦穗像剑直指苍穹，小麦不生在沼泽地，而长在陵冈之上。

经历了四个节气度过了六阳，小麦没有虫灾健康成长。

五月麦子到了成熟时节，麦苗起伏从青色变成金色。

石磨转动磨面粉散发香味，发酵做饼裂开光洁得满座生辉。

结跏趺坐大口吃着面饼安且详，嘴里咀嚼出琼浆。

壬水纷飞而丁火隐藏，三伏天遇到井水也不需要尝。

真一酒酿成醇和味正，喝上三杯如同侍奉君王。

神情清爽不会像楚狂人一样，永远不会进入醉乡。

先生别有《真一酒诗》，如此歌，则寓言也。

【译文】

先生另外写有《真一酒诗》，这首《真一酒歌》如同寓言。

蜜酒歌①

【题解】

《蜜酒歌》作于黄州。蜜酒制作方法由道士杨世昌传给苏轼，在《东坡志林》中有具体的记述。不过蜜酒的酿造在唐代就有流传，如《本草纲目》就记载了孙思邈的蜜酒方："用沙蜜一斤，糯饭一升，麦曲五两，热水五升，同入瓶内，封七日成酒。寻常以蜜入酒代之亦良。"《东坡志林》中的记载与孙思邈所传的方法并不相同，但原理大体是相似的。

《蜜酒歌》中反复出现蜜蜂、采花，看起来这个蜜酒真是香甜无比。不过，实际的效果并不是太理想。宋代叶梦得《避暑录话》中记载："苏子瞻在黄州作蜜酒，不甚佳，饮者辄暴下。蜜水腐败者尔。尝一试之，后不复作。"苏轼酿出的所谓蜜酒，喝下去似乎并不怎么甜蜜，反而会导致严重的腹泻。对此，叶梦得的解释是苏轼太性急，可能没有完全按照规定的工艺去酿。其实，更主要的原因恐怕在于蜜酒酿造对于温度有一定的要求，如果温度过高，蜜水容易变酸变坏，但在当时的条件下，这是难以控制的，苏轼似乎也没有意识到。

现代科学研究发现，蜜酒中含有人体所需要的氨基酸和多种维生素、微量元素及活性酶类物质，经常饮用蜜酒具有健胃益脾、补肾活血、增强记忆、恢复体力等功效。但蜜酒在我国历史上流传并不广，这可能与自然条件与生活习惯有关。相对而言，蜜酒在欧洲和非洲极为流行，酿造方法和品种很多，是深受当地人喜爱的饮品。

西蜀道士杨世昌②，善作蜜酒，绝醇酽。余既得其方，作此歌遗之。

真珠为浆玉为醴，六月田夫汗流泚。

不如春瓮自生香③，蜂为耕耘花作米。

一日小沸鱼吐沫④，二日眩转清光活。

三日开瓮香满城，快泻银瓶不须拨⑤。

百钱一斗浓无声，甘露微浊醍醐清⑥。

君不见南园采花蜂似雨，天教酿酒醉先生。

先生年来穷到骨⑦，问人乞米何曾得。

世间万事真悠悠，蜜蜂大胜监河侯⑧。

【注释】

①蜜酒：用蜂蜜酿造的酒，亦泛指甜酒。

②杨世昌：四川绵竹道士，与东坡友好，东坡诗文中多次出现。

③春瓮：酒瓮，亦指酒。

④鱼吐沫：指酒曲发酵，冒出水泡，如同鱼儿吐沫一样。

⑤不须拨：李焘《续资治通鉴长编》："今酺酒，其齐冬以二十五日，春秋十五日，夏十日，拨酺瓮而浮蚁涌于面，今谓之拨醅，岂所谓泛齐者耶？"

⑥醍醐：酥酪上凝聚的油。

⑦穷到骨：形容生活极端穷困。苏轼《次韵和王巩》中亦有"故教穷到骨，要使寿无涯"之句。

⑧监河侯：庄子寓言中的人物，出自《庄子·外物》：庄子家贫，贷粟于监河侯，监河侯不肯借贷，就推脱说："我将得邑金，将贷子三百金，可乎？"后世多喻满口大话者。

【译文】

西蜀的道士杨世昌善于酿造蜜酒,酒味醇酽无比。我从他那里得到了酿造的方法,写了这首诗送给他。

用珍珠白玉一样的白米酿酒,农夫在炎热的六月还得在田里辛苦劳作。

不如让蜜蜂采花来酿酒,让酒瓮散发出清香。

第一天酿酒缸里的酒液开始像小鱼一样吐泡泡,第二天酒液清澈光亮。

第三天打开酒缸酒香四溢飘满城,赶快倒入银瓶中,不需要拨醅去浮沫。

比甘露略浓,比醍醐更清澈,一百钱一斗的美酒妙不可言。

你看那南园中采花的蜜蜂像雨滴一样稠密,看来是上天让酿酒想要醉倒我。

我年来贫穷得无以复加,向别人乞米何曾有回应?

人世间万事悠悠,蜜蜂比监河侯这样的人强太多了。

孙真人曰[①]:"治风疹、风癣,用沙蜜一斤,糯饭一升,面曲五两,熟水五升[②],同入瓶内,封七日,成酒。寻常以蜜入酒,代之亦良。"按:《志林》所载蜜酒法,略与真一酒法同。

【注释】

①孙真人:指孙思邈。

②熟水:煮沸过的水。

【译文】

孙真人说:"治疗风疹、风癣,用沙蜜一斤,糯饭一升,面曲五两,熟水五升,一起放入瓶内,封存七日,便变成酒。平时用蜜加入酒代替也不错。"按:《东坡志林》记载的蜜酒法,大体与真一酒法相同。

天门冬酒①

【题解】

此诗于元符三年（1100）正月作于昌化军，当时苏轼谪贬在海南。如果不知道苏轼的身世沉浮，单看这一首诗，我们一定会以为他生活在安乐乡里，生活安逸，心情舒畅，而且正月十二这一天尤其不错，一顿大酒喝得开心极了。然而此时正是苏轼人生最黑暗的时候，还能保持如此坦然、乐天的心境确实令人钦佩。

按，天门冬酒是一种药酒，苏东坡热衷酿造这种酒，可能和当地的气候有关。当时的海南，天气湿热，雨水频繁，地面潮湿，加之大片无人开发的地区，因此瘴气非常流行。生活在这里，很容易就感染瘴毒，不过当地盛产的药材天门冬对此有一定的预防作用。天门冬又叫天冬、明天冬、天冬草、丝冬、赶条蛇等，具有养阴清热、润肺滋肾的功能，而加入天门冬制成的药酒则具有"补五脏，调六腑，令人无病"（《本草纲目》）的效果。

　　庚辰岁正月十二日，天门冬酒熟。予自漉之②，且漉且尝，遂以大醉。二首

　　自拨床头一瓮云，幽人先已醉浓芬③。
　　天门冬熟新年喜，曲米春香并舍闻④。
　　菜圃渐疏花漠漠⑤，竹扉斜掩雨纷纷。
　　拥裘睡觉知何处，吹面东风散缬纹⑥。

【注释】

①天门冬酒：此酒的酿造方法虽然苏轼没有交代，但古代记载的方法颇多，基本方法大体一致。如《本草纲目》中载："天门冬三十

斤,去心捣碎,以水二石,煮汁一石,糯米一斗,细曲十斤,如常炊
酿。酒熟,日饮三杯。"

②漉(lù):过滤。

③幽人:幽隐之人。这里为作者自称。

④并舍:旁舍,邻舍。

⑤花漠漠:一本作"云漠漠"。漠漠,迷蒙的样子。

⑥缬纹:酒后脸上的红晕。

【译文】

庚辰年正月十二日,天门冬酒酿成。我自己漉酒,一边漉一边品尝,
于是醉后写诗二首。

新打开床头的一坛酒,被浓郁芳香的酒气熏得有了醉意。

自酿的天门冬酒熟是新年喜事,曲米俱佳酒香四溢,邻居都能闻到。

菜园逐渐萧疏云儿迷蒙,细雨打在半掩的竹门上。

抱着被子醒过来不知身在何处,春风拂面吹散了脸上的酒晕。

载酒无人过子云①,年来家酝有奇芬②。

醉乡杳杳谁同梦③,睡息齁齁得自闻④。

口业向诗犹小小⑤,眼花因酒尚纷纷。

点灯更试《淮南》语⑥,泛溢东风有縠纹⑦。

【注释】

①子云:指扬雄,字子云。扬雄少时好学,博览多识,酷好辞赋。口
　吃,不善言谈,而好深思。《汉书·扬雄传》:"雄家素贫,嗜酒,人
　希至其门,时有好事者载酒肴从游学。"

②家酝:家中自酿的酒。

③杳杳:隐约,依稀。

④齁齁（hōu）：熟睡的鼻息声。

⑤口业：佛教以身、口、意为三业。此处指写诗文。白居易《寄题庐
　山旧草堂兼呈二林寺道侣》："渐伏酒魔休放醉，犹残口业未抛诗。"

⑥《淮南》：指《淮南子》一书。《淮南子》："东风至而酒泛溢。"许慎
　注："酒泛，清酒也。"

⑦縠（hú）纹：绉纱似的皱纹。喻酒面上荡起的波纹。

【译文】

没有人携酒来拜访，年来只有自己酿的酒散发香气。

酒醉之后依稀不知道梦到了谁，熟睡的鼻息声只有自己能听到。

因为写诗造成的口业还算是小事，酒后眼花看什么都乱纷纷。

点上灯读《淮南子》，东风吹过，酒面上又泛起了波纹。

　　杜子美诗云："闻道云安曲米春①。"盖酒名也。《淮南
子》云："东风至而酒泛溢。"许慎注云："酒泛，清酒也。"先
生自注。

　　冬月，用天门冬去心煮汁，同曲米酿成。初熟微酸，久
乃味佳。出《千金方》。

【注释】

①闻道云安曲米春：出自杜甫诗《拨闷》。

【译文】

杜子美诗云："闻道云安曲米春。"大概是酒名。《淮南子》云："东风
至而酒泛溢。"许慎注云："酒泛，清酒也。"先生自注。

冬月，用去掉芯的天门冬煮汁，和曲米一起酿制。刚熟时有轻微酸
味，时间长了味道才好。出自《千金方》。

焦千之求惠山泉诗①

【题解】

本诗作于熙宁五年(1072),苏轼当时正在杭州通判任上。苏轼诗文中多次提及惠山,在《游惠山叙》中曾回忆任杭州通判时"往来无锡,未尝不至惠山",而惠山之所以吸引苏轼的主要原因便是人名鼎鼎的惠山泉。惠山泉系唐代大历年间地方官开凿,相传茶圣陆羽曾评定天下之水,惠山泉被列为天下第二泉,大书法家赵孟頫所题"天下第二泉"至今仍保存在泉后石壁上。惠山泉甘美适口,被诸多名人茶客推崇,自唐代起,便出现了诸多不远千里汲取惠山泉的茶客。宋代茶风盛行,为了满足京城权贵和文人雅士所需,将惠山泉水运载至开封的舟车络绎不绝,甚至还总结出了防止长途运送水质变坏的窍门。苏轼嗜好茶道,对于惠山泉的喜爱自不待言,曾有"独携天上小团月,来试人间第二泉"的佳句。《焦千之求惠山泉诗》极力描绘了无锡惠山泉的妙处,末尾一句"精品厌凡泉,愿子致一斛"可谓水到渠成,又有谁能忍心拒绝这一请求呢?

兹山定空中②,乳水满其腹③。遇隙则发见,臭味实一族④。
浅深各有值,方圆随所蓄。或为云汹涌,或作线断续。
或鸣空洞中,杂佩间琴筑⑤。或流苍石缝,宛转龙鸾蹙⑥。
瓶罂走四海⑦,真伪半相渎⑧。贵人高宴罢⑨,醉眼乱红绿。
赤泥开方印⑩,紫饼截圆玉⑪。倾瓯共欢赏⑫,窃语笑僮仆。
岂如泉上僧,盥洒自捊掬⑬。故人怜我病,蒻笼寄新馥⑭。
欠伸北窗下,昼睡美方熟。精品厌凡泉,愿子致一斛。

【注释】

①焦千之:字伯强。北宋官员,时任无锡县令。

②兹山：这座山，即惠山。

③乳水：指泉水。

④臭味：气味。

⑤杂佩：总称连缀在一起的各种佩玉。

⑥蹙（cù）：皱，收缩。

⑦瓶罂：泛指小口大腹的陶瓷容器。

⑧渎：水沟，小渠。

⑨高宴：盛大的宴会。

⑩赤泥：封口所用的红色泥土。

⑪紫饼：茶名。指团茶，茶饼。圆玉：似圆形碧玉的茶饼。

⑫瓯：杯子。

⑬挹掬：捧取。

⑭蒻（ruò）笼：嫩蒲草编成的笼子。明代朱权在《茶谱》一书中记载："茶不入焙者。宜以蒻笼密封之，盛置高处。"

【译文】

惠山高高耸立，腹中装满了如鲜乳般美味的泉水。遇到空隙就流淌出来，气味都相同。

水深水浅各有其价值，泉池形状或方或圆。有的像云一样汹涌，有的成断断续续的水线。

有的在空洞中滴落，发出佩玉琴筑一样的声音。有的在苍石缝中流淌，曲折宛转如同龙凤蜷曲。

装在各种瓶罂中四处流转，真真假假和沟渎里的水相混。贵人们盛大的宴会结束，醉眼朦胧红绿难分。

打开封口的红泥，从团茶上切下一块如同圆玉的茶饼。喝完杯中的茶一起欢笑叹赏，而僮仆们在一旁偷笑。

哪里比得上住在泉边的僧人啊，盥洗洒扫都是亲自捧取泉水。故人可怜我患病，用蒻笼寄了一些香味浓郁的新茶。

在北窗下伸懒腰打呵欠,午睡饱足方醒来。好茶要用上佳的泉水冲泡,希望您能送我一斛惠山的泉水。

调水符

【题解】

此诗为治平元年(1064)苏轼任凤翔府签判时所作。苏轼令人取玉女洞水,又担心被取水人欺骗,于是破竹为契,让寺僧藏其一,以为往来之信,戏称为"调水符"。诗作感叹人心难测,欺瞒成俗。后来,苏辙也写了一首和诗——《和子瞻调水符》回应,认为"多防出多欲,欲少防自简。君看山中人,老死竟谁谩"。

爱玉女洞中水[①],既致两瓶,恐后复取而为使者见绐[②],因破竹为契[③]。使寺僧藏其一,以为往来之信[④],戏谓之"调水符"。

欺谩久成俗[⑤],关市有契繻[⑥]。谁知南山下,取水亦置符。
古人辨淄渑[⑦],皎若鹤与凫[⑧]。吾今既谢此[⑨],但视符有无。
常恐汲水人,智出符之余。多防竟无及,弃置为长吁。

【注释】

①玉女洞:位于陕西宝鸡中兴寺的东面,洞中有飞泉,泉水甜美。

②绐(dài):欺骗。

③契:契约,符契。

④信:凭信。

⑤欺谩:欺骗。谩,蒙蔽。

⑥契繻(rú):用帛制的符信。

⑦淄（zī）渑：水名。都在今山东境内。据《列子·说符》：淄、渑二水相近，但齐桓公的近臣易牙能够品尝辨别。

⑧凫（fú）：鸟名。俗称野鸭，常常结群为伴飞行。

⑨谢：辞别。

【译文】

喜爱玉女洞中的泉水，已经拿了两瓶，担心以后再取时，被取水的人欺骗，于是剖竹作为符契。让寺庙里的僧人收藏一半，作为往来取水用的凭证，并且戏称其为"调水符"。

长久以来欺骗已成习俗，关卡集市早已用上了符信。谁能料到终南山下，取水也要做调水符？

古人能辨淄、渑二水的不同味道，就像鹤鸟与野鸭一样清楚明白。我现在既然离开这个地方，只能看有无调水符了。

常常担心取水的人，能够瞒过这种竹符取水的办法。不由丢掉竹符长声感慨，多方防备竟然也防不住！

忽发此深想。

【译文】

忽然发出这样深邃的思考。

煎茶

【题解】

此诗又名《试院煎茶》。诗中描写汲水—烹茶—品茶的过程，虽然所叙都是生活琐事，却富有诗意美感，营造了一个可感、可想，充满了雅趣的场景。此诗是苏轼写茶的名篇，南宋著名诗人杨万里称此诗"句句皆奇"。

蟹眼已过鱼眼生[1]，飕飕欲作松风鸣[2]。

蒙茸出磨细珠落[3]，旋转绕瓯飞雪轻[4]。

银瓶泻汤夸第二[5]，未识古人煎水意。

君不见，昔时李生好客手自煎[6]，贵从活火发新泉[7]。

又不见，今时潞公煎茶学西蜀[8]，定州花瓷琢红玉[9]。

我今贫病长苦饥，分无玉碗捧蛾眉[10]。

且学公家作茗饮[11]，砖炉石铫行相随[12]。

不用撑肠拄腹文字五千卷[13]，但愿一瓯常及睡足日高时。

【注释】

①蟹眼：对煎茶时水泡的称呼。初滚为蟹眼，泡渐大为鱼眼。

②飕飕：风吹松林的声音。形容水沸声。

③蒙茸：指磨茶时茶叶的粉末。

④飞雪：茶汤上的白色泡沫。

⑤银瓶泻汤夸第二：赵次公曰：此乃是寻常点茶时，先略倾瓶中汤，方点，谓之第二汤也。银瓶，银制煎水汤瓶，点茶的用具。

⑥李生：指唐代诗人李约。唐朝宗室之后，嗜爱茶道，曾与陆羽等论水品。

⑦活火：有焰的炭火。指新燃猛烈的火。

⑧潞公：即文彦博。北宋大臣，封潞国公。

⑨定州：治今河北定州。宋代定州窑烧的瓷器远近驰名。

⑩分无：即无缘。

⑪公家：指公卿之家。

⑫石铫（yáo）：一种有柄、有嘴的陶制煮水器。

⑬五千卷：借用卢仝《走笔谢孟谏议寄新茶》的诗句："三碗搜枯肠，唯有文字五千卷。"

【译文】

煮水时蟹眼已出，又冒出了像鱼眼的小气泡，水瓶发出飕飕的松涛之声。

磨茶时茶叶的粉末纷纷落下，茶汤旋转着，上面飘着白色的泡沫。

寻常点茶时，先略倾瓶中汤，方点，谓第二汤，不知道古人煎水的用意。

君不见，从前李生好客亲自煎茶，注重用活火来煮新汲的泉水。

又不见，现在文潞公煎茶效仿西蜀，使用定州的瓷杯，上面雕琢着红玉。

我现在贫病交加经常为饥饿所苦，没有缘分让美女捧着玉碗来奉茶。

姑且学着公卿之家作茶饮，去哪里都带着砖炉和石铫。

不需要腹中有五千卷文字，只要有一瓯好茶，能吃饱睡足就足够。

新泉活火，老坡窥见此中三昧①。然云出磨，则屑饼作团矣。黄鲁直去芎用盐②，去橘用姜，转于点茶全无交涉③。今旗枪标格天然④，色香映发，芥为冠⑤，他山辅之，恨苏、黄不及见。若陆季疵复生⑥，忍作《毁茶论》乎⑦？陈眉公⑧

刻本作"试院煎茶"，"旋转"作"眩转"，"玉碗"作"杯碗"，"长相"作"行相"，"拄腹"作"挂腹"，今悉从先生手迹订之。

【注释】

①老坡：对苏轼的称呼。

②黄鲁直：即黄庭坚，字鲁直。宋代文学家。芎（xiōng）：香草名。

③点茶：宋元之际的茗事术语之一。

④旗枪：绿茶的一种。其形似旗如枪，故称"旗枪"。

⑤芥（jiè）：芥茶。

⑥陆季疵：即陆羽，字鸿渐，又字季疵，唐朝人。被誉为"茶仙"，尊

　　为"茶圣",祀为"茶神"。

⑦《毁茶论》:相传为陆羽所著。《新唐书·陆羽传》中记载:"羽衣野服,挈具而入,季卿不为礼。羽愧之,更著《毁茶论》。"

⑧陈眉公:即陈继儒。这段话出自其所撰的《茶董小序》。

【译文】

　　新泉活火,老坡了解其中的奥妙之处。但是说到山磨,那就是把屑饼作成团茶了。黄鲁直去莒用盐,去橘用姜,但是对于点茶却全然没有涉及。现在旗枪茶标格天然,色香辉映,芥茶冠绝天下,他山辅之,遗憾苏、黄没有见到。如果陆羽复生,还忍心写《毁茶论》吗? 陈眉公

　　刻本作"试院煎茶","旋转"作"眩转","玉碗"作"杯碗","长相"作"行相","挂腹"作"挂腹",现在都根据东坡先生的手迹校订。

春菜

【题解】

　　本诗作于元丰元年(1078)春,苏轼当时在徐州任上。苏轼生长于物产丰富的巴蜀之地,即便是寒冷天气里也不缺各类美味菜蔬,而在徐州这"苦寒未已"的地方,自然大不相同,因此才不由动了思乡之念,想早些返乡去享受美味。苏轼的《春菜》所表达的情思可堪与张季鹰"菰菜鲈鱼"之思相提并论。

蔓菁宿根已生叶①,韭牙戴土拳如蕨②。
烂蒸香荠白鱼肥③,碎点青蒿凉饼滑④。
宿酒初消春睡起,细履幽畦掇芳辣。
茵陈甘菊不负渠⑤,绘缕堆盘纤手抹。
北方苦寒今未已,雪底波棱如铁甲⑥。

岂如吾蜀富冬蔬,霜叶露芽寒更苗。

久抛菘葛犹细事⑦,苦笋江豚那忍说。

明年投劾径须归⑧,莫待齿摇并发脱。

【注释】

①蔓菁:又名芜菁,蜀人呼为诸葛菜,根及嫩叶可供蔬食。

②戴土:《本草》:韭之美,在黄,及未出土者。拳:屈曲貌。蕨菜初生时形如小儿拳。

③烂蒸:将食物蒸熟透。

④凉饼:类似现在的凉面。

⑤不负渠:不能小看他之意。渠,他。

⑥波棱:即菠菜。

⑦细事:小事。

⑧投劾(hé):呈递引罪自责的劾状去官。

【译文】

蔓菁宿根长出了新的叶子,刚出土的韭菜嫩芽,卷曲的样子好似蕨菜。

将荠菜、白鱼蒸至熟透,将切碎的青蒿和面一起做成滑爽的凉饼。

宿酒初消春睡方起,起身来到田里采摘一些辣菜。

不能小看茵陈和甘菊,纤手将它们一根根择好堆在盘子里。

北方的苦寒到现在还没结束,雪地下的菠菜如同铁甲一样。

哪里比得上我们蜀地冬天蔬菜十分充足,即便是寒冷的天气里也会发芽长大。

很久没有尝到白菜和葛根还算是小事,想吃笋和江豚的苦情向谁诉说呢?

明年我要递辞职文书直接回乡,不能等到齿摇发脱的老年了啊。

北方春蔬嚼冰雪①，妍暖思采南山蕨。

韭苗水饼姑置之，苦菜黄鸡羹椮滑。

莼丝色紫菰首白，蒌蒿牙甜薜头辣。

生菹入汤翻手成，芼以姜橙夸缕抹②。

惊雷菌子出万钉，白鹅截掌鳖解甲。

琅玕深林未飘箨③，软炊香粳煨短苗。

万钱自是宰相事，一饭且从吾党说。

公如端为苦笋归，明日青衫诚可脱。

此山谷次韵也。先生得诗，戏语坐客曰："吾固不爱作官，鲁直遂欲以苦笋硬差致仕④。"闻者绝倒⑤。

【注释】

①北方春蔬嚼冰雪：按，此为黄庭坚《次韵子瞻春菜》诗。

②芼（mào）：杂，拌和。

③箨（tuò）：竹笋。

④致仕：辞官退休。

⑤绝倒：笑得前仰后合。

【译文】

北方春天的菜蔬只有嚼冰雪罢了，天气暖和的时候不禁思念南山采蕨菜的时光。

韭菜苗水饼姑且不论，苦菜和黄鸡做成的羹入口嫩滑。

紫色的莼菜丝与白色的茭白，甜美的蒌蒿芽和辣味的薜菜头。

汤里加上菹菜立刻就好，再放些姜橙更能增加风味品相。

惊雷响后的菌子遍地都是，如同白色鹅掌被截断，又如同鳖甲被去除。

竹林中的笋壳还未飘落，用初生嫩笋来煨粳米饭香味扑鼻。

万贯钱财之事当然是宰相这样的地位才能决定,吃饭姑且还是听我们的吧。

您如真的为了苦笋而归去的话,那么明日为官所穿的青衫就真的可以脱下了。

这是黄山谷次韵所写的诗。先生看到诗后,对客人开玩笑说:"我本来就不爱做官,鲁直却想因为苦笋硬让我退休。"听到的人都笑得前仰后合。

棕笋 并叙

【题解】

苏轼在这里介绍了棕笋的食用方法。所谓棕笋,又叫棕包,是棕树的花苞,棕树花还在花苞期的时候,外形看来就像一条鱼,外面裹着层层的类似笋衣样的外壳,里面是密密麻麻的小花。棕树花营养丰富,兼有消炎清火及降血压的药用功效,生熟都可吃。

棕笋,状如鱼,剖之得鱼子①,味如苦笋而加甘芳。蜀人以馔佛②,僧甚贵之,而南方不知也。笋生肤毳中③,盖花之方孕者。正二月间,可剥取,过此,苦涩不可食矣。取之无害于木,而宜于饮食,法当烝熟,所施略与笋同,蜜煮酢浸④,可致千里外。今以饷殊长老⑤。

【注释】

①鱼子:这里指棕树的花苞,像一粒粒的鱼子一样。

②馔(zhuàn)佛:供佛。馔,陈设或准备食物。

③毳(cuì):毛发。

④蜜煮酢（cù）浸：用蜜煮，用醋浸泡。《本草纲目》记载："棕鱼皆言
　有毒不可食，而广、蜀人蜜煮醋浸以寄远，乃制去其毒尔。"酢，同
　"醋"。

⑤饷：款待。

【译文】

棕笋外表像鱼一样，剖开后得到鱼子，味道如同苦笋，但更加甘甜芳香。蜀地人用以供佛，僧人将其视为贵重之物，而南方人并不知道。笋生在肤毳中，是刚萌生花朵之时。正二月的时候，可以剥取下来，过了这个时间，则味道苦涩不能吃了。摘取它对于树木没有损害，却适合食用。蒸熟即可食用，大体与笋相同，如果用蜜煮或者用醋浸泡，则可以带到很远的地方。现在拿来请殊长老品尝。

　　赠君木鱼三百尾①，中有鹅黄子鱼子。

　　夜叉剖瘿欲分甘②，箨龙藏头敢言美③。

　　愿随蔬果得自用，勿使山林空老死。

　　问君何事食木鱼，烹不能鸣固其理④。

【注释】

①木鱼：指棕笋。

②剖瘿（yǐng）：剥开棕笋。瘿，木上隆起者曰瘿。

③箨（tuò）龙：笋之别名。

④烹不能鸣：喻无才遭祸。典出《庄子·山木》："夫子出于山，舍于
　故人之家。故人喜，命竖子杀雁而烹之。竖子请曰：'其一能鸣，
　其一不能鸣，请奚杀？'主人曰：'杀不能鸣者。'"

【译文】

赠送给您三百条木鱼，里面有鹅黄色的鱼子。

就连夜叉也想剥开棕笋品尝美味，笋见了也要躲藏起来不敢相比。

希望能够随着蔬果一起享用，不要使它在山林中白白老死。

问您为什么要吃木鱼，烹饪不能鸣叫的大雁本来就是这个道理啊。

　　袁中郎爱前后数语①。谭友夏谓"蔬果""山林"二句②，森森然有物情在中。余独喜"剖癭"一联，绰有隽味。

【注释】

①袁中郎：即袁宏道，字中郎。明代文学家，反对复古运动的主将，提出"独抒性灵，不拘格套"的性灵说。

②谭友夏：即谭元春，字友夏。明代文学家。

【译文】

袁中郎喜欢前后几句诗。谭友夏认为"蔬果""山林"二句，有很浓烈的物情蕴在其中。我独喜欢"剖癭"一联，富有隽永之味。

元修菜 并叙

【题解】

本文写于苏东坡谪居黄州期间。元修菜是东坡友人巢元修从蜀地带到黄州的，所以苏东坡称其为"元修菜"。元修菜是生长在蜀地的一种野生豌豆苗，当地称之为大巢菜、紫萁、野豌豆、元修菜、野苕子、野鸡头、扫帚菜等。受苏东坡的委托，巢元修从蜀地带来野豌豆种，在黄州东坡的田间地头随意播撒，不但满足了口福之欲，还抚慰了苏东坡的思乡之情。

　　菜之美者，有吾乡之巢①。故人巢元修嗜之②，余亦嗜之。元修云："使孔北海见③，当复云'吾家菜'耶④？"因谓之

"元修菜"。余去乡十有五年,思而不可得。元修适自蜀来,见余于黄⑤,乃作是诗,使归致其子,而种之东坡之下,云:

【注释】

①巢:即巢菜,生长在四川的一种野生豌豆,当地称之为大巢菜。陆龟蒙《诗序》:"蜀菜有两巢,大巢即蛇豆之不实者,小巢生豆稻畦中,一曰野蚕豆。"《云麓漫抄》云:"巢菜即豌豆苗。"

②巢元修:即巢谷,字元修。苏辙写有《巢谷传》。

③孔北海:孔融,字文举。东汉末年官员、名士、文学家,为孔子的二十世孙。

④吾家菜:典出《世说新语》:"梁国杨氏子九岁,甚聪惠。孔君平诣其父,父不在,乃呼儿出。为设果,果有杨梅,孔指以示儿曰:'此是君家果。'儿应声答曰:'未闻孔雀是夫子家禽。'"此处巢元修误记孔坦为孔融。

⑤黄:黄州。苏轼当时被贬黄州。

【译文】

我家乡的巢菜十分美味。我的朋友巢元修和我都十分喜欢吃巢菜。元修说:"如果孔北海看到,可能又说是'吾家菜'吧?"因此称其为"元修菜"。我离开故乡十五年,思念巢菜而没有办法吃到。元修刚好从蜀地来到黄州和我相见,于是写了这首诗,让他回去后给我带一些巢菜的种子,种在东坡上。

彼美君家菜,铺田绿茸茸。豆荚员且小①,槐芽细而丰。
种之秋雨余,擢秀繁霜中②。欲花而未萼③,一一如青虫。
是时青裙女,采撷何匆匆。燕之复湘之④,香色蔚其馣⑤。
点酒下盐豉,缕橙芼姜葱。那知鸡与豚,但恐放箸空。

春尽苗叶老，耕翻烟雨<u>丛</u>。润随甘泽化，暖作青泥融。

始终不我负，力与粪壤同。我老忘家舍，楚音变儿童。

此物独妩媚，终年系余胸。君归致其子，囊盛勿函封。

张骞移苜蓿^⑥，适用如葵菘。马援载薏苡^⑦，罗生等蒿蓬。

悬知东坡下，瘠卤化千钟^⑧。长使齐安民^⑨，指此说两翁。

【注释】

①员：同"圆"。

②擢秀：指植物抽苗，生长茂盛。

③萼：花朵盛开。

④湘：同"鬺"，烹煮。

⑤饛（méng）：食物盛满器皿的样子。

⑥张骞移苜蓿：相传苜蓿是汉代的张骞出使西域时带回来的。

⑦马援载薏苡：相传汉代的马援从交趾出征回来时，从当地带回了薏苡。

⑧瘠卤（jí lǔ）：贫瘠且含盐碱的土地。千钟：极言粮多。古以六斛四斗为一钟，一说八斛为一钟，又谓十斛为一钟。

⑨齐安：指黄州。南齐置齐安郡，治今湖北黄冈。

【译文】

您家的巢菜十分美，铺在田里绿茸茸的一片。豆荚圆而小，如同槐芽一样细而肥美。

在秋雨之后种下巢菜，在繁霜中抽苗生长。将要开花还未开，一个一个如同青虫。

这个时候的青裙女子，采撷得多么匆忙。将巢菜又蒸又烹饪，装满盘子香味扑鼻而来。

加点酒下一些盐豉，再加上一些橙丝和姜葱。哪里还知道鸡与豚的滋味,只怕筷子会落空。

　　春天过去巢菜的苗叶都老了,在烟雨蒙蒙中将其耕除。随着雨水融化,天暖的时候化成了青泥融入土地。

　　始终都不会辜负我,它的肥力和粪壤一样。我年老都忘记故乡的田舍了,连孩子的声音都变成楚音。

　　这种巢菜是多么诱人啊,常年都在我的心中记挂。您回去以后将种子寄给我,要用袋子装可不要使用信函。

　　张骞从西域带回苜蓿,如同葵菘一样被广泛应用。马援从交趾带回薏苡,如同蒿蓬一样长得茂盛。

　　推想我耕种的东坡,能从贫瘠的土地变成生产千钟粮食的肥田。能够长使黄州的民众,指着巢菜称赞两个老翁。

　　巢菜有大小二种。大者即薇,乃野豌豆之不实者;小巢生稻田中,吴地亦多。李时珍

【译文】

　　巢菜有大小两种。大巢菜就是薇菜,是野豌豆中不结实的品种;小巢菜生于稻田中,吴地也有很多。李时珍

渼陂鱼

【题解】

　　苏轼在凤翔为官时,一朋友送给他渼(měi)陂鱼,诗人饱食之余,挥毫赋《渼陂鱼》诗,盛赞鄠县渼陂鱼之美。唐代《十道志》中记载:"本五味陂,陂鱼甚美,因名之。"宋代《长安志》记载:"唐宝历二年,敕渼陂令尚食使收管,不得杂人采捕。"渼陂鱼身长如剑,红鳞,不仅味道鲜美,还对身体有益,具有食疗价值。

霜筠细破为双掩①，中有长鱼如卧剑②。

紫荇穿腮气惨凄③，红鳞照座光磨闪。

携来虽远鬛尚动④，烹不待熟指先染。

坐客相看为解颜⑤，香粳饱送如填堑⑥。

早岁尝为荆渚客⑦，黄鱼屡食沙头店⑧。

滨江易采不复珍，盈尺辄弃毋乃僭⑨。

自从西征复何有⑩，欲致南烹嗟久欠⑪。

游鲦琐细空自腥⑫，乱骨纵横动遭砭。

故人远馈何以报，客俎久空惊忽赡⑬。

东道无辞信使频，西邻幸有庖羞酽⑭。

【注释】

①霜筠：指竹子。掩：捕鱼器之名。

②卧剑：形容鱼很长，躺在那里像一柄平放的剑。

③紫荇（xìng）：即荇菜，一种水生植物，叶为紫色。

④鬛：指鱼的触须。此句是说鱼还活着，触须还在动。

⑤解颜：欢笑。

⑥如填堑：形容吃饭时狼吞虎咽，好像在充填沟壑。

⑦荆渚客：苏轼自蜀赴汴京应试时，乘船沿江而下，曾路经荆楚之地（即今湖北江陵一带），故此自称。

⑧沙头店：地名。即沙头镇，宋代属荆南府。

⑨僭：过分。

⑩西征：西行。指作者到秦地来做官。

⑪南烹：南方口味的饭菜。

⑫鲦（tiáo）：鱼名。亦称白鲦。

⑬俎：古代割肉用的砧板。此处泛指厨灶。赡：充裕。

⑭齑（jī）：切碎的腌菜、酱菜。釅（yàn）：浓汁。

【译文】

把竹子破成细条编成捕鱼之器，中间有条长鱼如同卧剑一样。

紫色的荇菜穿腮，气息奄奄很惨凄，红鳞映照光亮闪闪。

虽然从远处带来但鬐须还在动，鱼还未烹熟就急着伸手去尝味。

坐客前来相看为之开颜，吃香粳米狼吞虎咽如同填沟壑。

早年曾经在荆渚为客，经常在沙头店吃黄鱼。

由于江边捕鱼容易所以毫不珍惜，尺把长的鱼都常常丢弃未免过分了。

自从西行到秦地不再有此美味，已很久没有尝到过南方口味的饭菜了。

秦地的鱼大都细小而味腥，骨刺又多，吃起来常常挨刺。

旧友远道送来了渼陂鱼，才使得久已空乏的厨灶忽然变得充裕。

东道不用推辞信使频繁来往，西边邻居家厨房幸好有味道浓厚的酱汁。

陂在鄠县①。或云鱼甚美，可治痔。赵彦林曰："此杜甫诗有《渼陂行》者也。"虽士大夫非西人者，往往读为"荡漾"之"漾"，此字从水从美，以陂中鱼得名。

【注释】

①鄠（hù）县：在今陕西西安鄠邑区。

【译文】

渼陂在鄠县。有人说这种鱼很美味，可以治疗痔病。赵彦林说："这是杜甫诗《渼陂行》中所提到的鱼。"即便是士大夫而不是西边的人，往往读为"荡漾"之"漾"，此字从水从美，以产于渼陂中而得名。

鲹鱼行①

【题解】

元丰八年（1085）作于登州。苏轼在登州时间不长，却留下了不少令人印象深刻的诗文。苏轼在此诗中广征博引，采用了不少和鲹鱼有关的历史典故和神话传说，突出了鲹鱼的鲜美和吸引力。苏轼在诗中还特地强调了鲹鱼能够明目，这确实有一定医学依据，鲹鱼可以入药，具有滋阴清热、益精明目、调经润肠的功效。

渐台人散长弓射②，初啖鲹鱼人未识。
西陵衰老缧帐空③，肯向北河亲馈食④。
两雄一律盗汉家⑤，嗜好亦若肩相差。
食每对之先太息，不因噎呕缘疮痂⑥。
中间霸据关梁隔，一枚何啻千金直⑦。
百年南北鲑菜通，往往残余饱臧获⑧。
东随海舶号倭螺⑨，异方珍宝来更多。
磨沙瀹濡成大戢⑩，剖蚌作脯分余波。
君不闻蓬莱阁下驼棋岛⑪，八月边风备胡獠。
舶船跋浪鼋鼍震⑫，长镵铲处崖谷倒⑬。
膳夫善治荐华堂，坐令雕俎生辉光⑭。
肉芝石耳不足数，醋芼鱼皮真倚墙。
中都贵人珍此味，糟浥油藏能远致⑮。
割肥方厌万钱厨⑯，决眦可醒千日醉。
三韩使者金鼎来⑰，方奁馈送烦舆台⑱。
辽东太守远自献，临淄掾吏谁为材⑲。

吾生东归收一斛，苞苴未肯钻华屋[20]。

分送羹材作眼明，却取细书防老读[21]。

【注释】

①鳆鱼：即鲍鱼，肉质细腻，味道鲜美，是名贵的海鲜。

②渐台：台名。位于长安太液池中，汉武帝作建章宫时所建。汉末起义军攻入长安，王莽逃到渐台上，为众兵所杀。《汉书·王莽传》："（王莽）忧懑不能食，但饮酒，啖鳆鱼。"

③西陵：曹操陵墓。这里指曹操。缥帐：曹操临终前交代，要求在铜雀台上安床挂幔，祭祀时让乐伎唱歌跳舞，并眺望西陵墓田。

④肯向北河亲馈食：曹植《请祭先王表》："臣欲祭先王于北河之上……先王喜食鳆鱼，臣前以表，得徐州臧霸遗鳆二百枚，足以供事。"

⑤一律：一样。

⑥不因喧呕缘疮痂：《南史·刘邕传》："邕性嗜食疮痂，以为味似鳆鱼。尝诣孟灵休，灵休先患灸疮，痂落在床，邕取食之。"

⑦中间霸据关梁隔，一枚何啻千金直：《南史·褚彦回传》："时淮北属，江南无复鳆鱼，或有间关得至者，一枚直数千钱。人有饷彦回鳆鱼三十枚，彦回时虽贵，而贫薄过甚，门生有献计卖之，云：'可得十万钱。'"关梁，关隘、津梁。指水陆要冲。

⑧臧获：古代对奴婢的贱称。

⑨倭螺：倭国所产鳆鱼。据《三国志·魏书·东夷传》："（倭人）好捕鱼鳆，水无深浅，皆沉没取之。"

⑩瀹（yuè）：煮。瀋（shěn）：汁。大胾：切成的大块肉。

⑪驼棋岛：地名。位于登州海边蓬莱阁附近。

⑫鼋鼍（yuán tuó）：传说中的巨鳖和猪婆龙。

⑬长镵（chán）：掘土工具。

⑭俎：祭祀、宴饮陈设牺牲的礼器。

⑮糟浥（yì）：以酒或酒糟浸渍。

⑯万钱厨：典出《晋书·何曾传》："（何曾）性奢豪，务在华侈。帷帐车服，穷极绮丽，厨膳滋味，过于王者。每燕见，不食太官所设，帝辄命取其食。蒸饼上不坼作十字不食。食日万钱，犹曰无下箸处。"

⑰三韩：汉时朝鲜半岛南部马韩、辰韩、弁韩的合称。

⑱奁（lián）：妇女梳妆用的镜匣。舆台：古代十等人中两个低微等级的名称。舆为第六等，台为第十等。泛指操贱役者，奴仆。

⑲辽东太守远自献，临淄掾（yuàn）吏谁为材：用吴良事。《后汉书·吴良传》："吴良字大仪，齐国临淄人也。初为郡吏，岁旦与掾史入贺，门下掾王望举觞上寿，谄称太守功德。良于下坐勃然进曰：'望佞邪之人，欺诬无状，愿勿受其觞。'"注引《东观记》曰"太守曰：'此生言是。'赐良鳆鱼百枚也"。掾吏，分曹治事的属吏。

⑳苞苴（jū）：包裹鱼肉的蒲包。引申指馈赠礼物。

㉑细书：小字书。此谓食过鲍鱼能长保眼睛明亮。

【译文】

用长弓围攻渐台的人群散去，王莽初次品尝鳆鱼的时候人们还不熟悉。

曹操已死铜雀台上的缧帐空空荡荡，曹植向着北河亲自奉上鳆鱼祭祀。

王莽、曹操都同是汉家的反贼，两人嗜好鳆鱼也相差无几。

进食的时候每每对着鳆鱼长叹，不是因为喉塞作呕而是因为疮痂。

中间南北相隔江南无鳆鱼，一枚鳆鱼要值千金的价钱。

百年以来南北鲑菜互通，往往还有剩余能让奴婢吃饱。

东方捕鱼的海船称其为倭螺，远方的珍宝来得更多。

沙入蚌壳与蚌肉摩擦，洗干净煮熟切成大块的肉，剩下的剖开蚌肉做成肉脯。

您没有听闻蓬莱阁下的驼棋岛，八月起大风的时候就要捕取鳆鱼了。

舶船跋涉浪涛大得连鼋鼍都被震动，长镵铲的地方崖谷都倾倒。
厨师善于烹饪端到华丽的厅堂，使得装鳆鱼的盛器都散发光彩。
肉芝、石耳算不了什么，醋拌鱼皮能让人吃得倚墙。
京城的贵人珍视这道美味，糟浥、油藏都能带到远方。
连吃腻了美食的何曾也吃得兴起，美味得使人瞪大眼睛醒转千日之醉。
三韩的使者捧着金鼎前来，奴仆们捧着盛盒前来馈送。
辽东太守从远地献来，临淄的官吏谁是真正的良材。
我东归的时候收了一斛，当作礼物送给家境普通的朋友。
分送作汤的羹材能够帮助眼明，取小字书来备着老了以后读。

鳆，步角反①。郭璞《三苍注》曰②："鳆似蛤，偏着石。"《广志》云③："鳆无鳞有壳，一面附石，细孔杂杂，或七或九。"北齐颜之推云④："即石决明。肉旁一年一孔，至十二孔而止，以合岁数。登州所出，其味珍绝。"然汉以前未闻其贵。至王莽欲败时，但饮酒，啖鳆鱼。而光武时，张步据青徐，遣使诣阙上书，献鳆鱼。又临淄太守吴良赐鳆鱼百枚，则两汉时已自珍之。宋时淮治北属，江南无复能得。或有间关得至者⑤，一枚值数千。今则视为常品，往往干之，以百枚为一串，用饷京贵。物之贵贱，有时如此。焦弱侯⑥

【注释】

①反：古代的注音方法，取第一字声母与第二字的韵母。

②郭璞：字景纯。两晋时期文学家、训诂学家。

③《广志》：记述各地物产的作品。晋郭义恭著。

④颜之推：字介。北齐时文学家，博学多识，一生著述甚丰，著有《颜氏家训》等。

⑤间关：指辗转。

⑥焦弱侯：焦竑，字弱侯。官翰林院修撰、南京司业。明代著名学者。

【译文】

鳆，步角反。郭璞《三苍注》曰："鳆有些像蛤，偏着附在石上。"《广志》云："鳆鱼没有鳞，有壳，身体一面附在石上，有很多细孔，有的七孔，有的九孔。"北齐颜之推说："就是石决明。身体旁边一年生一孔，直到十二个孔停止，和其岁数相合。登州所产的鳆鱼，味道珍绝。"但汉以前没有将其视为珍贵之物。至王莽要败亡时，只是饮酒，吃鳆鱼。而光武时，张步占据青徐，派使者到皇宫上书，献鳆鱼。又，临淄太守赐吴良鳆鱼百条，则两汉时已开始将其视为珍品。南朝宋时淮治北属，江南轻易得不到鳆鱼。或有辗转得到的，一条值数千金。现在则视为普通的品种，往往晒干，将上百条串起来，用来赠送京城中的权贵。物品的贵贱，有时便是这样。焦弱侯

竹𪕏①

【题解】

此诗写于英宗治平元年（1064），苏轼任凤翔签判的第四年。其弟苏辙后来也作有和诗《次韵子瞻竹鼠》。诗中对竹鼠的形容刻画非常生动。按，以鼠作为肉食由来已久。汉代扬雄《蜀都赋》中所列珍馐中便包括了"春羔秋鼠"。竹鼠具有一定的药用价值。《本草纲目》中亦有竹鼠的记载："食竹根之鼠也。出南方，居土穴中，大如兔，人多食之，味如鸭肉。"称其气味甘，平，无毒，能补中益气，解毒。现代的研究多认为，野生竹鼠可能带有病毒，并不建议食用。

野人献竹𪕏②，腰腹大如盎③。自言道旁得，采不费置网④。
鸱夷让圆滑⑤，混沌惭瘦爽⑥。两牙虽有余，四足仅能仿。

逢人自惊蹶⑦,闷若儿脱褓。念兹微陋质,刀几安足枉。
就擒太仓卒,羞愧不能飨⑧。南山有孤熊,择兽行舐掌。

【注释】

①竹䶉:动物名。又名竹狸、灰竹鼠、竹根猪等,因喜吃竹而得名,主要以竹子、芒草、植物茎秆等为食。

②野人:田野之民,农人。

③盎:古代的一种盆,腹大口小。

④罝(jū)网:泛指捕鸟兽的网。

⑤鸱(chī)夷:指盛酒器。

⑥混沌:传说中的凶兽,形状如犬。《神异经·浑沌》:"昆仑西有兽焉,其状如犬,长毛四足,似黑而无爪……名曰浑沌。"

⑦惊蹶:惊慌跌倒。

⑧飨(xiǎng):用酒食招待客人。

【译文】

当地人送给我一只竹䶉,腰腹部大小如盎。说是从路边抓到的,轻易得无需使用捕网。

酒器不及它浑圆,凶兽混沌也比它更苗条。虽然嘴里露出俩牙齿,四脚短得却似摆设。

人一碰就惊恐倒地,紧张得像个刚脱离襁褓的婴儿。想到它这么瘦弱的小动物,厨刀真不值得杀它。

抓获得如此匆忙,我也不好意思吃它的肉。听说南山里有一只熊,还是选择去吃熊掌吧。

　　一作"竹䶅",留、柳二音,食竹根之鼠也。大如兔,味如鸭肉,人多食之。

【译文】

又写作"竹䶉",有留、柳两种读音,是吃竹根的鼠。大小如兔,味道如同鸭肉,人们多食用它。

食雉①

【题解】

《周礼》中有供"六禽"的记载,而雉便是六禽之一,可见其在当时便被视为珍物。不过,苏轼的《食雉》诗,虽然以"食"为题,但文中对于雉的滋味之美并未多加描述,只以"新味时所佳"带过。诗中的重点在于描述雉在空中争斗,以及被抓的过程,描述得活灵活现,令人如临场观战。

雄雉曳修尾②,惊飞向日斜。空中纷格斗,彩羽落如花。喧呼勇不顾③,投网复谁嗟④。百钱得一双,新味时所佳。烹煎杂鸡鹜⑤,爪距漫槎牙⑥。谁知化为蜃⑦,海上落飞鸦。

【注释】

①雉:野鸡。雄者尾长,羽毛华丽。善走,肉味美。

②曳:拖,拉。

③喧呼:指喧闹呼叫。

④嗟:叹息,感叹。

⑤鹜:泛指野鸭。

⑥槎牙:形容错落不齐之状。

⑦蜃:传说的一种海怪,形似大牡蛎。《搜神记》:"千岁之雉,入海为蜃。"

【译文】

雄雉拖着修长的尾巴,在夕阳下惊飞而起。跃在空中纷乱争斗,彩色的羽毛如同落花一样掉落。

大声鸣叫着勇往直前,投入网中谁又会叹息。花百钱就能买两只,新鲜的美味正是时新的佳肴。

混杂着鸡鹜一起烹饪,脚爪错落不齐地堆放。谁能想到它居然能够化为蜃,在海上自由遨游供飞鸦停留。

雉入海为蜃,蜃吐气成楼,所以吞飞鸟。

【译文】

雉入海中便化为蜃,蜃吐气能幻化出楼宇,能够吞没飞鸟。

四月十一日初食荔支

【题解】

宋哲宗绍圣二年(1095)四月十一日,苏轼在惠州第一次吃到荔枝,十分喜爱,遂作此诗。苏轼在诗中采用了拟人、比喻、对照等手法来突出荔枝之鲜美可爱,可谓妙趣横生。同时,诗中又不乏寓意深刻之句,如"不须更待妃子笑,风骨自是倾城姝",既是写荔枝,同时也是自己风骨的写照。末尾一句"南来万里真良图",更是体现了苏轼随遇而安、乐观知命的旷达心态。

南村诸杨北村卢①,白花青叶冬不枯。
垂黄缀紫烟雨里②,特与荔支为先驱③。
海山仙人绛罗襦④,红纱中单白玉肤⑤。

不须更待妃子笑⑥，风骨自是倾城姝。

不知天工有意无，遣此尤物生海隅⑦。

云山得伴松桧老，霜雪自困楂梨粗⑧。

先生洗盏酌桂醑⑨，冰盘荐此赪虬珠⑩。

似闻江鳐斫玉柱⑪，更洗河豚烹腹腴⑫。

我生涉世本为口，一官久已轻莼鲈⑬。

人间何者非梦幻，南来万里真良图⑭。

【注释】

①杨：杨梅。卢：卢橘。

②垂黄缀紫：指杨梅、卢橘果实挂满枝头。

③先驱：杨梅、卢橘开花结果都比荔枝早，果味又不及荔枝美，故称"先驱"。

④海山仙人：指荔枝，因它产于南海滨。绛罗襦：形容荔枝外皮如大红罗袄。

⑤中单：贴身内衣。这里形容荔枝的内皮。

⑥妃子笑：妃子指杨贵妃。杨贵妃生于蜀，爱吃荔枝。杜牧《过华清宫绝句》有"一骑红尘妃子笑，无人知是荔枝来"之句。

⑦尤物：指特别美的女子或特别名贵的物品。这里指荔枝。

⑧霜雪自困楂梨粗：这句说荔枝不像北方的山楂、梨子因困于霜雪而果肉粗糙。

⑨桂醑（xǔ）：桂酒。也泛指美酒。

⑩赪（chēng）虬珠：红色的龙珠。这里指荔枝。

⑪江鳐：亦作"江瑶"，一种海蚌。肉质鲜嫩，美味可口，是海中珍品。

⑫河豚：外形似"豚"的一种鱼，肉味鲜美、营养丰富，是一种名贵的高档水产品。但其体内有剧毒，需进行专门处理。腹腴：鱼腹下

的肥肉。

⑬莼（chún）鲈：莼羹和鲈鱼脍。莼，莼菜，叶可做汤。《晋书·张翰传》载：张翰见秋风起，想起吴中家乡的莼羹、鲈鱼脍，便弃官归乡，后以"莼鲈之思"代指乡思之情。

⑭良图：好的计划。

【译文】

南村有杨梅北村有卢橘，都是白色的花朵青青的叶子，冬天也不落败。

在烟雨迷濛之中垂黄缀紫，好像在专为荔枝作先驱。

荔枝外壳好似海山仙女的大红袄，穿着红纱内衣肤如白雪。

根本无须博得美人杨贵妃一笑，荔枝的风骨本就具有倾城之美。

天公让这尤物生长在海边偏僻之地，不知是有意为之，还是无意使然。

荔枝与松树、桧树一同生长，不会像山楂、梨子因霜雪而果肉粗糙。

先生洗好杯盏斟满美酒，用洁白的盘子端来了这红色龙珠般的荔枝。

我听说荔枝的美味好似烹制好的江鳐柱，又像鲜美的河豚腹。

我一生做官不过是为了糊口养家，为求得一官半职，早把乡土之念看轻了。

人世间有什么不是变幻无常呢，贬谪到这万里之遥的南方也是大好事啊。

先生自注云："予尝谓荔支厚味、高格两绝，果中无比，惟江鳐柱、河豚鱼近之耳。"又绝句云："罗浮山下四时春，卢橘杨梅次第新。日啖荔支三百颗，不妨长作岭南人。"首句谓杨梅卢橘也。

【译文】

先生自注道："我曾经说荔枝厚味、高格两绝，在果中无物可以比，只有江鳐柱、河豚接近。"又写有绝句:"罗浮山下四时春,卢橘杨梅次第新。日啖荔支三百颗,不妨长作岭南人。"首句说的是杨梅卢橘。

食槟榔

【题解】

嚼槟榔是南方部分地区特有的习俗,被贬谪到岭南的苏轼自然不可避免地会接触到槟榔,也有多首诗文与槟榔相关。李时珍《本草纲目》中记载,槟榔与扶留叶合蚌灰嚼之,可辟瘴疠,去胸中恶气。需要注意的是,药用槟榔需通过炮制降低毒性,长期、大量食用槟榔会伤害身体健康。

月照无枝林,夜栋立万础。眇眇云间扇①,荫此九月暑。
上有垂房子②,下绕绛刺御。风吹紫凤卵③,雨暗苍龙乳④。
裂包一堕地,还以皮自煮。北客初未谙⑤,劝食俗难阻。
中虚畏泄气,始嚼或半吐。吸津得微甘,著齿随亦苦。
面目太严冷,滋味绝媚妩⑥。诛彭勋可策⑦,推毂勇宜贾⑧。
瘴风作坚顽,导利时有补。药储固可尔,果录讵用许⑨。
先生失膏粱⑩,便腹委败鼓⑪。日啖过一粒,肠胃为所侮。
蛰雷殷脐肾,藜藿腐亭午⑫。书灯看膏尽,钲漏历历数⑬。
老眼怕少睡,竟使赤眦努。渴思梅林咽⑭,饥念黄独举⑮。
奈何农经中⑯,收此困羁旅。牛舌不饷人⑰,一斛肯多与⑱。
乃知见本偏,但可酬恶语。

【注释】

①眇眇:高远的样子。
②垂房子:指槟榔叶下垂,如同房子一样。

③紫凤卵：形容槟榔果，呈卵圆形。

④苍龙乳：指槟榔果实中白色的汁液。

⑤北客：北方来的客人。这里系苏轼自称。

⑥媚妩：这里指滋味迷人。

⑦彭：指三彭，也叫"三尸""三虫"，道教认为三虫在人体内作祟，会影响人的修炼和健康。

⑧推穀（gǔ）：一本作"推穀"。施元之注：槟榔主消穀（谷）。

⑨讵（jù）：岂，怎。

⑩膏粱：肥肉和细粮。泛指肥美的食物。

⑪败鼓：破鼓皮可作药材。比喻虽微贱却有用的东西。

⑫藜藿（lí huò）：藜和藿。指粗劣的饭菜。亭午：正午。

⑬钲（zhēng）：古代的一种乐器，形似钟而狭长，用以行军时敲击。

⑭梅林咽：化用曹操"望梅止渴"典故。

⑮黄独：陈藏器《本草》："黄独，遇霜雪，枯无苗，盖蹲鸱之类。"蔡梦弼引别注云："黄独，岁饥土人掘以充粮，根惟一颗而色黄，故谓之黄独。其说是也。"

⑯农经：指农书。

⑰牛舌不饷人：化用南朝梁刘孝绰《咏有人乞牛舌乳不付因饷槟榔》诗题。

⑱一斛肯多与：化自东晋刘穆之的典故。《南史·刘穆之传》："穆之少时，家贫诞节，嗜酒食，不修拘检。好往妻兄家乞食，多见辱，不以为耻。……后有庆会，属令勿来。穆之犹往，食毕求槟榔。江氏兄弟戏之曰：'槟榔消食，君乃常饥，何忽须此？'……及穆之为丹阳尹……乃令厨人以金柈贮槟榔一斛以进之。"

【译文】

月亮照在枝叶稀疏的槟榔林中，夜色之中树干高高矗立。如同扇子高高地挂在云间，为九月的暑热带来绿荫。

叶下有垂下的果房，下面绕着绛色的刺来防御。风儿吹拂着如同紫凤卵的槟榔果，雨水浇淋槟榔果汁颜色由白变暗。

裂开的槟榔果掉落地上，便带着皮用水煮。我这个北来的客人开始不知道，没办法推辞当地人的劝食。

体内虚弱担心会泄气，开始嚼的时候一半都吐了出去。吸食槟榔的汁水有一些甘甜，继续咀嚼会有一些苦涩。

槟榔果的面目看上去很冷峻，但是滋味却媚妩之极。可以诛杀体内的三虫，消食的作用也很明显。

瘴风盛行十分顽固，槟榔既能导利还对身体有补益。当作药物储备当然可以，当作水果怎能用得了这么多。

先生没有了精美的食物，只好吃些粗劣的饭菜。每天吃超过一粒，肠胃便会受不了。

肚腹之中鸣响如同打雷，如同吃了中午变溲的藜藿。灯下看书眼看油膏要用完，钲声和刻漏声历历可数。

老眼昏花最怕睡眠少，竟然熬红了眼睛往外突。口渴想念梅林中的青梅，饥饿时怀念高举的黄独。

奈何农经之中收录此槟榔，困住了羁旅之人。为了不给人牛舌乳而赠送槟榔，是否肯再多给一斛槟榔？

才知道有些见解本来就偏颇，只须以恶语相报。

首数语，已将槟榔画就，恐他人研想不到。谭友夏曰："是客子食槟榔诗，绝似老杜。"

【译文】

诗歌开始几句，已经将槟榔形状勾画出来，恐怕别人就研想不到。谭友夏说："这是客子吃槟榔诗，特别像杜甫。"

豆粥

【题解】

豆子是最古老的农作物之一,种类众多,常见的有蚕豆、绿豆、豌豆、赤豆等。豆子的营养价值非常高,我国传统饮食讲究"五谷宜为养,失豆则不良",意思是说五谷是有营养的,但没有豆子就会失去平衡。豆类蛋白质含量高,质量好,营养价值接近于动物性蛋白质,是最好的植物蛋白。以其熬制而成的豆粥既经济实惠又营养丰富,是一味家常的饭食,但经过苏轼生花之笔的描绘,却着实显出了不一般的魅力。

> 君不见呼沱流澌车折轴①,公孙仓皇奉豆粥②。
> 湿薪破灶自燎衣,饥寒顿解刘文叔③。
> 又不见金谷敲冰草木春④,帐下烹煎皆美人。
> 萍齑豆粥不传法,咄嗟而办石季伦⑤。
> 干戈未解身如寄,声色相缠心已醉。
> 身心颠倒自不知,更识人间有真味。
> 岂如江头千顷雪色芦,茅檐出没晨烟孤。
> 地碓舂粳光似玉⑥,沙瓶煮豆软如酥⑦。
> 我老此身无着处,卖书来问东家住。
> 卧听鸡鸣粥熟时,蓬头曳履君家去。

【注释】

①呼沱:即滹沱河,源出山西,流经河北,入渤海。

②公孙:指冯异,字公孙。东汉开国名将,"云台二十八将"之一。冯异曾在刘秀饥寒交迫之时,设法弄来豆粥,刘秀对诸将说:"昨得公孙豆粥,饥寒俱解。"

③刘文叔：东汉光武帝刘秀，字文叔。

④金谷：指金谷园，西晋大富豪石崇的园馆。园内极尽奢华之能事，规模极为宏大，"金谷春晴"被誉为洛阳八大景点之一。

⑤萍齑（jī）豆粥不传法，咄嗟而办石季伦：据《晋书·石崇传》记载："崇为客作豆粥，咄嗟便办。每冬，得韭萍齑。"后来由于下人将制作的方法外泄："豆至难煮，豫作熟末，客来，但作白粥以投之耳。韭萍齑是捣韭根杂以麦苗耳。"石崇遂将下人杀害。萍齑，即韭萍齑。用韭菜花做的酱。咄嗟，形容非常迅速。石季伦，即西晋大富豪石崇。

⑥地碓（duì）：即碓，舂米用具。

⑦沙瓶：即沙罐。

【译文】

你看啊，滹沱河水流湍急，车轴折断，冯异匆忙之中奉上了豆粥。

光武帝刘秀在破灶台边就着湿柴火烤衣服，喝了豆粥之后饥寒立刻解除。

你看啊，金谷园里冰雪融化、草木生长的春天，在帐下烹饪的都是美女。

冬天有韭萍齑和短时间做好豆粥的方法都是石崇不许外传的秘密。

刘秀当时兵戎在身，四处漂泊；石崇每日沉湎声色，心思醉乱。

身心颠倒自己都不知道，却识得人间有豆粥这样的美味。

哪里比得上江边大片雪白的芦苇边，早晨冒着炊烟的茅庐。

地碓舂过像玉一样的粳米，用沙罐煮出来的豆粥软得像酥一样。

我老了以后若没有地方居住，就把书卖了借住在这里。

躺在床上，听到鸡鸣声，估计豆粥也熟了，头也来不及梳，鞋也来不及穿好，赶快前往喝粥。

　　从富贵场中，写出豆粥真味来。

【译文】

从富贵场中,写出了豆粥的真味。

过汤阴市①,得豌豆大麦粥,示三儿子一首

【题解】

本诗作于绍圣元年(1094)。这一年对苏轼而言,可谓厄运不断。由于宋哲宗恢复神宗"新法",元祐旧臣纷纷被贬谪。当时在定州知州任上的苏轼被南贬英州,在途经汤阴时,当地大旱,有感而发,写了这首诗。整首诗的基调较为低沉,从"逐臣""漂零""万里客"等词语的采用不难看出苏轼此时的心境。

朔野方赤地②,河堧但黄尘③。秋霖暗豆荚④,夏旱臞麦人⑤。
逆旅唱晨粥⑥,行庖得时珍⑦。青班照匕箸,脆响鸣牙龈。
玉食谢故吏⑧,风餐便逐臣。漂零竟何适,浩荡寄此身。
争劝加饮食,实无负吏民。何当万里客,归及三年新。

【注释】

①汤阴:今属河南。

②朔(shuò)野:北方荒野之地。

③河堧(ruán):河边地。

④霖:久下不停的雨。

⑤臞(qú):消瘦。麦人:脱壳去皮后的麦心。

⑥逆旅:客舍,迎止宾客之处,犹如后来的旅馆。

⑦行庖(páo):行途中的厨房,也即客舍中的厨房。

⑧玉食:指精美的食物。

【译文】

北方田野因天灾而寸草不存，河边田地也干燥得只起黄尘。去秋久雨霉了豆荚，今夏长旱使麦仁长得不饱满。

旅馆响起唤喝晨粥的声音，厨房里找到了珍贵的食物。青色的豌豆点缀着喝粥的勺筷，咬下时清脆的声音鸣响于牙龈间。

食物这样好应感谢旧时属吏，再差点可能更适合我这被逐之臣。四下漂零最终到什么地方？就在广阔天地间寄居我身。

争着劝我多多进餐，实在不能辜负殷勤的吏和民。何况已成为万里南迁客，不知多少年后才能归来再品尝新收获的粮食。

　　此先生谪岭南时也。

【译文】

这首诗作于先生谪岭南之时。

籴米①

【题解】

本诗为绍圣四年（1097）所作，反映了苏轼在儋州时期的生活和思想状况。仕途失意的苏轼希望能够抛开诸般烦恼，归耕田园，自食其力。此诗虽然并不以和陶诗命名，但颇有田园诗之味，于平淡中蕴深意，可谓意兴无穷。

籴米买束薪②，百物资之市③。不缘耕樵得④，饱食殊少味。
再拜请邦君⑤，愿受一廛地⑥。知非笑昨梦，食力免内愧⑦。
春秧几时花，夏稗忽已穟⑧。怅焉抚耒耜⑨，谁复识此意。

【注释】

①籴（dí）米：买米。

②束薪：捆好的柴禾。

③资：仰给。

④缘：由，通过。

⑤邦君：指昌化军地方官。

⑥廛（chán）：一家所居的房地。《孟子·滕文公上》："愿受一廛而为氓。"

⑦食力：自食其力。内愧：内心惭愧。

⑧穟：同"穗"，结实。

⑨耒耜（lěi sì）：翻土所用的农具。耒为其柄，耜为其刃。

【译文】

买米和捆好的柴禾，各种东西都要到市场上才能买到。不是通过自己耕樵得来，即便是饱食也感觉没有滋味。

再拜恳请邦君，希望能给我一块土地。知道从前犯了错误仿佛梦一场，希望能自食其力来减少内心的羞愧。

春天的庄稼什么时候开的花呢？夏天居然已经长满了禾穗。惆怅地抚摸着耒耜，谁能理解我的心意呢？

撷菜①

【题解】

哲宗绍圣三年（1096），苏轼被贬到惠州。虽然还挂了一个宁远军节度副使的虚衔，实际上他根本无权处理公事，生活困难，平时连买菜的钱也常常没有。为了继续生活下去，他只好自己开荒种菜。在惠州期间他写下了这首充满生活情趣的小诗，体现出知足常乐的乐天态度。

吾借王参军地种菜，不及半亩，而吾与过子，终年饱菜。

夜半饮醉，无以解酒，辄撷菜煮之，味含土膏，气饱风露，虽粱肉不能及也^②。人生须底物而更贪耶^③，乃作四句：

秋来霜露满东园，芦菔生儿芥有孙。

我与何曾同一饱^④，不知何苦食鸡豚。

【注释】

①撷：采摘。

②粱肉：指精美的饭食。

③底物：何物。

④何曾：西晋权臣，以豪奢闻名。史书记载他一顿饭要花掉上万钱，却还说没有值得下筷子的东西。

【译文】

我向王参军借了不到半亩的土地种菜，我和苏过整年都能吃到丰足的菜。有时半夜喝醉了，没有解酒的吃食，就到菜园子里摘采蔬菜煮食，这些菜带着泥土的芬芳，含着饱饱的霜露水气，即使是精美的食物也比不了。人生还需要贪图什么东西呢？于是作了四句诗：

秋天的霜露布满了东边的菜园，萝卜、芥菜都迎来了丰收。

我和骄奢的何曾同样都只求腹中一饱，不知他何苦非要吃鸡豚。

玉糁羹^①

【题解】

苏轼被贬海南时，生活清苦，和当地乡民一样日以山芋充饥。儿子苏过想弄点好吃的给父亲享受，没有别的东西，就拿山芋想办法，于是将山芋磨碎煮成羹给父亲食用。虽然苏轼把这芋羹说得胜过隋炀帝极为称道的"金齑脍"，但这水煮的"玉糁羹"也只是旧酒换新装而已。说穿了，苏轼的"玉糁羹"之所以珍贵，是因为儿子的孝心，还有就是苏轼喝这芋汤时愉畅的心情。语虽似打油，父子相依深情尽在其中矣！

过子忽出新意，以山芋作玉糁羹，色香味皆奇绝。天上酥陀则不可知②，人间决无此味也。

香似龙涎仍酽白③，味如牛乳更全清。

莫将南海金齑脍④，轻比东坡玉糁羹。

【注释】

①糁（sǎn）：碎米粒。

②酥陀：一种饮品。

③龙涎：即龙涎香，贵重的香料。酽（yàn）白：纯白。

④金齑脍：以鲈鱼为主材的美食。《太平广记》卷二三四引旧题唐颜师古《大业拾遗记·吴馔》："收鲈鱼三尺以下者作干鲙，浸渍讫，布裹沥水令尽，散置盘内，取香柔花叶，相间细切，和鲙拨令调匀，霜后鲈鱼，肉白如雪，不腥，所谓金齑玉鲙，东南之佳味也。"

【译文】

儿子苏过突然想出了新意，用山芋做了一道玉糁羹，色香味都奇绝无比。天上酥陀的美味没办法知道，可是人间不会更有这样的美味了。

如龙涎一样香气扑鼻，颜色纯白，味道如同牛奶而更清爽。

不要拿南海味道精美的金齑脍，来看轻东坡的这碗玉糁羹。

狄韶州煮蔓菁芦菔羹①

【题解】

此诗写于苏轼在广东韶州时。所谓"蔓菁芦菔羹"，又叫"东坡羹"，是东坡所发明的一种味道清淡、充满田园气息的菜蔬羹。

我昔在田间，寒庖有珍烹。常支折脚鼎②，自煮花蔓菁。
中年失此味，想像如隔生③。谁知南岳老④，解作东坡羹⑤。
中有芦菔根，尚含晓露清。勿语贵公子，从渠嗜膻腥⑥。

【注释】

①狄韶州：任韶州知州的狄姓官员。韶州，治今广东韶关。因韶石
　山得名。

②折脚鼎：断腿的鼎。

③隔生：犹隔世。

④南岳老：指狄韶州。是衡州人，故称南岳老。

⑤东坡羹：即蔓菁芦菔羹。详见《东坡羹》一文。

⑥渠：他，他们。

【译文】

过去我在农村时，简陋的厨房能够烹饪珍馐。经常支起断脚的锅
鼎，自己煮花蔓菁菜来吃。

中年的时候却失去了这种美味，想像起来如同隔世。没想到狄韶州
会做这道东坡羹。

里面的萝卜根，还含着早晨的露水。不要告诉富贵的公子们，让他
们醉心于膏粱腥膻的饮食吧。

二月十九日，携白酒、鲈鱼过詹使君①，
食槐叶冷淘②

【题解】

苏轼被贬惠州后，处境极为艰难，惠州的詹使君冒着自己被打击的
风险，把"罪臣"苏东坡奉为"上宾"，给予了友好的接待。苏轼对此自

然是颇为感激，并与詹使君结下了深厚的友谊。

枇杷已熟粲金珠，桑落初尝滟玉蛆③。
暂借垂莲十分盏，一浇空腹五车书④。
青浮卵碗槐芽饼⑤，红点冰盘藿叶鱼。
醉饱高眠真事业，此生有味在三余⑥。

【注释】

①詹使君：指时任惠州知州的詹范，字器之。

②冷淘：类似现在凉面的面食。

③桑落：即桑落酒。古代美酒名。玉蛆：指酒面上的泡沫。

④五车书：指书多或形容读书多，学问深。典出《庄子·天下》：惠
　施很有学问，他读的书要用五辆车拉。

⑤槐芽饼：即槐叶冷淘。

⑥三余：冬者岁之余，夜者日之余，阴雨者晴之余。

【译文】

枇杷已经成熟如同亮闪闪的金珠，新尝一坛美酒，酒花洁白丰盈。

借着满满的垂莲盏中的酒，用来浇我空腹中的学问。

圆碗盛着槐芽饼呈现青色，白盘上盛着藿叶鱼，呈现点点红色。

酒酣饭饱高眠才是真正的追求，此生最美的日子便在这三余时光中。

"青青高槐叶，采掇付中厨①。新面来近市，汁滓宛相俱。
入鼎资过熟，加餐愁欲无。经齿冷于雪，劝人投比珠。"此子
美《冷淘》诗也②。

【注释】

①中厨：厨房。

②《冷淘》诗：原诗题为《槐叶冷淘》。

【译文】

"青青高槐叶，采掇付中厨。新面来近市，汁滓宛相俱。入鼎资过熟，加餐愁欲无。经齿冷于雪，劝人投比珠。"这是杜子美的《冷淘》诗。

玉版①

【题解】

本文表现了苏轼好谑的性格。

器之好谈禅②，不喜游山。山中笋出，戏语器之："可同参玉版长老。"作此诗。

丛林真百丈③，法嗣有横枝④。不怕石头路，来参玉版师。

聊凭柏树子，与问箨龙儿⑤。瓦砾犹能说，此君那不知。

【注释】

①玉版：本是古代用以刻字的玉片。这里指竹笋，是笋的别名。

②器之：指刘安世，字器之，号读易老人。北宋大臣。有《尽言集》等传世，与苏轼友善。

③百丈：形容丛林的幽深。

④法嗣有横枝：赵次公注曰："禅宇谓之法嗣，而禅家旁出，谓之横枝。"

⑤箨（tuò）龙：竹笋的别名。

【译文】

刘器之喜欢谈禅，却不喜欢游山。山中笋长出来了，于是我和器之开玩笑："可以一起参拜玉版长老。"便写了这首诗。

丛林幽深而广远，法脉分蘖延伸生出横枝。不怕石头路不平，一起去参拜玉版禅师。

姑且凭着柏树子，询问籍龙在哪里。就连瓦砾都可以说法，此君为什么会不能。

东坡尝约刘器之同参玉版。器之每倦山行，闻玉版，欣然从之。至帘泉寺，烧笋而食。器之觉笋味胜，问此何名。东坡曰："玉版。此老僧善说法，令人得禅悦之味。"器之方悟其戏。

却有机锋①。

【注释】

①机锋：禅宗名词。指机警犀利的话语。

【译文】

东坡曾经约刘器之一起去参玉版。器之厌倦爬山，但听说去参玉版长老，便欣然跟从。到了帘泉寺，烧笋而食。器之觉得笋味特别鲜美，问这种笋叫什么。东坡曰："这就是玉版。这个'老僧'善于说法，让人能得到禅悦之味。"器之这才明白东坡是在开玩笑。

却有机锋。

扬州以土物寄少游①

【题解】

此诗的作者有争议，一般认为是秦少游所作。按，秦诗题为《寄莼姜法鱼糟蟹寄子瞻》，文字略有不同，原诗如下："鲜鲫经年渍醽醁，团脐紫蟹脂填腹。后春莼苗滑于酥，先社姜芽肥胜肉。凫卵累累何足道，订

饾盘餐亦时欲。淮南风俗事瓶罂,方法相传为旨蓄。鱼鳙蜃醢荐笾豆,
山蔌溪毛例蒙录。辄送行庖当击鲜,泽居备礼无麋鹿。"

　　鲜鲫经年秘醽醁②,团脐紫蟹脂填腹③。
　　后春莼茁滑如酥,先社姜芽肥胜肉。
　　鸟子累累何足道④,点缀盘餐亦时欲。
　　淮南风俗事瓶罂⑤,方法相传竟留蓄。
　　且同千里寄鹅毛⑥,何用孜孜饮麋鹿⑦。

【注释】

①土物:当地土特产。

②醽醁(líng lù):古代的一种美酒。

③团脐:雌蟹的腹甲呈圆形,故称为"团脐"。

④鸟子:指鸟蛋。

⑤瓶罂:小口大腹的容器,多为陶制。

⑥千里寄鹅毛:比喻礼物虽然微薄,却含有深厚的情谊。

⑦饮:一本作"饫"。饱食。

【译文】

新鲜的鲫鱼,陈年的秘藏醽醁酒,团脐的紫蟹腹中充满了脂膏。

立春后的莼菜嫩茎润滑如酥油,秋社前的芽姜比肉还要肥脆。

累累的鸟蛋哪里值得一提? 有时也需要用来点缀菜肴。

淮南风俗习惯在瓶罂中腌制菜肴,这种方法是为了好好保存美味。

如同千里寄去鹅毛,哪里用孜孜不倦地追求饱食麋鹿。

　　此诗刻《淮海集》中①,题云《寄莼姜法鱼糟蟹》,注云:
"寄子瞻。"末四句云:"鱼鳙蜃醢荐笾豆,山蔌溪毛例蒙录。

辄送行庖当击鲜,泽居备礼无麋鹿。"又多一联^②。少游,高邮人。此诗当是少游作,或先生爱此诗,偶书之,漫加改削^③,遂入先生集耶。

【注释】

①《淮海集》:秦观的诗文别集。

②多一联:指秦少游诗比苏轼诗多一联。

③漫:随意。改削:修改。

【译文】

这首诗收录在《淮海集》中,诗题为《寄莼姜法鱼糟蟹》,注云:"寄子瞻。"末四句云:"鱼鳔虾酱荐筐豆,山蕨溪毛例蒙承。辄送行庖当击鲜,泽居备礼无麋鹿。"又多一联。少游是高邮人。这首诗应当是少游所作,也许东坡先生喜欢这首诗,偶然书写,随意进行了修改,便被收入了先生诗集。

寄周安孺茶

【题解】

苏轼深谙茶道,写过不少茶诗,而《寄周安孺茶》这首长诗有一百二十句六百字,堪称茶诗鸿篇,是苏轼最具代表性的咏茶作之一。这首诗不仅详细叙述了茶的历史、采摘、制作、饮茶乐趣,又寄寓了自己高远雅致的情怀,同时借着名茶被辱没发出的感叹,表达了对人生所遭遇的种种不公的愤懑之情。可以说,只有对茶道、对人生都有着深刻体验的人,才能写出这样寓意深刻的咏茶诗。

大哉天宇内,植物知几族^①。灵品独标奇,迥超凡草木。

名从姬旦始^②,渐播《桐君录》^③。赋咏谁最先,厥传惟杜育④。

　　唐人未知好，论著始于陆⑤。常李亦清流⑥，当年慕高躅⑦。
遂使天下士，嗜此偶于俗。岂但中土珍，兼之异邦鬻。
鹿门有佳士⑧，博览无不瞩。邂逅天随翁⑨，篇章互赓续。
开园颐山下，屏迹松江曲。有兴即挥毫，灿然存简牍。
伊予素寡爱，嗜好本不笃。粤自少年时，低回客京毂。
虽非曳裾者⑩，庇荫或华屋。颇见绮纨中，齿牙厌粱肉。
小龙得屡试⑪，粪土视珠玉。团凤与葵花⑫，碔砆杂鱼目⑬。
贵人自矜惜，捧玩且缄椟。未数日注卑⑭，定知双井辱⑮。
于兹自研讨，至味识五六。自尔入江湖，寻僧访幽独。
高人固多暇，探究亦颇熟。闻道早春时，携篯赴初旭⑯。
惊雷未破蕾⑰，采采不盈掬。旋洗玉泉蒸，芳馨岂停宿。
须臾布轻缕，火候谨盈缩。不惮顷间劳，经时废藏蓄。
鬣简净无染⑱，篛笼匀且复⑲。苦畏梅润侵，暖须人气燠。
有如刚耿性，不受纤芥触。又若廉夫心，难将微秽渎。
晴天敞虚府，石碾破轻绿。永日遇闲宾，乳泉发新馥。
香浓夺兰露，色嫩欺秋菊。闽俗竞传夸，丰腴面如粥。
自云叶家白，颇胜中山醁⑳。好是一杯深，午窗春睡足。
清风击两腋，去欲凌鸿鹄。嗟我乐何深，《水经》亦屡读㉑。
陆子咤中泠㉒，次乃康王谷㉓。蟆培顷曾尝㉔，瓶罍走僮仆。
如今老且懒，细事百不欲。美恶两俱忘，谁能强追逐。
姜盐拌白土，稍稍从吾蜀。尚欲外形体，安能徇心腹。
由来薄滋味，日饭止脱粟。外慕既已矣，胡为此羁束。
昨日散幽步，偶上天峰麓。山圃正春风，蒙茸万旗簇。

呼儿为佳客,采制聊亦复。地僻谁我从,包藏置厨簏㉕。
何尝较优劣,但喜破睡速。况此夏日长,人间正炎毒。
幽人无一事,午饭饱蔬菽。困卧北窗风,风微动窗竹。
乳瓯十分满,人世真局促。意爽飘欲仙,头轻快如沐。
昔人固多癖,我癖良可赎。为问刘伯伦㉖,胡然枕糟曲。

【注释】

① 植物知几族:《周礼·地官·大司徒》:"一曰山林……其植物宜皂
　物……二曰川泽……其植物宜膏物……三曰丘陵……其植物宜
　覈物……四曰坟衍……其植物宜荚物……五曰原隰……其植物
　宜丛物。"

② 姬旦:即周公,姬姓,名旦。

③ 《桐君录》:一名《桐君采药录》。桐君为传说中黄帝时的医师。

④ 杜育:字方叔。西晋大臣、茶学家,"金谷二十四友"之一。

⑤ 陆:指"茶圣"陆羽。

⑥ 常李:说法不一。一说常指常衮,唐代建州刺史,曾造研膏茶。李
　指李德裕,唐武宗时的宰相,善于鉴水别泉。一说指常伯熊、李季
　卿。《新唐书·陆羽传》:"有常伯熊者,因羽论复广著茶之功。御
　史大夫李季卿宣慰江南,次临淮,知伯熊善煮茶,召之,伯熊执器
　前,季卿为再举杯。"

⑦ 高躅(zhuó):指有崇高品行的人。此指清雅的茶事。

⑧ 鹿门有佳士:这里指唐代诗人皮日休,曾隐居于鹿门山。

⑨ 天随翁:陆龟蒙,字鲁望,自号天随子、江湖散人、甫里先生。晚唐
　诗人。

⑩ 曳裾:拖着衣襟。裾,衣服的大襟。

⑪ 小龙:即小龙团,古代团茶的一种。

⑫团凤:即龙凤团茶,古代团茶的一种。葵花:《北苑贡茶录》有蜀葵、花鞈等名。

⑬碔砆(wǔ fū):似玉之石。鱼目:指鱼眼。

⑭日注:茶叶名。指日铸茶。

⑮双井:茶叶名。指双井茶。

⑯籯(yíng):竹笼子。

⑰惊雷:查慎行注引《苕溪渔隐丛话》:"北苑官焙造茶,常在惊蛰后一二日兴工采摘,是时茶芽已皆一枪,盖闽中地暖如此。"

⑱髹(xiū)筒:涂上漆的竹筒。

⑲箬笼:同"篛笼",用箬叶与竹篾编成的盛器。

⑳醁(lù):美酒名。

㉑《水经》:古代记述水系的专著。

㉒陆子:即"茶圣"陆羽。中泠:泉名。在今江苏镇江西北金山下的长江中,今已没入江中。据说其水烹茶最佳。

㉓康王谷:位于庐山大汉阳峰,内有谷帘泉,被陆羽称为天下第一泉。

㉔蟆培:即虾蟆碚,在今湖北宜昌。其泉水被唐代陆羽评为天下第四。

㉕厨簏:书柜和书篓。

㉖刘伯伦:刘伶,字伯伦。魏晋时期名士。刘伶嗜酒,酒风豪迈,被称为"醉侯"。

【译文】

广漠的天地之间,植物究竟有多少种?茶叶这种风度奇特之物,远远超过了一般的草木。

在周公时候就有了茶名,到了《桐君录》茶叶已经名声渐显。是谁最先写赋咏茶呢?传说是写了《荈赋》的杜育。

唐时人们还不知道它的妙处,到了陆羽写了《茶经》这样的专著。常衮和李德裕都是其中的清流,当年也追慕清雅的茶事。

于是使得天下之士,开始嗜好此物逐渐成为习俗。不但中土珍视它，而且其他国家也开始有了贸易。

鹿门有品德高尚之人皮日休，博览群书无所不窥。邂逅了天随子老人，两人都写了关于茶的诗歌。

在顾山下开辟茶园，在松江曲旁隐居。有兴致的时候就挥毫写作，精彩篇章留存在简牍之中。

我之前素来不喜欢它，嗜好并不算很深。自少年时开始，便在京城中徘徊流连。

虽然不是在权贵的门下做食客，但有时也会出入于华美的堂屋之下。经常看到权贵之家，精美的梁肉都已经吃腻。

屡次品尝小龙团茶，将珠玉视为粪土。龙凤团茶和葵花茶，如同玉石中夹杂着鱼目。

贵人们都很珍重爱惜，捧着把玩并封在匣中。没有计算日注茶之卑，定然知道双井茶受辱。

从这里开始自觉地研讨，至好的茶也知道五六种。从此进入江湖中，寻访僧人访求幽独之地。

高人本来就有时间深入研究茶道就很精通。在早春之时听闻茶道，携带着竹笼在日初升时前往茶园。

惊蛰后花蕾还没有绽放，采了又采也没有摘到一把。用清冽的泉水清洗然后立刻蒸茶，芳馨的茶叶哪里能过夜。

片刻后缕缕青烟升起，火候的增减要格外谨慎。不怕短时间的劳苦，要经历很长时间的收藏。

上过漆的竹筒干净不染尘，装茶的竹笼平滑而细密。担心梅雨时的潮湿浸润，需要用火常如人体保持温暖干燥。

如同刚直耿介的品性，不能承受一点儿尘土。又好像廉士之心，难以被一点儿污秽亵渎。

晴天敞开清虚洞府，石碾碾破嫩绿的茶叶。长日遇到闲散的宾客，用乳泉冲泡出新茶的馥香。

香气浓郁超过兰露，色泽嫩黄超过了秋天的菊花。闽地的习俗互相传夸，丰腴的茶面如同粥食一样。

自称是叶家白茶，远胜过美酒中山酿。喜欢的人喝上一杯，在午后窗下春睡无比满足。

仿佛清风吹过两腋之下，想要飞升到鸿鹄之上。感叹我是多么快乐啊，《水经》也曾多次观览。

陆子推崇中泠为天下第一，其次是康王谷之水。蟆培之水不久前曾品尝过，让僮仆带着瓶罂去汲水。

如今我老迈并且懒散，各种琐事都不再想操劳。美和恶都已经忘记，谁能勉强去追逐。

用姜盐拌着白土，和我们蜀地的习俗稍稍相同。随心所欲地舒展形体，怎么能够顺从口腹之欲。

向来看淡美味，每天吃的都只是糙米。别的喜好既然已经没了，为什么要受到它的羁束。

昨天一个人散步，偶然到了天峰山脚。山中的园圃在春风中，杂乱地簇生着茶树。

招呼小儿为了佳客，姑且再次采制茶叶。地方偏僻谁跟从我，包藏好放在厨笼里。

何尝比较过优和劣，只是喜欢快速破处睡意。何况这个夏日漫长，人间正处于酷暑之中。

幽独之人什么事也没有，午饭饱食了蔬菜和豆子。困卧在北窗之下，风儿稍微吹动窗外的竹子。

喝完满满一杯的美味茶汤，感到人世间真是狭小局促啊。神清气爽飘然欲仙，头轻快得如同刚洗过一样。

从前的人固然有很多癖好，我有癖好也可以理解。为此询问刘伯伦，为何要枕着糟曲酣睡。

茶中谱谍世系,已大概尽之。

【译文】

茶流传的谱谍和世系,已经大概说全了。

和将夔寄茶

【题解】

本诗作于神宗熙宁八年(1075),当时苏轼在密州任上。他收到了友人蒋夔寄来的新茶,十分欣喜,便写下了这首题为《和蒋夔寄茶》的长诗。苏轼一生写过不少咏茶诗,这首诗中也有品茗、煎茶过程的描述,但并非单纯记叙茶事,而是叙议结合,特别是以宦海沉浮带来的生活差异自嘲,融人生哲理于茶事,通篇都贯穿着东坡特有的乐观精神与随缘自适的通达心态。

我生百事常随缘,四方水陆无不便[1]。
扁舟渡江适吴越[2],三年饮食穷芳鲜[3]。
金齑玉脍饭炊雪[4],海螯江柱初脱泉[5]。
临风饱食甘寝罢,一瓯花乳浮轻圆[6]。
自从舍舟入东武[7],沃野便到桑麻川。
剪毛胡羊大如马[8],谁记鹿角腥盘筵。
厨中蒸粟埋饭瓮[9],大杓更取酸生涎。
柘罗铜碾弃不用[10],脂麻白土须盆研[11]。
故人犹作旧眼看,谓我好尚如当年。
沙溪北苑强分别[12],水脚一线争谁先。
清诗两幅寄千里,紫金百饼费万钱[13]。

吟哦烹噍两奇绝⑭，只恐偷乞烦封缠。

老妻稚子不知爱，一半已入姜盐煎。

人生所遇无不可，南北嗜好知谁贤。

死生祸福久不择，更论甘苦争蚩妍⑮。

知君穷旅不自释，因诗寄谢聊相镌⑯。

【注释】

①四方：东西南北。这里泛指各方。

②扁舟：小船。

③芳鲜：指新鲜美味的食物。

④金斋玉脍：谓精美的食物。

⑤海螯：指海蟹。江柱：江瑶柱。

⑥瓯（ōu）：杯。花乳：煎茶时水面浮起的泡沫。

⑦东武：古地名。西汉初年置县，隋代改称诸城，宋代属密州。

⑧胡羊：产于胡地的羊。

⑨饭瓮：盛饭的器具。一说当地人在饭下埋肉而食之，谓之饭瓮。

⑩柘罗铜碾：均为茶具。柘罗用于筛茶，铜碾用以研磨。

⑪白土：具体所指不详，或指干的面粉，一说为白土茯苓，因形似白色
   土得名。宋代北方地区常将其与芝麻等研磨后同茶一起煎。

⑫沙溪北苑强分别：据《石林避暑录》：北苑茶土所产为曾坑，谓之
   正焙。非曾坑为沙溪，谓之外焙。

⑬紫金：茶名。较为名贵。宋代茶饼外部装饰色不同，蔡襄《茶录》
   中记载："饼茶多以珍膏油其面，故有青黄紫黑之属。"

⑭噍（jiào）：吃东西。

⑮蚩妍：丑与美。

⑯镌（juān）：琢、凿。引申为规劝。

【译文】

我这一生诸事都能随遇而安,去往各地不管水路还是陆路没有什么感到不方便。

乘着小船渡江到吴越之地,三年中尝尽了各种精美食物。

金齑玉脍和洁白如雪的米饭,新鲜的海蝤、江柱刚刚出水。

饱餐之后吹着风安然酣睡,醒来饮上一杯泛着轻圆水泡的热茶。

自从舍弃舟船来到了东武,从沃野来到了这长满桑麻之地。

剪毛的胡羊像马一样高大,谁记得有腥味的鹿角鱼的宴席。

庖厨中蒸好的粟米饭堆在饭瓮中,用大勺子舀取酸浆口内生涎。

柘罗铜碾这些茶器都弃置不用,脂麻和白土要用盆来研磨。

故人还是用老眼光看待,说我的喜好仍然和当年一样。

非要分别沙溪和北苑茶的好坏,要看茶的水脚究竟谁领先了一线。

两首清诗从千里之外寄来,紫金的茶饼花费了您上万钱。

吟诵您的诗作和品您寄来的茶都是奇绝的享受,只是为了我封缄缠缚太劳烦。

老妻和稚子不懂得珍惜,一半已经加了姜盐来煎茶。

人生的际遇没有不可接受,南北的嗜好谁知道哪种更好?

死生祸福都无法选择,更何况争论甘苦和蚩妍?

我知道您羁旅之中还没有释怀,所以写这首诗感谢并规劝。

姜盐煎茶,已非韵事①。脂麻、白土何为者? 鹿角小鱼也。先生戏季默送大鱼诗云②:"我是骑鲸手,聊堪充鹿角③。"

【注释】

①韵事:风雅之事。

②季默:指欧阳修四子欧阳辩,字季默。与苏轼、苏辙兄弟交游甚密。

③我是骑鲸手,聊堪充鹿角:出自苏轼《明日复以大鱼为馈,重二十

斤,且求诗,故复戏之》。

【译文】

姜盐煎茶,已经算不得风雅之事。加入脂麻、白土算什么呢? 算是鹿角小鱼吧。先生在戏谑欧阳季默送大鱼诗中说:"我是骑鲸手,聊堪充鹿角。"

和《连雨独饮》

【题解】

此为《和陶连雨独饮》二首之二。在此诗中,苏轼仿佛与魏晋名士嵇康和阮籍一起纵酒放浪,与杜甫笔下的"饮中八仙"豪饮,流露出他惯常的旷达心态。

吾谪海南,尽卖酒器以供衣食。独有一荷叶杯,工制美妙①,留以自娱。乃和渊明《连雨独饮》②。

阿堵不解醉③,谁与此颓然。误入无功乡,掉臂嵇阮间④。
饮中八仙人⑤,与我俱得仙。渊明岂知道,醉语忽谈天。
偶见此物真,遂趋天地先。醉醒可还酒,此觉无所还。
清风洗徂暑⑥,连雨催丰年。床头伯雅君⑦,此子可与言。

【注释】

①工制:制作工艺。

②《连雨独饮》:诗为:"运生会归尽,终古谓之然。世间有松乔,于今定何间。故老赠余酒,乃言饮得仙。试酌百情远,重觞忽忘天。天岂去此哉,任真无所先。云鹤有奇翼,八表须臾还。自我抱兹独,僶俛四十年。形骸久已化,心在复何言?"

③阿堵：六朝时的常用语，相当于"这个"。

④嵇阮：指嵇康与阮籍，晋初不拘礼俗的名士，纵酒放浪。

⑤饮中八仙人：杜甫《饮中八仙歌》以李白、贺知章、李适之、汝阳王李琎、崔宗之、苏晋、张旭、焦遂为酒中八仙。

⑥徂（cú）暑：盛暑。

⑦伯雅君：指酒器。典出曹丕《典论·酒诲》：刘表子弟好酒，制作了三个酒器，其中大的酒器叫伯雅，能装七升酒。

【译文】

我被贬谪到海南，把酒器全卖了，用以维持生活。只有一个荷叶杯，因为做工极精美，所以留着自娱。于是和渊明《连雨独饮》诗。

这个荷叶杯是不会喝醉的，究竟是谁与我同醉呢？我误入醉乡之中，与嵇康、阮籍一起把臂同欢。

杜甫诗中的八个仙人，和我一起都已经成仙。渊明难道了解个中之道？酒后忽然开始谈天。

偶然悟到杯中妙谛，于是恍然间到了天地初开时。酒醒了可以再次喝醉，这一梦境没有办法再次进入。

清风吹去酷暑的炎热，连绵细雨带来了丰收之年。这个放在床头的荷叶杯，可以和它好好交谈。

　　不如此，何可轻言酒？ 谭友夏

【译文】

不如此的话，怎么可以随便谈酒呢？ 谭友夏

和《饮酒》二首

【题解】

《和陶饮酒二十首》是苏轼的一组诗作,作于元祐七年(1092)七月,当时苏轼在扬州任上。这里选取的是组诗中的第一首与第四首,风格平淡自然,都表现出自然任真的情怀。《饮酒》二十首是陶渊明已经辞官归隐的情况下创作的,大多是对田园生活的赞美。而苏轼创作此二诗时,仍在宦海中沉浮,因此诗中表现出了苏轼在出世与入世之间的矛盾与无奈。

我不如陶生[①],世事缠绵之[②]。云何得一适,亦有如生时。寸田无荆棘[③],佳处正在兹。纵心与事往[④],所遇无复疑。偶得酒中趣,空杯亦常持。

【注释】

①陶生:指陶渊明。

②缠绵:缠绕,纠结。

③寸田:心田,即内心。荆棘:比喻各种烦杂之事。

④纵心:放纵心思。

【译文】

我被世俗杂事缠绕,无法像陶渊明那样归隐。如何才能找到一种适意的生活状态,也如同陶渊明那样?

内心里没有烦杂之事,这正是妙处所在。放纵心思随事前行,遇到什么都不会有疑惑。

偶然体会到酒中之乐,即便是无酒也常拿着空杯。

蠹蠕食叶虫[①],仰空慕高飞。一朝传两翅,乃得粘网悲。

啁啾同巢雀^②,沮泽疑可依^③。赴水生两壳^④,遭闭何时归。
二虫竟谁是^⑤,一笑百念衰。幸此未化间,有酒君莫违。

【注释】

①蠢蠕:蠢蠢蠕动,虫蠕动的样子。

②啁啾(zhōu jiū):形容鸟叫的声音。

③沮泽:沼泽,低矮的湿地。

④两壳:指变为有壳的蛤。

⑤二虫:指食叶虫和同巢雀。

【译文】

蠢蠢蠕动的食叶之虫,仰着头美慕高飞的鸟儿。结果有了两只翅膀以后,却可悲地被粘在了网上。

同一巢穴的鸟儿鸣叫着,以为沮泽是可以依托之所。结果进入水中化生为蛤,被两壳所禁锢无法返回。

这两只虫鸟究竟谁是正确的? 除博人一笑之余什么念头都不能再有了。幸运的是在这个还没有转化的世界上还有酒,你千万不要推辞。

　说二虫,意在比兴之外。谭友夏

【译文】

表面说二虫,旨趣在比兴之外。谭友夏

叶嘉传

【题解】

《叶嘉传》是非常有趣的一篇文章,是苏轼以拟人化手法为茶叶所写的一篇传记文,所谓"叶嘉"即"嘉叶",实为茶叶的代称。《叶嘉传》

通篇没有一个"茶"字，但细读之下，茶却又无处不在，极具茶文化内涵。苏轼巧妙地运用了谐音、双关、虚实结合等写作技巧，对整个茶史，特别是对建安贡茶的源流、采摘、功效等进行了生动、形象的描述。因此，《叶嘉传》不只是一篇有趣的寓言文字，同时也是研究古代茶史的重要资料，阅读此文，即可对茶文化有一个提纲挈领的了解。

　　叶嘉，闽人也，其先处上谷①。曾祖茂先，养高不仕②，好游名山。至武夷，悦之，遂家焉。尝曰："吾植功种德，不为时采，然遗香后世，吾子孙必盛于中土，当饮其惠矣。"茂先葬郝源③，子孙遂为郝源民。

【注释】

①上谷：即上谷郡，治今河北易县。

②养高不仕：闲居不仕，退隐。

③郝源：即壑源，福建北苑山名，以产茶著称。

【译文】

　　叶嘉是闽地人，他的先人住在上谷。曾祖父茂先，退隐不做官，喜欢游览名山。到了武夷山，很喜欢这里，于是便在这里安家。叶茂先曾说："我植功种德，不被时人所采，但定会留香后世，我的子孙一定会在中土兴盛，人们一定会尝到我带来的恩惠。"叶茂先死后葬于郝源，而其后代也成了郝源人。

　　至嘉，少植节操①。或劝之业武②，曰："吾当为天下英武之精，一枪一旗，岂吾事哉！"因而游，见陆先生③。先生奇之，为著其行录传于时。方汉帝嗜阅经史，时建安人为谒者侍上④，上读其行录而善之，曰："吾独不得与此人同时哉!"曰:"臣邑人叶嘉,风味恬淡,清白可爱,颇负其名,有济世之才。虽羽知犹未详也⑤。"上惊,敕建安太守召嘉⑥,给传遣诣京师⑦。

【注释】

①植:培养。

②业武:从事武事。

③陆先生:指茶圣陆羽。

④谒者:官名。多为君主左右掌传达等事的近侍。

⑤虽羽知犹未详也:这里暗指历代茶书中未著建茶,是因为陆羽也不甚了解建茶的缘故。

⑥建安:郡名。治今福建建瓯。

⑦给传:谓朝廷给予驿站车马。

【译文】

到了叶嘉,年少时就培养节操。有人劝他练习武艺,他说:"我应该是天下英俊勇武之人中的精英,一支枪、一杆旗,哪里是我要做的事呢?"于是外出游历,拜见了陆羽先生。陆先生认为他很奇特,为他写了记录言行的文章,并流传于世。正好汉帝喜欢读经史,当时有个建安人做谒者侍奉皇帝,皇帝读到了介绍叶嘉的文章,认为很好,便说:"我怎么不能同这个人处于同一时代啊!"谒者便说:"我的同乡叶嘉,风味恬淡,清白可爱,颇有名气,有治理天下的才干。即使是陆羽,也了解得不够详细啊。"皇帝很吃惊,下令建安太守征召叶嘉,用驿站的车马将其至京城。

郡守始令采访嘉所在①,命赍书示之②。嘉未就,遣使臣督促。郡守曰:"叶先生方闭门制作,研味经史,志图挺立,必不屑进,未可促之。"亲至山中,为之劝驾,始行登车。

遇相者揖之曰③："先生容质异常，矫然有龙凤之姿，后当大贵。"嘉以皂囊上封事④。天子见之曰："吾久饫卿名⑤，但未知其实耳。我其试哉。"因顾谓侍臣曰："视嘉容貌如铁，资质刚劲，难以遽用，必捶提顿挫之乃可⑥。"遂以言恐嘉曰："砧斧在前⑦，鼎镬在后，将以烹子，子视之如何？"嘉勃然吐气曰："臣山薮猥士⑧，幸惟陛下采择至此，可以利生，虽粉身碎骨，臣不辞也。"上笑，命以名曹处之，又加枢要之务焉。因诫小黄门监之。

【注释】

①采访：探采寻访。

②赍（jī）：带着。

③相者：看相的人。

④皂囊：黑色的口袋。

⑤饫：饱食。此处引申为听闻。

⑥捶提顿挫：此处指捶打研磨。

⑦砧斧：砧板与斧钺。

⑧山薮（sǒu）：山深林密的地方。猥（wěi）士：鄙贱之士。

【译文】

　　太守马上派人查访叶嘉所在地，命令带着诏书给叶嘉看。叶嘉没有来，于是派使臣去催促。太守说："叶先生正在闭门制作，研读经史，立志高远，必定不屑为官，不可催得太紧。"于是太守亲自到山中劝他，叶嘉这才登车出发。遇到看相的人对他拱手行礼说："这位先生容貌和气质超乎寻常，矫然有龙凤之姿，今后定是大贵人。"叶嘉用黑色的口袋呈上奏章。皇帝看到后说："我很久以前就听过你的大名，只是不了解你的真实情况。我要试试看！"于是就对侍臣们说："我看到叶嘉外貌像铁一样，禀性刚劲，难以急用，必须锤打研磨才可以。"就用话来吓唬叶嘉："砧板斧子在你面前，锅鼎在你的背后，将要烹煮你，你觉得怎么样？"叶嘉勃然吐了一口气，说："臣只是深山密林的卑贱之人，有幸被陛下选用到这里，如果能够有益众生，即使粉身碎骨，臣也不会推辞。"皇帝听了大笑，下令让叶嘉任名曹之职，又让他掌管机要事务。并派遣小黄门监督他。

有顷报曰："嘉之所为，犹若粗疏然①。"上曰："吾知其才，第以独学未经师耳②。"嘉为之，屑屑就师，顷刻就事，已精熟矣。上乃敕御史欧阳高、金紫光禄大夫郑当时、甘泉侯陈平三人③，与之同事。欧阳疾嘉初进有宠，曰："吾属且为之下矣。"计欲倾之④。会天子御延英，促召四人。欧但热中而已⑤，当时以足击嘉；而平亦以口侵陵之。嘉虽见侮，为之起立，颜色不变。欧阳悔曰："陛下以叶嘉见托吾辈，亦不可忽之也。"因同见帝。阳称嘉美，而阴以轻浮訾之⑥。嘉亦诉于上。上为责欧阳，怜嘉，视其颜色，久之，曰："叶嘉真清白之士也，其气飘然若浮云矣。"遂引而宴之。

【注释】

①粗疏：粗心，马虎。

②未经师耳：喻未经宫廷礼节的教习。

③欧阳高：与后文郑当时、陈平虽史有其人，但所任职务与所封爵位均为苏轼戏言。

④倾之：推翻，赶下台。

⑤热中：急切地盼望得到。

⑥訾（zǐ）：诋毁。

【译文】

过了一段时间，小黄门报告皇帝说："叶嘉做事，实际上是很粗疏的。"皇帝说："我深知他的才干，只因自学而没有拜过师罢了。"于是叶嘉匆忙拜师学习，悟性高很快学会，并达到了熟练的程度。于是皇帝下令御史欧阳高、金紫光禄大夫郑当时、甘泉侯陈平三人，与叶嘉一同做事。欧阳高嫉妒叶嘉刚来就受宠，说："我们这些人都在他之下了。"谋划要推倒叶嘉。恰好皇帝到延英殿，急招四人。欧阳高心中功利之心急切，于是用脚踢叶嘉，而陈平也辱骂叶嘉。叶嘉虽然被羞辱，还是从容起身，面不改色。欧阳高后悔地说："陛下把叶嘉托付给我们，也不能这样轻忽呀！"于是一同去见皇帝。欧阳高表面称赞叶嘉，而暗地里却讽其轻浮。叶嘉也向皇帝诉说。皇帝因此责备欧阳高，垂怜叶嘉，看着叶嘉的面色，很久之后，说："叶嘉真是清白之士，其气飘然似浮云啊。"于是让叶嘉一起参加宴会。

少选间①，上鼓舌欣然曰："始吾见嘉，未甚好也。久味其言，令人爱之。朕之精魄，不觉洒然而醒②。《书》曰：'启乃心，沃朕心。'嘉之谓也。"于是封嘉为钜合侯，位尚书。曰："尚书，朕喉舌之任也。"由是宠爱日加。

【注释】

①少选间：过了一会儿。

②洒然：形容神气一下子清爽。

【译文】

过了一会儿，皇帝咂了咂舌头，开心地说："刚开始我看到叶嘉，并未非常喜欢。时间久了回味他的话，特别令人珍爱。我的精神不知不觉清醒了。《尚书》说：'开启你心扉，滋润我的心。'说的就是叶嘉啊。"于是封其为钜合侯，位居尚书。并说："尚书，专门管理我的喉舌。"从此对叶嘉宠爱日益加深。

　　朝廷宾客，遇会宴享，未始不推于嘉。上日引对^①，至于再三。后因侍宴苑中，上饮逾度，嘉辄苦谏。上不悦曰："卿司朕喉舌，而以苦辞逆我^②，余岂堪哉！"遂唾之，命左右仆于地^③。嘉正色曰："陛下必欲甘辞利口，然后爱耶？臣虽言苦，久则有效。陛下亦尝试之，岂不知乎？"上顾左右曰："始吾言嘉刚劲难用，今果见矣。"因含容之^④，然亦以是疏嘉。

【注释】

①上日：佳日，佳节。引对：皇帝召见臣僚询问对答。

②苦辞：逆耳之言。

③仆：推倒。

④含容：容忍宽恕。

【译文】

　　朝廷招待宾客举办宴会，没有不请叶嘉负责的。皇帝每逢佳节都召见交谈，甚至有时召见多次。后来因在花园中设宴，皇帝宴饮过度，叶嘉苦苦劝谏。皇帝不高兴地说："你专管我喉舌，却用不中听的语言来违背我，我怎么能忍受？"皇帝便唾了叶嘉，并命侍从把叶嘉打倒在地。叶嘉严肃地说："陛下难道一定要甜言蜜语、口齿伶俐才喜欢吗？臣言虽苦，但久之会有效果。陛下也尝试过，难道不知道这个道理吗？"皇帝环顾左右说："开始我说叶嘉刚直难用，现在果然见识到了。"于是原谅了叶嘉，但也从此疏远叶嘉。

　　嘉既不得志，退去闽中，既而曰："吾未如之何也，已矣。"上以不见嘉月余，劳于万机^①，神茶思困^②，颇思嘉。因命召至，喜甚，以手抚嘉曰："吾渴见卿久也。"遂恩遇如故。
上方欲南诛两越，东击朝鲜，北逐匈奴，西伐大宛，以兵革为
事，而大司农奏计国用不足，上深患之，以问嘉。嘉为进三
策，其一曰榷天下之利、山海之资③，一切籍于县官。行之一
年，财用丰赡④。上大悦。兵兴有功而还。上利其财，故榷
法不罢。管山海之利⑤，自嘉始也。居一年，嘉告老。上曰：
"钜合侯其忠可谓尽矣。"遂得爵其子。又令郡守择其宗支
之良者，每岁贡焉。

【注释】

①万机：指君主治理的政务繁多。《尚书·皋陶谟》："兢兢业业，一
日二日万几。"

②荼（nié）：疲倦。

③榷（què）：某些商品的专营专卖，是国家统制下的专卖制度，在流
通过程中以榷代税。

④丰赡：丰富、充足。

⑤山海之利：山海物产之利。

【译文】

叶嘉仕途不顺后，便回到闽中，然后说："我也不知该怎么办，就这样
算了吧。"皇帝因为一个多月没见到叶嘉，操劳国事，神思困倦恍惚，很
想念叶嘉。就下令把叶嘉召来，皇帝见到叶嘉非常高兴，用手抚着叶嘉
说："我渴望见到爱卿已经很久了。"遂如同从前一样恩宠。皇帝正准备
南诛两越，东击朝鲜，北逐匈奴，西伐大宛，兴兵打仗，而大司农上奏说国
库费用不足，皇帝也为此焦虑，于是询问叶嘉。叶嘉提出了三个策略，其
中一个是对天下之利、山海之资施行专卖，所获之利全部归于天子。推
行一年之后，财用丰富充足。皇帝非常喜悦。于是便兴兵出征，最终取

胜凯旋。皇帝贪图这些收益,所以也不取消专卖。由官府专营山海之利,从叶嘉开始。一年后,叶嘉告老回乡。皇帝说:"钜合侯可说是够尽忠了。"就赐爵位给叶嘉之子。又下令郡守选择叶嘉家族中优秀子弟,每年向朝廷举荐。

　　嘉了二人。长曰抟,有父风,故以袭爵[1]。次子挺,抱黄白之术[2],比于抟,其志尤淡泊也。尝散其资,拯乡间之困[3],人皆德之。故乡人以春伐鼓[4],大会山中,求之以为常。

【注释】

①袭:继承。

②黄白之术:指炼丹求仙之术。

③乡间:乡亲,同乡。

④伐鼓:敲鼓。

【译文】

　　叶嘉共有两个儿子。长子叫叶抟,有父亲遗风,承袭了爵位。次子叫叶挺,热衷于黄白之术,比起叶抟,志向更为淡泊。常捐出钱财,拯助乡间贫苦之人,人们都对他感恩戴德。所以乡民在春季时在山中聚会击鼓,寻求他的帮助已成惯例。

　　赞曰:今叶氏散居天下,皆不喜城邑,惟乐山居。氏于闽中者,盖嘉之苗裔也。天下叶氏虽夥[1],然风味德馨,为世所贵,皆不及闽。闽之居者又多,而郝源之族为甲[2]。嘉以布衣遇天子,爵彻侯,位八座[3],可谓荣矣。然其正色苦谏,竭力许国,不为身计,盖有以取之。夫先王用于国有节,取于民有制,至于山林川泽之利,一切与民。嘉为策以榷之,虽救一时之急，非先王之举也，君子讥之。或云管山海之利，始于盐铁丞孔仅、桑弘羊之谋也[④]。嘉之策未行于时，至唐赵赞始举而用之[⑤]。

【注释】

①夥（huǒ）：众多。

②甲：第一。

③八座：亦作"八坐"，指朝廷的八种高级官员。

④孔仅：与桑弘羊均为西汉主管盐铁事务的官员，桑著有《盐铁论》，主张盐铁由国家统制专卖。

⑤赵赞：唐朝大臣，历官户部侍郎、判度支等。为了缓解当时中央财政的压力，曾力主出台了两项新税法——"税间架"和"除陌钱"。

【译文】

赞说：现在姓叶的人散居于各地，都不喜欢住在城市里，只喜欢住在山中。居住在闽中的叶姓人家，都是叶嘉的子孙后代。天下姓叶的人虽然多，可是论风味德馨，被世人所推崇的，都不及闽地叶氏。而在闽地居住的叶氏很多，以郝源一族为第一。当年叶嘉以布衣的身份受到天子礼遇，被封爵位，位居要职，可说非常荣耀。但叶嘉严肃苦谏，竭尽全力报效国家，不为自己考虑，也有可取之处。先王用于国有节制，取之于民有制度，至于山川大地河流的收益，一切都给百姓。叶嘉提出专卖的政策，虽然救一时之急，却不是先王的举动，君子由此讥讽叶嘉。有人说管理山海的收益，始于西汉盐铁丞孔仅、桑弘羊的谋略。叶嘉的税收政策当时没有施行，到了唐代赵赞才开始推举而应用。

我朝制茶[①]，最得真味，宋人不及也。周吉甫

【注释】

①我朝：指明朝。

【译文】

我大明朝制茶，最能得到茶的真味，宋人是比不上的。周吉甫

黄甘陆吉传

【题解】

《黄甘陆吉传》与前篇《叶嘉传》一样，都是以拟人化的手法为食品撰写的传记文。"黄甘"即黄柑，"陆吉"即卢橘，以两人互相辩难之事为主线，用庄严的史传体来写诙谐文章，构思奇特，想象力丰富，充满了谐趣。

黄甘、陆吉者，楚之二高士也。黄隐于泥山，陆隐于萧山。楚王闻其名，遣使召之。陆吉先至，赐爵左庶长，封洞庭君，尊宠在群臣右①。久之，黄甘始来，一见拜温尹平阳侯，班视令尹②。吉起隐士，与甘齐名，入朝久，尊贵用事。一旦甘位居上，吉心衔之，群臣皆疑之。

【注释】

①右：古代以右为尊。

②班视：地位等同于。

【译文】

黄甘、陆吉，是楚国的两位高士。黄甘隐于泥山，陆吉隐于萧山。楚王耳闻他们的声名，特地派遣人召请。陆吉先到，楚王赐爵左庶长，并封为洞庭君，尊宠在众臣之上。过了很久，黄甘才来，一见便被楚王封为温尹平阳侯，地位等同于令尹。陆吉为隐士时，与黄甘齐名，进入朝廷做官

已经很久，尊贵有权势。一旦黄甘竟位居其上，陆吉心中愤恨，群臣也都很疑惑。

　　会秦遣苏轸、锺离意使楚，楚召燕章华台①。群臣皆与甘坐上坐。吉拂然谓之曰②："请与子论事。"甘曰："唯唯③。"吉曰："齐、楚约西击秦，吾引兵逾关，身犯霜露，与枳棘最下者同甘苦④，率家奴千人，战季洲之上，拓地至汉南而归。子功孰与？"甘曰："不如也。"曰："神农氏之有天下也，吾剥肤剖肝，怡颜下气，以固蒂之术献上⑤。上喜之，命注记官陶弘景状其方略⑥，以付国史。出为九江守，宣上德泽，使童儿亦怀之。子才孰与？"甘曰："不如也。"吉曰："是二者皆出吾下，而位吾上，何也？"甘徐应之曰："君何见之晚也。每岁太守劝驾乘传⑦，入金门，上玉堂，与虞荔、申椒、梅福、枣嵩之徒列侍上前⑧，使数子者口呿舌缩⑨，不复上齿牙间。当此之时，属之于子乎？属之于我乎？"吉默然良久，曰："属之于子矣。"甘曰："此吾之所以居子之上也。"于是群臣皆服。岁终，吉以疾免。更封甘子为穰侯，吉之子为下邳侯⑩。穰侯遂废不显，下邳以美汤药，官至陈州治中⑪。

【注释】

①章华台：又称章华宫，是楚灵王修建的离宫，后毁于兵乱。

②拂然：愤怒的样子。

③唯唯：恭敬应诺的应答声。

④枳（zhǐ）棘：枳木与棘木。因其多刺而称恶木，常用以比喻恶人或小人。

⑤固蒂之术：固本壮阳之术。

⑥状：叙述，描写。

⑦乘传：乘坐传车。

⑧虞荔：南朝陈人，东坡取其名之"荔"字，喻指荔枝。申枨："枨"可能是"枨"字之讹。申枨，孔子弟子。此处东坡取其名"枨"，喻指橙子。梅福：汉朝人。东坡取其名中之"梅"字，喻指梅子。枣嵩：晋人。东坡以其喻枣。

⑨口呿（qù）舌缩：张口说不出话。

⑩下邳：可能是"下脾"的谐音。

⑪陈州治中：隐谓"陈皮"。

【译文】

刚好秦国派苏轸、钟离意出使楚国，楚王在章华台举行宴会。群臣和黄甘都坐在上位。陆吉生气地说："请和你讨论事情。"黄甘说："好。"陆吉说："齐国和楚国相约向西攻秦，我带着士兵过关，受尽霜露之苦，与最下等的积棘同甘共苦，率领家奴千人战于季洲，开拓疆土到汉南才返回。你和我谁的功劳大？"黄甘说："我不如你。"陆吉又说："神农氏统治天下时，我剥肤剖肝、怡颜下气，将固蒂之术献给君王。君王十分开心，命令注记官陶弘景将其记录下来，以记录在国史之中。并被派出任九江太守，宣布君王的德政，使儿童也感怀。你和我谁的才能高？"黄甘说："我不如你。"陆吉问："既然你两样都比不上我，那为什么位次在我之上？"黄甘慢慢地回答说："你怎么这么晚才明白？每年被太守劝驾乘坐传车，入金门，上玉堂，与虞荔、申枨、梅福、枣嵩等人侍奉在君王面前，使许多人张口缩舌。在此时，功劳是在你还是在我？"陆吉沉默许久，说："在你。"黄甘说："这就是我位居你之上的原因。"众臣听了都钦服。年终，陆吉因为生病而免官。又封黄甘的儿子为穰侯，陆吉的儿子为下邳侯。穰侯不久就被废不显，反倒下邳侯以好的汤药，做到了陈州治中的官职。

太史公曰：田文论相吴起说①，相如回车廉颇屈②，邢欲弊衣尹姬悔③。甘、吉亦然。《传》曰④："女无好丑，入官见妒；士无贤不肖，入朝见嫉。"此之谓也。虽美恶之相辽，嗜好之不齐，亦焉可胜道哉！

【注释】

①田文论相吴起说：《史记·孙子吴起列传》："吴起为西河守，甚有声名。魏置相，相田文。吴起不悦，谓田文曰：'请与子论功，可乎？'田文曰：'可。'起曰：'将三军，使士卒乐死，敌国不敢谋，子孰与起？'文曰：'不如子。'起曰：'治百官，亲万民，实府库，子孰与起？'文曰：'不如子。'起曰：'守西河而秦兵不敢东乡，韩赵宾从，子孰与起？'文曰：'不如子。'起曰：'此三者，子皆出吾下，而位加吾上，何也？'文曰：'主少国疑，大臣未附，百姓不信，方是之时，属之于子乎？属之于我乎？'起默然良久，曰：'属之子矣。'文曰：'此乃吾所以居子之上也。'吴起乃自知弗如田文。"田文，即孟尝君，战国时齐国贵公子，好客仗义，广罗宾客，名声闻于诸侯。吴起，战国初期军事家，兵家代表人物。

②相如回车廉颇屈：《史记·廉颇蔺相如列传》："廉颇者，赵之良将也。赵惠文王十六年，廉颇为赵将伐齐，大破之，取阳晋，拜为上卿，以勇气闻于诸侯。蔺相如者，赵人也，为赵宦者令缪贤舍人。……赵惠文王时，得楚和氏璧。秦昭王闻之，使人遗赵王书，愿以十五城请易璧。赵王与大将军廉颇诸大臣谋：欲予秦，秦城恐不可得，徒见欺；欲勿予，即患秦兵之来。计未定，求人可使报秦者，未得。宦者令缪贤曰：'臣舍人蔺相如可使。'……既罢归国，以相如功大，拜为上卿，位在廉颇之右。廉颇曰：'我为赵将，有攻城野战之大功，而蔺相如徒以口舌为劳，而位居我上，且相如

素贱人，吾羞，不忍为之下。'宣言曰：'我见相如，必辱之。'相如闻，不肯与会。相如每朝时，常称病，不欲与廉颇争列。已而相如出，望见廉颇，相如引车避匿。于是舍人相与谏曰：'臣所以去亲戚而事君者，徒慕君之高义也。今君与廉颇同列，廉君宣恶言而君畏匿之，恐惧殊甚，且庸人尚羞之，况于将相乎！臣等不肖，请辞去。'蔺相如固止之，曰：'公之视廉将军孰与秦王？'曰：'不若也。'相如曰：'夫以秦王之威，而相如廷叱之，辱其群臣，相如虽驽，独畏廉将军哉？顾吾念之，强秦之所以不敢加兵于赵者，徒以吾两人在也。今两虎共斗，其势不俱生。吾所以为此者，以先国家之急而后私仇也。'廉颇闻之，肉袒负荆，因宾客至蔺相如门谢罪。曰：'鄙贱之人，不知将军宽之至此也。'卒相与欢，为刎颈之交。"相如，蔺相如，战国时赵国上卿，长于政治和外交。廉颇，战国末期赵国名将。

③邢欲弊衣尹姬悔：《史记·外戚世家》："武帝时，幸夫人尹婕妤。邢夫人号娙娥，众人谓之'娙何'。娙何秩比中二千石，容华秩比二千石，婕妤秩比列侯。常从婕妤迁为皇后。尹夫人与邢夫人同时并幸，有诏不得相见。尹夫人自请武帝，愿望见邢夫人，帝许之。即令他夫人饰，从御者数十人，为邢夫人来前。尹夫人前见之，曰：'此非邢夫人身也。'帝曰：'何以言之？'对曰：'视其身貌形状，不足以当人主矣。'于是帝乃诏使邢夫人衣故衣，独身来前。尹夫人望见之，曰：'此真是也。'于是乃低头俛而泣，自痛其不如也。谚曰：'美女入室，恶女之仇。'"邢，指邢夫人，与尹姬皆为汉武帝宠幸。弊衣，破旧的衣物。

④《传》：指《史记·鲁仲连邹阳列传》："故女无美恶，入宫见妒；士无贤不肖，入朝见嫉。"

【译文】

太史公说：田文论功绩而让吴起心服，蔺相如回车避免冲突而使廉颇羞愧,邢夫人身穿破旧衣服而让尹姬悔恨。黄甘、陆吉也是如此。《传》曰:"女人本来看不出善恶,可一旦进宫就会争宠而引起嫉妒心;士人本来没有贤与不贤之差别,可一旦进了朝廷就会因比较而产生嫉妒。"大概就是这个意思吧! 虽然美恶很远,嗜好不一样,又怎么可以说尽呢!

《汉书·息夫躬赞》连用七言成文,宋子京作《唐奸臣赞》用此格,今先生亦效之。

【译文】

《汉书·息夫躬赞》连用七言成文,宋子京作《唐奸臣赞》也用这种格式,现在先生也效仿他们。

江瑶柱传①

【题解】

这也是苏轼以拟人化手法为食物撰写的传记文。江瑶柱是一种贝类海鲜,形如牛耳,因此又被称为牛耳螺,壳薄肉厚,肉质鲜嫩,美味可口,很受人们喜爱。苏轼借江瑶柱离开故乡,前往名士云集的武林,却自取其辱的经历,提出了"士之出处不可不慎"的告诫,这何尝不是在揶揄自己呢?

生姓江,名瑶柱,字子美,其先南海人②。十四代祖媚川③,避合浦之乱④,徙家闽越。闽越素多士人,闻媚川之来,甚喜,朝夕相与探讨,又从而镌琢之⑤。媚川深自晦匿,尝喟然谓其孙子曰:"匹夫怀宝,吾知其罪矣。向子平何人哉⑥!"遂弃其挈⑦,浪迹泥途中,潜德不耀,人莫知其所终。

【注释】

①江瑶柱：蚌类，因其形如牛耳，称牛耳螺，壳薄肉厚，肉质鲜嫩，美味可口，是海中珍品。

②先：祖先。

③媚川：五代南汉刘䶮取珠之处为媚川都。

④合浦之乱：指东汉建武中，交阯女子徵侧、徵贰之乱，后被马援平定。

⑤镌琢：雕刻。比喻品德的砥砺或诗文的修饰。

⑥向子平：向长，字子平。两汉之际隐居不仕，性尚中和。

⑦孥（nú）：指妻子和儿女。

【译文】

先生姓江，名瑶柱，字子美，祖先是南海人。他的十四代祖叫作媚川，为躲避合浦之乱，迁到闽越居住。闽越素来出读书人，他们听说媚川来到此处，非常高兴，从早到晚在一起探讨学问，还深入地研究砥砺。媚川深深地隐藏自己的才学，曾感叹地对孙子说："匹夫怀有宝玉，我知道这是罪过啊。向子平那是何等聪明的人啊！"于是就离开他妻子儿女，浪迹于泥淖之间，把自己的学问品德隐藏起来，人们都不知道他的下落。

媚川生二子，长曰添丁，次曰马颊。始来鄞江①，今为明州奉化人②。瑶柱世孙也，性温平，外悫而内淳③。稍长，去襁褓④，颀长而白皙⑤，圆直如柱，无丝发附丽态⑥。父友庖公异之，且曰："吾阅人多矣。昔人梦资质之美有如玉川者，是儿亦可谓瑶柱矣。"因以名之。生寡欲，然极好滋味合口，不论人是非，人亦甘心焉。独与峨嵋洞车公、清溪遇丘子、望湖门章举先生善⑦，出处大略相似⑧，所至一坐尽倾。然三人者，亦自下之，以谓不可及也。

【注释】

①鄞（yín）江：地名。在今浙江宁波附近的一条江。

②明州奉化：今浙江奉化。

③悫（què）：诚实。

④襮（bó）：外表。颣（lèi）：疙瘩，颗粒。

⑤颀（qí）长：修长。

⑥附丽：依附。

⑦车公：喻车螯。遯丘子：喻虾。章举先生：喻章鱼。

⑧出处：行迹。

【译文】

媚川生了两个儿子，长子叫添丁，次子叫马颊。当初来到鄞江，如今是明州奉化人。瑶柱是媚川的世孙，性情温和平易，外表朴实而内心淳厚。长大后，襮去了皮肤上的疙瘩，颀长白皙，圆直如柱，没有丝毫的依附之态。他父亲的朋友庖公感到很奇异，并说："我见的人多了。过去有人梦见资质之美像玉川的人，这个小儿真可以说是瑶柱。"因此就以瑶柱为名。江瑶柱清心寡欲，但是特别喜欢迎合别人的口味，而从不议论别人的是非，所以别人也就真心喜爱他。他和峨嵋洞的车公、清溪的遯丘子、望湖门的章举先生友好，行迹也大体相似，凡去的地方，满座之人都为之倾倒。但是其他三个人，自认在江瑶柱之下，比不上他。

　　生亦自养，名声动天下，乡间尤爱重之。凡岁时节序，冠婚庆贺，合亲戚，燕朋友①，必延为上客，一不至，则慊然皆云无江生不乐②。生颇厌苦之，间或逃避于寂寞之滨。好事者虽解衣求之不惮也③。至于中朝达官名人游宦东南者，往往指四明为善地，亦屡属意于江生。惟扶风马太守，不甚礼之。生浸不悦，跳身武林④，道感温风，得中干疾。为亲友强起,置酒高会。座中有合氏子⑤,亦江淮间名士也,辄坐生上。众口叹美之曰:"闻客名旧矣。盖乡曲之誉⑥,不可尽信,韩子所谓面目可憎、语言无味者,非客耶?客第归,人且不爱客而弃之海上,遇逐臭之夫,则客归矣。尚何与合氏子争乎!"生不能对,大惭而归,语其友人曰:"吾弃先祖之戒,不能深藏海上,而薄游樽俎间⑦,又无馨德,发闻惟腥,宜见摈于合氏子⑧。而府公贬我,固当从吾子游于水下。苟不得志,虽粉身亦何憾。吾去子矣。"已而果然。其后族人复盛于四明,然声誉稍减云。

【注释】

①燕:宴请。

②慊(qiǎn)然:闷闷不乐的样子。

③不惮:不怕。

④武林:杭州别称。

⑤合氏子:喻蛤蜊。

⑥乡曲:远离城市的偏僻之地。

⑦薄游:漫游,随意游览。樽俎:盛酒食的器具。这里用作宴席的代称。

⑧摈:排斥。

【译文】

江瑶柱也很注意养护自己,他的名声传遍四方,同乡尤其喜爱他。只要岁时节序、冠礼婚礼等庆贺的日子,请亲戚,宴朋友,都要请他作为上宾。要是他一次不到,就觉得不满意,都说没有江生不开心。江瑶柱对这些宴会感到很辛苦和厌烦,有时也躲到人家找不到的地方。但有一些好事者,为找他再辛苦也不在乎。至于朝廷中那些高官名流到东南一带做官的人,也都认为四明是好地方,对江瑶柱很感兴趣。只有扶风郡的马太守对江瑶柱不太礼貌。江瑶柱渐渐不太满意,于是就脱身前往杭州。因为路上受了热风,得了干病。亲友强拉他起来,去参加酒宴。宴席中有位合氏子,也是江淮一带的名士,坐在他的上位。大家都感叹赞美说:"听到你的名声很久了。但是乡间的那些赞美之辞,不能全信,就像韩子所说的面目可憎、语言无味的人,难道不是你吗?你只管回去,人家不喜欢你而把你抛弃到海边,碰到逐臭之人,才会把你请回去。你怎么还能跟合生争高下呢?"江瑶柱不知如何回答,非常羞惭地回到住处,对他的朋友说:"我背弃了祖宗的告诫,不能深隐于海上,却随意参加酒宴,又没有馨德,发出的只有腥臭,确实该被合生排挤。而太守大人贬抑我,本来就应当跟随您游历于水下。如果不得志,即使是粉身碎骨又有什么可遗憾的呢?我现在要离您而去。"后来江瑶柱果然走了。此后他的族人又在四明兴盛起来,但是声望稍微降低了。

太史公曰:里谚有云①:"果蓏失地则不荣②,鱼龙失水则不神。"物固且然,人亦有之。嗟乎!瑶柱诚美士乎!方其为席上之珍,风味蔼然③,虽龙肝、凤髓,有不及者。一旦出非其时而丧其真,众人且掩鼻而过之。士大夫有识者,亦为品藻而置之下。士之出处不可不慎也,悲夫!

【注释】

①里谚:市井谚语。

②果蓏(luǒ):瓜果的总称。

③蔼然:和气友善的样子。这里是拟人化的描述。

【译文】

太史公说:市井俗语说:"瓜果离开了土地就不繁茂,鱼龙离开了水就没有神通。"万物一理,人也是这样。唉!江瑶柱也算是优秀的人物了。当他在宴席上被视为珍品,风味和美,即使是龙肝、凤髓,也比不上。

一旦出来的不是时候,失去他本来的真性,大家就捂着鼻子躲开。士大夫中有了解他的人,也在品评时将其放在下面的位置。士人的出处不可不慎重,悲哀啊!

　　奉化县,四月南风起,江瑶一上可得数百,如蚌,稍大,肉腥韧不堪①。惟四肉柱,长寸许,白如珂雪②,以鸡汁瀹食肥美③,过火则味尽也。王元美④

　　只为逐人好恶,自己便失了主张,瑶柱之所以有愧于乃祖也。

【注释】

①不堪:难以忍受。

②珂(kē)雪:指白雪。喻如玉般洁白。

③瀹(yuè)食:煮食。

④王元美:即王世贞,字元美。明代中后期文坛领袖。

【译文】

　　奉化县,四月南风刮起来的时候,江瑶一网就有数百只,和蚌很像,稍微大一点,肉腥韧难以忍受。只有四个肉柱,长一寸多,像雪一样洁白,用鸡汁煮食非常肥美,火候过头就没有味道了。王元美

　　只为了追随人的好恶,自己便失去了主张,这是瑶柱有愧于祖先的原因啊。

东坡酒经

【题解】

　　《东坡酒经》虽然文字短小,但详细叙述了酿酒的完整过程,简练而精辟,是酿酒的经典文献,影响很大。从《东坡酒经》描述来看,苏轼所

酿造的是黄酒,与今天黄酒的酿造流程基本相似,产酒率也相差不大,可见,在北宋时期,黄酒酿造工艺已经相当成熟了。

从中医药的角度来看,黄酒的主要功用在于通血脉、厚肠胃、润皮肤、散湿气、和血、养气、暖胃等,具有保健强身作用,最显著的疗效可能是驱除风湿,舒筋活血。黄酒多在炎热的南方酿造和饮用,至今仍是当地人喜欢的一种酒精饮料。黄酒含有丰富的氨基酸,氨基酸是组成蛋白质的基本单位,所以有比喻说啤酒是"液体面包",而黄酒则是"液体蛋糕"。

南方之氓①,以糯与粳②,杂以卉药而为饼③。嗅之香,嚼之辣,揣之枵然而轻④,此饼之良者也。吾始取面而起肥之,和之以姜液,炁之使十裂⑤,绳穿而风戾之⑥,愈久而益悍⑦,此曲之精者也。米五斗以为率,而五分之,为三斗者一,为五升者四。三斗者以酿,五升者以投,三投而止,尚有五升之赢也⑧。始酿以四两之饼,而每投以二两之曲,皆泽以少水,取足以散解而匀停也。酿者必瓮按而井泓之⑨,三日而井溢,此吾酒之萌也。酒之始萌也,甚烈而微苦,盖三投而后平也。凡饼烈而曲和,投者必屡尝而增损之,以舌为权衡也⑩。既溢之,三日乃投,九日三投,通十有五日而后定也。既定乃注以斗水,凡水必熟而冷者也。凡酿与投,必寒之而后下,此炎州之令也⑪。既水五日乃篘⑫,得二斗有半,此吾酒之正也。先篘,半日,取所谓赢者为粥,米一而水三之,揉以饼曲,凡四两,二物并也。投之糟中,熟捆而再酿之⑬,五日压得斗有半,此吾酒之少劲者也。劲正合为四斗,又五日而饮,则和而力严而不猛也。篘绝不旋踵而粥投之⑭,少留,则糟枯中风而酒病也。酿久者酒醇而丰,速者反是,故吾酒三十日而成也。

【注释】

①氓（méng）：民众。

②粳（jīng）：粳米。

③卉药：中草药。

④枵（xiāo）然：虚大、空虚的样子。

⑤十裂：十字裂纹。

⑥风戾：风吹干。

⑦悍：形容酒曲的力道强。

⑧嬴：剩余。

⑨井泓：指在瓮中的米饭中掏挖一个直通底部的洞，像井一样。

⑩权衡：判断的标准。

⑪炎州：炎热的地区。

⑫篘（chōu）：用竹编成的滤器，是一种无底竹筐，多用于过滤酒。

⑬挼（ruó）：揉搓。

⑭旋踵：掉转脚跟，比喻时间极短。

【译文】

南方的老百姓，用糯米和粳米，拌上草药，蒸成饼。闻着香，嚼着辣，拿起来感觉虚空而轻，这就是质量很好的酒饼。我先取面使之发酵，掺入姜汁，然后放入笼里蒸，等它出现十字裂纹后，再用绳子将其串起来风干，时间越长，曲的力道越强，便是质量最好的酒曲。以五斗米为准，分作五份，一份为三斗，剩下的两斗分成四份，每份半斗，即五升。三斗是最初用的主体酿造部分；五升的三份是以后依次投入的投料。投料投三次，留一份备用。开始酿酒，用四两的酒药饼，每次同时投入二两酒曲，都要掺和少量水，使其松散均匀。酿酒者必定用瓮来酿酒，把米饭和酒药按紧，中间掏一个"井"，直通底部。三天后，发酵液上涌快要溢出，这是最早产出的酒。这刚产出来的酒性烈而略带苦味，必须投料三次，酒性才能平和。如果酒饼性烈，而酒曲性和，必需多次尝试而增减投放分量，用舌头来判断。上溢三天后再投，九天里共投三次，总共十五天后，发酵就停止了。停止以后加入一斗水，水须是冷却后的开水。凡是最初酿酒用的米和以后投的米，须先蒸煮过，待冷却了再投入瓮中，这是在炎热地方酿酒的要领。注水五日后，就用篘来过滤，可得酒二斗半，这是正宗的酒。滤酒半日后，将留存的米煮成粥，按一份米三份水的比例加水，再加入饼曲，共四两，一并投入酒糟中，拌和均匀，再度酿酒。五天后滤酒，又可得酒一斗半，这第二次的酒缺少烈劲。将两次滤得的酒混合，共得酒四斗。五天后就可饮用了，酒味醇和深厚而不猛烈。滤酒后，立即加入粥，否则即便是很短的时间，酒糟也会被风吹干，酒就不好了。酿造时间较长，醇和量多。快速酿出的酒，结果相反。所以我酿酒，要三十天才能酿成。

每"也"字上，必押韵。暗寓于赋，而读之者不觉其激昂渊妙，殊非世间笔墨所能形容。洪容斋

【译文】

每个"也"字上，都一定押韵。这是暗寓于赋中的，但读者没有察觉其激昂渊妙，真是非世间的笔墨所能形容的啊。洪容斋

真一法酒 寄徐得之[①]

【题解】

《东坡志林》记载说："绍圣二年五月望日，敬造真一法酒成，请罗浮道士邓守安拜奠北斗真君。将奠，雨作。已而清风肃然，云气解驳，月星皆见，魁标皆爽。彻奠，阴雨如初。"真一酒是否有苏轼描写得如此神奇

另当别论,但苏轼极为重视真一酒,除了本文之外,还作有《记授真一酒法》《真一酒诗》《真一酒歌》等诗文记其事,可谓隆重。

由于真一酒后来失传,所以它到底是一种蜜酒,还是黄酒,目前还难以确定。但苏轼对它的欣赏超出其他酒,是他在海南地区开怀畅饮、款待朋友的主要品种。甚至于在1100年遇赦北归时,还带酒上路,并在路途上写诗□言:"好在真一酒,为我醉宗资"(《留别廉守》)。苏轼一生尝试过多种酿酒方法,大都效果不好,但毕竟积累了丰富的酿酒经验,故此接触了真一酒之后,酿造得质量较高,这或许也是他对此酒倍加青睐的原因吧。

岭南不禁酒,近得一酿法,乃是神授。只用白面、糯米、清水三物,谓之真一法酒。酿之成玉色,有自然香味,绝似王太驸马家碧玉香也[2]。奇绝!奇绝!白面乃上等面,如常法起酵,作蒸饼[3],蒸熟后,以竹篾穿挂风道中,两月后可用。每料不过五斗,只三斗尤佳。每米一斗,炊熟,急水淘过[4],控干,候令人捣细白曲末三两,拌匀入瓮中,使有力者以手拍实。按中为井子[5],上广下锐,如绰面尖底碗状,于三两曲末中,预留少许糁盖醅面[6],以夹幕覆之,候浆水满井中,以刀划破,仍更炊新饭投之。每斗投三升,令入井子中,以醅盖合,每斗入熟水两碗,更三五日,熟,可得好酒六升。其余更取醨者四五升[7],俗谓之二娘子,犹可饮,日数随天气冷暖,自以意候之。天大热,减曲半两。乾汞法传人不妨[8],此法不可传也。

【注释】

①真一:道家词语。本指保持本性,自然无为。后多以指养生的方法。

②王太驸马:即王诜,字晋卿。熙宁二年(1069)娶英宗女蜀国大长公主,拜左卫将军、驸马都尉。与苏轼交往密切,元丰二年(1079)因受苏轼牵连贬官。

③蒸饼:也叫炊饼,使用笼屉蒸制而成的食物,相当于后世所说的馒头。

④急水:指常水或酸性水。

⑤井子:即井。这里指类似井筒的形状。

⑥醅面:没有过滤过的酒表面的浮沫。

⑦醨(lí):薄酒,不醇厚的酒。

⑧乾汞法:道家的炼丹之术。

【译文】

岭南地区不禁止私人酿酒,最近得到了一个酿造的方法,真是神奇! 只要用白面、糯米和清水三物,叫作真一法酒。酿好的酒色泽和玉一样,有着自然的清香,和王太驸马家的碧玉香酒几乎一样。神奇到极点了! 神奇到极点了! 白面是上等的面,按照常规的方法发酵,作成蒸饼。蒸熟之后,用竹篾穿起来挂在风口,两个月后可以使用。每次数量不要超过五斗,三斗最好。每份用糯米一斗,煮熟,用酸性水淘洗,把水控干,让人取三两白酒曲捣成末,与糯米拌匀,放入瓮里,让有力气的人用手拍实。在中间掏一个像井筒一样的洞,上面大,下面小,就像绰面的尖底碗一样。捣碎的三两酒曲中,稍微留一点盖在浮沫之上,用布盖住。等到浆水溢满“井”,用刀划破,仍将煮好的新米饭投入。每一斗投三升米饭,投入“井”中,用浆水的浮沫盖住。每斗加入凉开水两碗,三五日后,就成功了,可以得到好酒六升。此外,还可以得到薄酒四五升,俗称二娘子,也可以饮用。日子长短随天气冷暖,留心观察。天气如果特别热,酒曲减少半两。乾汞法传给别人不妨事,这个酿酒的方法不可外传啊。

此即酿白酒法，但不知面中竟不杂他药否？又，入水时复投新饭，今亦不能详也。

【译文】

这就是酿白酒的方法，但不知道面中到底加不加其他药？另外，入水时又投新饭，现在也不能详细了解。

荠羹与徐十二

【题解】

荠菜是常见的野菜，味道甘美，《诗经·邶风·谷风》中便有"谁谓荼苦，其甘如荠"的记载，称赞荠菜味美。苏东坡在黄州，生活穷困，不得不想各种办法来艰难度日，因为发现荠菜极美，因此开心地撰文和朋友徐十二分享。

今日食荠极美。念君卧病，面、酒、醋皆不可近①，唯有天然之珍。虽不甘于五味，而有味外之美。《本草》："荠和肝气，明目。"凡人夜则血归于肝，肝为宿血之脏，过三更不睡，则朝旦面色黄燥，意思荒浪②，以血不得归故也。若肝气和，则血脉通流，津液畅润，疮疥于何有？君今患疮，故宜食荠。其法：取荠一二升许，净择，入淘了米三合③，冷水三升，生姜不去皮，捶两指大，同入釜中，浇生油一蚬壳多于羹面上④。不得触，触则生油气，不可食。不得入盐、醋。君若知此味，则陆海八珍⑤，皆可鄙厌也⑥。天生此物，以为幽人山居之禄，辄以奉传，不可忽也。朝奉公昨奉状⑦，且为致意。区区遣此⑧，不一一。羹以物覆则易熟，而羹极烂乃佳也。

【注释】

①不可近：指忌口，不能吃。

②荒浪：荒怠。

③合（gě）：古代容量单位，一升的十分之一。

④蚬（xiǎn）壳：蚬子的甲壳。

⑤陆海八珍：八种珍贵的食品。一般指龙肝、凤髓、豹胎、鲤尾、鸮炙、猩唇、熊掌、酥酪蝉八种。泛指珍馐美味。

⑥鄙厌：鄙视厌恶。

⑦朝奉公：当指徐十二之父。朝奉，朝奉郎、朝奉大夫之省称。

⑧区区：微小。自称的谦词。

【译文】

今天吃荠菜味道极为鲜美。想到您卧病在床，面、酒、醋都不能食用，只能吃些天然之珍。虽然没有五味调和之甘，却有独特的滋味。《本草》中说："荠菜能调和肝气，使眼睛明亮。"凡是人在夜间血液就会流回肝脏，肝脏是血液集中的地方，如果人过了三更还没有睡觉，那么第二天早上脸色枯黄干燥，精力分散，便是因为血没有归肝的缘故。如果肝气和，则血脉通畅，津液也畅润，哪里还会生疮疖？您现在身上生了疮，所以应该多吃荠菜。方法：取一二升荠菜，拣择干净，放进淘洗过的三合米，三升冷水，捶两指大没有去皮的生姜，同时放进锅中，浇一小蚬壳多生油在羹面上。羹不能触到油，触到了就会生油气不好吃了。不能放盐、醋。您吃完这道美味，那么所谓的陆海八珍，都会感到鄙厌了。上天生有这种物品，真是隐士们闲居山中的馈赠，传授给您，不可轻忽。昨日给朝奉公写信，且替我致意。就写到这里，不再多叙。羹上面用东西盖住容易熟，而羹极烂则味道才好。

　　余见一翁，年七十余，患大便秘结不解旬日矣，备极艰楚，百药不效。偶有劝食荠虀者，漫食之，脱然顿愈①，遂平复如常期。按:《本草》不睹此方,附记之。

【注释】

①脱然:病愈的样子。

【译文】

我遇到一个七十多岁的老翁,患大便秘结不解十几天了,非常痛苦,百药不效。偶然有人劝他吃一些荠菜,随便吃了以后,疾病立刻痊愈,于是平复如常。按:《本草》中没有看到此方,附记下这件事。

与循守周文之①

【题解】

此信写于苏轼在海南之时。在这封信中,提到了多个故人。其中像林行婆不过是苏轼在惠州时的邻居,苏轼也颇为挂念,并有礼物相赠,足见苏轼是个情感丰富、十分念旧之人。他之所以能够朋友遍天下,也和这种真性情有密切关系吧。

郑君知其俊敏笃问学②,观所为诗文,非止科场手段也③。人去,忙作书,不及相见,且致此意。李公弼亦再三传语。承许远访,何幸如之。海州穷独④,见人即喜,况君佳士乎? 林行婆当健⑤,有香与之,到日告便送去也。八郎房下不幸⑥,伤悼。

【注释】

①循守:循州太守。周文之:即周彦质,曾任循州、惠州太守。

②郑君:即郑清叟,生平不详,苏轼有《赠郑清叟秀才》诗。俊敏:灵

敏过人。

③手段:本领、技巧。

④穷独:孤独无依。

⑤林行婆:苏轼居住在惠州时的邻居,早年守寡,开小酒店为生,与苏轼相善。

⑥八郎:指苏辙之子苏远。房下:妻子。

【译文】

早就知道郑君聪敏笃学,看他所作的诗文,不只是科考应制的技巧。来人要走,我忙于写信,来不及相见,暂且致意。李公弼一再传话过来。蒙承答应远来做客,何等的幸运! 海州偏远闭塞,能见人来便大喜过望,何况是您这位高人名士呢? 林行婆想必康健,有香要给她,到了方便的时候麻烦送去。八郎妻子去世,很难过。

与周文之

【题解】

在这封写给循州太守周文之的书信中,苏轼描述了自己被贬谪到岭南后的印象及感慨。虽然在中原人看来,当时的岭南地区是瘴疠之地,令人望而生畏,但是苏轼却抱着乐观的心态发现了这里的优点,认为这里的人"寡求而易安,有足乐者"。此外,信中苏轼还谈到了吏治的问题,表明他虽然仕途不顺,但是内心深处依然不忘此道。

近蒙寄示画图及新堂面势①,仍求榜名。岭南无大寒、甚暑②,秋冬之交,勾萌盗发③,春夏之际,柯叶潜改④。四时之运默化,而人不知。民居其间,衣食之奉,终岁一律⑤,寡求而易安,有足乐者。若吏治不烦,即其所安而与之俱化,岂非牧养之妙手乎⑥? 文之治循⑦,已用此道,故以"默化"

名此堂，如何？可用，便请题榜也。

【注释】

①面势：指建筑物和自然环境的外观、位置等。

②甚暑：极端炎热。

③勾萌：草木的嫩芽。盗发：偷偷地萌发。

④柯叶：枝叶。

⑤一律：一致，不变。

⑥牧养：治理，统治。

⑦循：循州。周文之时为循州太守。

【译文】

近来承蒙您寄来画图和新堂的各种情况，还要我为新堂取名。岭南没有大冷大热的情况，秋冬之交，花草树木悄悄滋生；春夏之际，枝叶也在暗暗更新。四季更替默默进行，而人们并不注意。居住在这里的人，吃饭穿衣整年一样，欲望很少，容易安抚，能够知足常乐。如果官吏不去烦扰，能顺应其安并与之同化，怎能不说是治民安民的高手呢？文之您治理循州，用的就是此种妙法，因此我想以"默化"为此堂命名，如何？可用的话，就请题写匾名吧。

浙中谓饮酒为软饱。仆有诗云："三杯软饱后，一枕黑甜余①。"先生自注。

【注释】

①三杯软饱后，一枕黑甜余：见苏轼《发广州》诗。

【译文】

浙中称饮酒为软饱。我有一首诗说："三杯软饱后，一枕黑甜余。"先生自注。

答朱康叔①

【题解】

在这封写给朱康叔的信中，苏轼提到了康叔赠送的"生酒"。生酒属于米酒，又叫小酒或清酒，是未经蒸煮过的酒，随酿随卖。这种酒价格便宜，度数不高，味道独特，很受宋代人的喜爱，不过正如苏轼文中所言，此酒在天气炎热的时候不容易酿造和保存，储存的时间稍长一点，就会发酸变质，无法饮用。所以苏轼收到朱康叔的馈赠，才会喜悦不已。

与可船旦夕到此②，为之泫然③，想公亦尔也。子由到此，须留他住五七日，恐知之。前曾录《国史补》一纸④，不知到否？因书略示谕。蒙寄惠生煮酒四器，正济所乏，极为珍感⑤。生酒，暑中不易调停⑥，极佳。然闵仲叔不以口腹累人⑦。某每蒙公眷念，远致珍物，劳人重费，岂不肖所安耶！所问菱、翠⑧，至今虚位，云乃权发遣耳⑨，何足挂齿牙！冯君方想如所谕，极烦留念。又蒙传示秘诀，何以当此。寒月得暇，当试之。天觉亦不得书。此君信意简率，乃其常态，未可以疏数为厚薄也⑩。酒法是用绿豆为曲者耶？亦曾见说来。不曾录得方，如果佳，录示亦幸。鲟鲊，极珍！极珍！

【注释】

①朱康叔：即朱寿昌，字康叔。以父荫守将作监主簿，后官司农少卿、朝议大夫、中散大夫。朱康叔以孝扬名，为寻生母，曾刺血写经数十年，是古代"二十四孝"之一。

②与可船：指载有文同灵柩的船只。与可，即文同，字与可。北宋画家。与苏轼为表亲。

③泫然：流泪的样子。

④《国史补》：唐代李肇著。又称《唐国史补》，记载唐代开元至长庆之间朝野轶事及典章制度等。

⑤珍感：十分感谢。

⑥调停：安排、处理。

⑦闵仲叔：闵贡，字仲叔，东汉时期隐士。《高士传》中记载："（周）党见仲叔食无菜，遗之生蒜。仲叔曰：'我欲省烦耳，今更作烦邪？'受而不食。"

⑧菱、翠：指采菱、拾翠。苏轼的两个侍女。

⑨　云：指侍妾王朝云。权发遣：宋代的官制名目，通常用于官员临时性任命。这里是苏轼在戏谑王朝云的身份。

⑩疏数：稀疏和密集。

【译文】

载有与可灵柩的船马上就会到来，我为此热泪盈眶，想您也一样。子由到此，我将留他暂住五六天，恐怕您已知道。我以前誊录的《国史补》一纸，不知您是否已收到？请来信时告知。蒙您寄送四瓮生酒，我正缺此物，深为感激。生酒，暑天中不易调制，味道奇佳。但闵仲叔却从不因食物麻烦他人。您时常惦念我，远道赠送珍贵物品，既劳动人手又增加花费，怎能让我忍心领受呢！您问起的菱、翠，还没有纳为妾，朝云很快纳妾了，哪里值得您特意提及！冯君方想如信中所说，真是麻烦留心。又蒙您传我秘诀，我怎能承担得起？寒月之中如有闲暇，将尝试尝试。天觉也没有给我来信。此君信件疏简，向来如此，不能按收信的多少断定他待人亲疏。制酒之法，是用绿豆作酒曲吗？我曾听说过。但不曾得知做法，如果的确佳妙，望能誊录给我。赠送的鲟鮓，极为珍贵！极为珍贵！

朱康叔，七岁失母，刺血写经，求之四十余年，乃得之蜀中。先生有诗贺之。《国史补》杜羔事①，正与康叔相类。先生读史至此，遂录以遗之。康叔时为鄂州守。

【注释】

①杜羔：唐德宗贞元五年（789）进士。遭兵乱，父死母离，羔忧号终
　日。及从兄杜兼为泽潞判官，鞠狱，因得其母。后至佛寺，观柱间
　有文字，乃其父临死记墓所在，羔奔往，遂得其葬所。

【译文】

朱康叔七岁与母亲失散，他刺血写经，找了四十多年，才在蜀地找
到。先生有诗祝贺。《国史补》中记载的杜羔事，正与康叔相似。先生读
史读到这里，于是抄录下来送给他。康叔时任鄂州守。

与吴君采

【题解】

文中提及了捕私酒之事。按，宋代实行酒类专卖制度，私自酿酒超
过一定数量是要被判处死刑的。但酒的利润极高，这也注定了在商业发
达的宋代，有很多商人敢铤而走险，不顾律法私自酿酒。

近日黄州捕私酒甚急①，犯者门户立木以表之②。临皋
之东有犯者，独不立木。怪之，以问酒友，曰："为贤者讳。"
吾何尝为此③，但作蜜酒尔。

【注释】

①私酒：私自酿酒。按，宋代禁止私人酿酒。

②立木：竖木于地。表：作为标记。

③为此：指酿私酒。

【译文】

最近黄州追查私酒非常紧,触犯的人要在家门口立木以为标记。临皋之东有犯法的人,却没有立木。我觉得很奇怪,去问酒友,回答说:"是为贤人避讳。"我哪里做过这种事,只是酿点蜜酒罢了。

榷酒之法[①],作俑于汉[②],迄于宋、元不改。龟山先生言[③]:所在官吏遂张乐集伎,以来小民,政之不美,未有甚于此也。前代更有醋禁、矾禁等类,我朝悉举而蠲之[④],可谓高出千古矣。

【注释】

①榷酒:亦称榷酤、酒榷,是酒类专卖制度。始行于汉武帝时,即由官府控制酒的生产和流通,独占酒利,不许私人自由酿酤。

②作俑:古代制造陪葬用的偶像。后指创始,首开先例。多用于贬义。

③龟山先生:杨时,字中立,号龟山,人称"龟山先生"。宋代儒家学者。杨时在《龟山集》中云:"朝廷设法卖酒,所在官吏遂张乐集妓女以来小民。此最为害教……"

④我朝:指明代。蠲(juān):废除。

【译文】

榷酒之法最初施行于汉代,直到宋、元都没有改。龟山先生说:所在官吏遂张乐集伎,以吸引小民前来,在恶政中,没有比这个更过分的了。前代更有醋禁、矾禁等类,我大明朝全部予以废除,可以说远超前朝了。

与钱穆父[①]二首

【题解】

这两封写给钱穆父的书信中,都提到了美食,不论是江瑶这样的珍味,还是竹笋这样的家常菜蔬,东坡都写得兴致盎然,乐在其中。

承录示元之诗②,旧虽曾见之,今得公亲书,甚喜。令跋尾③,诗词如此④,岂敢挂名其间。惠示江瑶,极鲜,庶得大嚼,甚快。北方书问几绝⑤,况有苞苴见及乎⑥！昨日忽得两壶,谨分其一,不罪微浼⑦。

【注释】

①钱穆父:钱勰,字穆父。积官至朝议大夫,爵会稽郡开国侯。能诗能文,长于书法,与苏轼相交甚笃。

②元之:王禹偁,字元之。北宋文学家。

③跋尾:即跋文。

④如此:这里意为诗文非常好。

⑤书问:书信,音问。

⑥苞苴(jū):馈赠的礼物。

⑦浼(měi):请求。此处指心意。

【译文】

承蒙抄录给我看元之的诗,过去虽曾见过,现在接到您亲笔抄录的,非常高兴。您命我写跋文,如此好的诗词,我岂敢挂名其间。惠赠的江瑶极鲜,将大饱口福,非常愉快。北方的书函几乎断绝,更别说馈赠的礼物了！昨日忽然得到两壶,谨分一壶与您,不要怪罪我的小心意。

新刻特蒙颁惠①,不胜珍感。竹萌亦佳贶②,取笋簟、菘心与鳜相对,清水煮熟。用姜、芦服自然汁及酒三物等,入少盐,渐渐点洒之③,过熟可食。不敢独味此,请依法作,与老嫂共之。呵呵。

【注释】

①新刻：指新刻的诗文等作品。

②竹萌：竹笋的别称。贶（kuàng）：赐赠之物。

③渐渐：慢慢，逐渐。

【译文】

谢谢您将新刻的作品赠我，不胜感激。竹笋也是很好的赠礼，取竹子、白菜心与鳜鱼一起，用清水煮熟。再用姜、萝卜汁和酒，加点盐，慢慢点洒在上面，熟了就能吃。我不敢独享如此美味，请照法制作，与老嫂共同享用。呵呵。

与史彦明

【题解】

这是苏轼写给同乡史彦明的一封书信，可以看出，史彦明之前寄给了苏轼一些东西，其中有"秋石"，这是一种从童男童女尿液中提取的药物，多用于方士炼丹之用，被视为具有长生的效果。苏轼是否应用过此药，从书信中尚看不出来。结合苏轼的养生实践来看，他对于各种养生方法都极有兴趣，但是并不一定盲从照搬。

新宁想未赴上前所欲发书①，至时可示谕也②。程懿叔去后③，旅思牢落④，闻已到郡矣⑤。寄惠秋石⑥，极感留意。新春，龙鹤菜根有味⑦，举箸想复见忆耶？

【注释】

①新宁：宋县名。在今重庆开江。

②示谕：告知。

③程懿叔：程之邵，字懿叔。眉山人。

④牢落：孤寂，无聊。

⑤郡：指程之邵任职的泗州。

⑥秋石：药物的名称，从童男童女尿液中萃取提炼而来，古代方士常以此药进贡皇帝，称其能"长生不老"。

⑦龙鹤菜：四川眉山附近出产的一种野菜，或即龙巅菜。《峨眉山志》记载："龙巅菜，似椿树。头有刺，似白芥菜，满山自生。"

【译文】

在你还没到新宁赴任前，我想给你写信，到时请告诉我一声。程懿叔离开后，旅途孤寂，听说已到达郡中。您寄赠秋石，我深感厚爱。新春时节，龙鹤菜根很有滋味，举筷时想必还会想起来吧？

与程正辅①

【题解】

苏轼在惠州时，表兄兼姐夫程正辅任广南东路提刑之职。两家虽然此前有矛盾长期不来往，但在这岭南边远之地，终于重修旧好。在惠州期间，苏轼与程正辅书信来往不断，互相关心，这是其中的一封书信。

近检法行奉书②。未达间，伏蒙赐教，并寄惠柑子，此中虽有，似此佳者，即不识也。但十有一二坏尔。谨如教略尝，不多啖也。比日还府以来③，起居佳胜。某与儿子如昨，不烦念及。大郎、三郎有近耗未？岁暮无缘会合，惟冀若时珍练④，区区不宣。

【注释】

①程正辅：苏轼表兄兼姐夫，时任广州提刑。

②检法：宋尚书省负责检查执法之事的部门。《宋史·职官志》："曰

　　检法,掌凡本部检法之事。"奉书:致书,给人写信。

　　③还府:指程正辅回到治所。

　　④珍练:珍重、保养。

【译文】

　　最近检法官离开时托他给您捎信。信还未到,就接到您的来信和寄赠的柑了。柑子这里虽然也有,但这么好的没有见过。只是十个里头有一两个坏的。按照您的嘱咐少尝了一点儿,没有多吃。近日您回到治所以来,身体好吧。我和儿子一切如旧,不劳牵挂。大郎、三郎近来有没有消息? 快到年底了没有机会见面,只望顺应时序多加珍重,其余的我不再多叙。

与赵仲修

【题解】

　　这是苏轼写给朋友赵仲修的信件,主要是感谢对方馈赠自己羊肉,文字虽短,却极为幽默有趣。

　　公清贫,更烦辍惠羊边①。谨以拜赐,使我有数日之饱。公亦乃无浃旬蔬食耶②? 一噱③。

【注释】

　　①辍惠:割舍心爱之物馈赠。

　　②浃(jiā)旬:一旬,十天。

　　③噱(jué):大笑。

【译文】

　　先生清贫,却又送羊边肉给我。拜收您的恩赐,能使我有数日饱餐。想必您不会失去十几天的蔬食吧? 一笑。

与杜孟坚^①

【题解】

苏轼与杜孟坚是故交，二人日常通信颇多。苏轼现存最后一件书法作品便是建中靖国元年（1101）四月二十八日写给杜孟坚的书信。

朱守饷笋^②，云潭州来^③，岂所谓猫头之稚者乎^④？留之必为庖僧所坏，尽致之左右，馔成，分一盘足矣。

【注释】

①杜孟坚：曾任黄州县令。苏轼与其父杜道源熟识，与其亦为老友。

②饷：赠送。

③潭州：治今湖南长沙。

④猫头：笋的别名。

【译文】

朱太守送给我一些笋，说是潭州的笋，这恐怕就是人们常说的嫩猫头笋吧？如果留下来，想必会被僧厨做坏，索性全送给您，做好之后，分我一盘就足够了。

与张朝请^①

【题解】

苏轼新得四壶滋味醇洌的酒，不过，可惜的是，身为逐客，空有美酒在前，却无宾客相陪，只能对着影子自酌，寂寞之情可想而知。

新酿四壶，开尝如宿昔，香味醇洌^②，有京洛之风^③。逐客何幸得此，但举杯属影而已^④。海错亦珍绝^⑤，此虽岛外，人不收此,得之又一段奇事也。眷意之厚,感怍无已⑥。

【注释】

①张朝请:即张逢。绍圣中任雷州太守。

②醇冽:醇正浓烈。

③京洛:泛指国都。

④属(zhǔ)影:对着影子。

⑤海错:种类错杂的海产。

⑥感怍(zuò):感激惭愧。

【译文】

新酿的四壶酒,品尝起来和过去一样香味醇正浓烈,有京都之风。我这个逐客有幸得到,但只能举着杯子对影而已。各种海产品也极珍贵,此处虽是海岛,但本地人并不珍视海产,得到它也是一段奇事。您的眷顾之意非常厚重,只有不尽的感激惭愧。

与孟亨之①

【题解】

刍豢美食之余,偶然吃些清淡的素斋,能够调理脾胃,减轻身体负担,对于身体自是有益无害。

今日斋素,食麦饭、笋脯有余味,意谓不减刍豢。念非吾亨之,莫识此味,故饷一合,并建茗两片②。食已,可与道媪对啜也③。

【注释】

①孟亨之:苏轼在黄州的时候,孟曾任黄州通判,与苏轼有交游。

②建茗：即建茶。因产于福建建溪而得名，系宋代名茶之一。

③道媪：犹道婆。此处当是戏称孟亨之的夫人。

【译文】

我今天持斋吃素，吃麦饭、笋干时觉得别有风味，自以为其鲜美程度不下肉食。想来除了亨之，再也无人能识此味，因此也送您一盒，并附上两片建茶。您吃完后，可以和夫人相对啜饮。

与姜唐佐秀才①

【题解】

此信写于元符二年（1099）十月，虽然聊的是日常饮食琐事，但足见苏轼与姜唐佐的师生情谊之深和交游之亲密。

今日霁色②，尤可喜。食已，当取天庆观乳泉③，泼建茶之精者，念非君莫与共之。然早来市无肉，当共啖菜饭耳。不嫌④，可只今相过。某启上⑤。

【注释】

①姜唐佐：字君弼。曾跟随苏轼学习，为苏轼所重。

②霁色：指晴朗时天空的蔚蓝颜色。

③天庆观乳泉：参见《天庆观乳泉赋》。

④嫌：嫌弃。

⑤启上：犹禀呈。旧时书信用语。

【译文】

今天天气晴朗，特别令人高兴。吃过饭后，就当用天庆观的乳泉冲制上好的建茶，想来只有您才能够分享此茶。然而早上市中无肉，只能一起吃些粗茶淡饭罢了。不嫌弃的话，可在今天过来。某启上。

简而多风。王圣俞

【译文】

简略而多风趣。王圣俞

与米元章①

【题解】

　　苏轼和米芾有长达二十余年的友情，苏轼较米芾年长十几岁，二人亦师亦友，交流频繁。此信写于建中靖国元年（1101），距离东坡病逝已经时日不多。短短数语，记录了两件事，一是苏轼贪吃冷食而拉了肚子，煮了黄耆粥来调养；另一件是欣赏米芾送来的印章。黄耆性微温，主治脾虚泄泻，用其所熬的粥确实可以治疗腹泻，可见苏轼对于食疗养生颇有经验。

　　昨日啖冷过度②，夜暴下③，旦复疲甚。食黄耆粥甚美④。卧阅四印，奇古，失病所在。明日会食⑤，乞且罢，需稍健，或雨过翛然时也⑥。印却纳上。

【注释】

①米元章：宋代大书法家米芾，字元章。

②啖冷：吃生冷食物。

③暴下：指急性腹泻。

④黄耆：植物名。黄耆根可以入药，味甘，性微温，主治表虚自汗、气虚内伤、脾虚泄泻等。

⑤会食：聚会就餐。

⑥翛（xiāo）然：毫无牵挂、自由自在的样子。《庄子·大宗师》："翛然而往，翛然而来而已矣。"

【译文】

我昨天吃凉食太多，夜间腹泻，天亮后疲乏得很。吃了黄者粥，觉得味道真不错。当我躺在床上欣赏新奇古朴的四枚印章时，竟忘记了病痛在身。明天聚会宴饮之事，我想就暂且免了吧，需要等到我的病稍有起色，或者痊愈时再举行。现在将印章送还给您。

萧然不俗，尺牍擅场①。王圣俞

【注释】

①擅场：压倒全场。指技艺高超出众。

【译文】

萧然不俗，尺牍极为出众。王圣俞

记酿酒

【题解】

苏轼喜欢饮酒，几乎每天都会小酌几杯，而且他还亲自酿酒，以供日常饮酒所需。不过从本文来看，他酿酒的手艺显然不好，所以口味不佳，只能以"取能醉人"来自我宽解。

予虽饮酒不多，然而日欲把盏为乐①，殆不可一日无此君。州酿既少，官酤又恶而贵②，遂不免闭户自酝③。曲既不佳，手诀亦疏谬④，不甜而败，则苦硬不可向口。慨然而叹，知穷人之所为无一成者。然甜酸甘苦，忽然过口⑤，何足追计？取能醉人，则吾酒何以佳为？但客不喜尔。然客之喜怒，亦何与吾事哉！元丰四年十月二十一日书。

【注释】

①把盏：手持酒杯。表示敬酒或喝酒。

②官酤：指官府卖的酒。

③自酘：自己酿酒。

④手诀：手法诀窍。

⑤过口：这里意为品尝。

【译文】

我虽然不能饮太多酒，但是每日也以手持酒杯为乐，不能一天没有酒。州里酿的酒很少，官家卖的酒味道不好价格又贵，所以只能关上门自酿。酒曲既不好，手艺也不精湛，不甘甜而且酒败，所以苦硬难以入口。不禁感慨长叹，知道穷人的事情没有一件能成。但是酸甜甘苦，忽然就过口了，又有什么值得追究的？如果只追求能让人醉，那我的酒为什么要变成好酒？只不过客人不喜欢罢了。然而客人的喜怒，又和我有什么关系呢？元丰四年十月二十一日书。

　　聊自宽解之语耳，遂转出许多姿态①。

【注释】

①姿态：指诗文意趣的表现。

【译文】

只是自我宽解之语罢了，就又转出许多意趣。

扬州饮酒

【题解】

此文实为苏轼《和陶饮酒二十首》的诗前小序,表现了其不求大醉但求尽兴的豁达饮酒观。

吾饮酒至少①,常以把杯为乐,往往颓然坐睡②。人见其醉,而吾中了然③,盖莫能名其为醉、为醒也。在扬州时,饮酒过午辄罢,客去,解衣盘礴④,终日欢不足而适有余。因追和渊明《饮酒》二十首,庶以仿佛其不可名者,以示舍弟子由,并晁无咎云⑤。

【注释】

①至少:非常少。

②颓然:指酒后醉醺醺的样子。

③中:心中,内心。了然:清楚,明白。

④盘礴:箕踞而坐,意思是指神闲意定,不拘形迹。出自《庄子·田子方》:"公使人视之,则解衣盘礴。"

⑤晁无咎:晁补之,字无咎,号归来子。北宋时期著名文学家,"苏门四学士"之一。

【译文】

我饮酒很少,常以把盏为乐,酒后往往颓然坐着昏睡。人们以为我喝醉了,而我心中其实很明白,但也不知道到底是醉还是醒。我在扬州的时候,过了中午就停止饮酒,客人离开后,我便解衣箕踞而坐,整日欢畅不足而舒适有余。因此追和陶渊明《饮酒》二十首诗,希望将这种难以描述的情况,展示给我的弟弟子由和晁无咎。

　　大约大醉近昏，太醒近散。非醉非醒，如憨婴儿。胸中浩浩，华胥无国①，混沌无梦。梦觉半颠，不颠亦半。此真酒徒也。陈眉公

【注释】

①华胥：比喻梦境。典出《列子·黄帝》："（黄帝）昼寝而梦，游于华胥氏之国。"

【译文】

　　大约醉得厉害近乎昏迷，过于清醒近乎散漫。在非醉非醒之间，如同憨憨的婴儿。胸中感觉无比广大，仿佛置身于梦中的华胥之乡，混沌无梦。梦醒后觉得有些颠狂，即便不颠狂也有几分颠意。这是真正的酒徒。陈眉公

记饮酒二则

【题解】

　　此二则文字一名《书渊明诗》，是诗后的题跋文。这两篇题跋不但反映了苏轼的微妙心情，还生动地描述了诸多同时代士人的饮酒情态和醉貌，虽然每个人都着墨无多，却面目各具，活灵活现。

　　孔文举云①："坐上客常满，樽中酒不空，吾无事矣②。"此语甚得酒中趣。及见渊明云："偶有佳酒，无夕不倾。顾影独尽，悠然复醉③。"便觉文举多事矣。

【注释】

①孔文举：孔融，字文举。

②"坐上客常满"几句：出自《后汉书·孔融传》："宾客日盈其门，常叹曰：'座上客恒满，尊中酒不空，吾无忧矣。'"

③"偶有佳酒"几句：语出陶渊明《饮酒》诗前小序。

【译文】

孔文举说过："坐中客常满，樽中酒不空，我没有其他事了。"这句话颇得酒中三昧。等到看见陶渊明所说："偶有佳酒，无夕不倾。顾影独尽，悠然复醉。"便觉得孔文举又多此一举了。

陶潜诗云："但恐多谬误，君当恕醉人。"此未醉时说也。若已醉，何暇忧误哉①？然世人言"醉时是醒时语"，此最名言。张安道饮酒②，初不言盏数，少时与刘潜、石曼卿饮③，但言当饮几日而已。欧公盛年时④，能饮百盏，然常为安道所困。圣俞亦能百许盏⑤，然醉辄高叉手而语弥温谨⑥。此亦知其所不足而勉之，非善饮者。善饮者淡然与平时无少异也。若仆者，又何其甚？饮一盏而醉，醉味与数君何异？亦无所羡矣。

【注释】

①暇：闲暇，空闲。

②张安道：张方平，字安道。慷慨有气节，任官四川时，赏识苏家父子三人。

③刘潜：字仲方。好为古文，与石延年为酒友。石曼卿：石延年，字曼卿。北宋文学家。

④欧公：欧阳修。北宋文学家。

⑤圣俞：梅尧臣，字圣俞。北宋诗人。

⑥叉手：拱手。

【译文】

陶渊明诗云："但恐多谬误，君当恕醉人。"这是未醉时说的话。如果已经醉了，他还哪有时间担心失言呢！世人都说"醉时言即醒时语"，这是至理名言。张安道饮酒原不说喝多少盏，他年轻时与刘潜、石曼卿饮酒，只说应当喝几天而已。欧阳文忠公盛壮时，能喝一百盏酒，但还是常常被张安道灌醉，梅圣俞也能喝一百来盏，但他醉后却要高叉双手，而说话更温和谨慎。这也是他知道自己的不足之处而加以自勉的表现，并不是真正能喝酒的人。真正能喝酒的人，酒喝得再多也与平时一无两样。就像我，就更差了，喝一盏就醉，醉后的表现与以上数人没有什么差别。也没什么羡慕的。

具有波折。

【译文】

文章有起伏。

子明饮酒①

【题解】

东坡好酒众所周知，其留下的与酒有关的诗文也不计其数，不过他本人的酒量并不好。从此文可知，东坡的酒量甚小，从"少年望见酒盏而醉"，到后来"亦能三蕉叶"，看似有进步，不过蕉叶杯是小酒杯，因此还是算不上多。

吾兄子明旧能饮酒，至二十蕉叶②，乃稍醉。与之同游者，眉之蟆颐山观侯老道士③，歌讴而饮④。方是时，其豪气逸韵，岂知天地之大、秋毫之小耶？不见十五年，乃以刑名政事著闻于蜀⑤，非复昔日之子明也。侄安节自蜀来，云子明饮酒不过三蕉叶。吾年少望见酒盏而醉，今亦能三蕉叶矣。然旧学消亡，夙心扫地⑥，枵然为世之废物矣⑦！乃知二者有得必有丧，未有两获者也。

【注释】

①子明：即苏轼伯父苏涣第二子苏不疑，字子明。在家乡为官，一生未离蜀中。

②蕉叶：指蕉叶杯，一种浅底酒杯。

③蟆颐山：位于四川眉山。山上古迹众多，其中蟆颐观鼎盛时期是四川三大道观之一。老道士：据黄庭坚跋文，此道士即苏轼从叔苏慎言。

④歌讴：歌唱。

⑤刑名：古代指法律。

⑥夙心：从前的心愿。

⑦枵（xiāo）然：虚大、空虚的样子。

【译文】

我的兄长子明从前能喝酒，喝到二十蕉叶杯，才稍有醉意。和他一起往来的，是眉州蟆颐山观的老道士，二人一边歌唱，一边畅饮。当时，子明气概豪纵有逸兴，哪里管天地之大、秋毫之小呢？到现在，我们已有十五年没见过面了，他竟以讲求刑名、勤于政事在蜀中赢得了美名，已经不再是昔日的苏子明了。侄子苏安节从蜀中前来，说子明现在喝酒不超过三蕉叶杯。我年少时看到酒杯就醉，而今也能喝三蕉叶杯了。然而昔日所学的东西都忘得一干二净，先前的雄心也荡然无存，徒然成了世间的废物。我这才知道在饮酒和为官二者之间，有得必有失，没有两全其美的人。

老道士,盖子瞻之从叔苏慎言也[1],今年有孙汝楫登进士第。东坡自云饮三蕉叶,亦是醉中语[2]。余往与东坡饮一人家,不能一大觥,醉眠矣。鲁直题

【注释】

①从叔:即父亲的堂弟。

②醉中语:酒后之言。

【译文】

老道士应该就是子瞻的从叔苏慎言,今年他的孙子苏汝楫考中进士。东坡自己说能喝三蕉叶杯,也是醉话。我从前和东坡一起在一人家中饮酒,他连一大觥都喝不了,就醉过去了。鲁直题

漱茶

【题解】

中国是茶叶的原产国,有着悠久的茶种植历史和博大精深的茶文化。作为世界上最流行的饮品之一,茶饮是许多人每日必不可少的,而茶的保健作用、药用价值也广泛流传,为人熟知。但任何事物都有两面性,茶自然也不例外,并非每个人都适合饮茶,比如茶叶中含有鞣酸、咖啡因和多种芳香物质,这些对于神经衰弱、有心脑血管疾病的患者无疑是不合适的,即便是健康人,如果长期、过度地喝茶,也会有一些副作用产生,严重的甚至出现心悸、头痛等"茶醉"现象。而对此,一般人知之不多,苏轼《漱茶》一文正是为此而发,指出饮茶过量对人体中气的损害。并根据自己的体会,提出了用茶水漱口的方法,不止可以保护脾胃,对于牙齿也有坚固作用,还能起到消除口内烦腻、预防口臭的作用,有益而无害。后来《本草纲目》将东坡《漱茶说》全文摘录,足见其说有理。

除烦去腻①，世不可阙茶②。然暗中损人③，殆不少。昔人云："自茗饮盛后，人多患气，不复病黄④，虽损益相半，而消阳助阴，益不偿损也。"吾有一法，常自珍之：每食已，辄以浓茶漱口，烦腻既去，而脾胃不知。凡肉之在齿间者，得茶浸漱之，乃消缩，不觉脱去，不烦挑刺也⑤。而齿便漱濯，缘此渐坚密，蠹病自已⑥。然率皆用中下茶，其上者自不常有，间数日一啜，亦不为害也。此大是有理，而人罕知者，故详述云。元丰六年八月二十三日。

【注释】

①腻：油腻。

②阙：同"缺"。

③损人：损害人的身体。

④黄：本指黄庭，为道教用语。这里特指人体脾胃，脾五行为土居中。

⑤挑刺：即剔牙。

⑥蠹（dù）病：即蛀牙等牙病。

【译文】

去烦闷，除油腻，世上不能够缺少茶。但无形中对人身体造成损害，大概不少吧。过去有人说："饮茶之风盛行以来，人们多患中气不足，不再担心脾胃病。即便对人的益处与害处相半，但是茶消耗阳气，扶助阴气，得不偿失啊。"我有一个方法，自己平时很珍视：每次饭后，就用浓茶水漱口，口内烦腻得以去除，脾胃也不会受到损伤。齿缝中间的肉丝，经过茶水漱口之后，也会消缩，不知不觉就脱落，不需要再剔牙。牙齿得茶漱洗，也会渐渐坚固密实，蛀牙之类的疾病也会慢慢好转。漱口多用中下等的茶叶，上等茶自然不容易得到，隔几天喝一次，也不会造成危害。这种方法很有道理，但人们很少知道，所以详细记录下来。元丰六年八月二十三日。

　　此论甚简便宜人。

【译文】

这个方法非常简便适用。

时雨

【题解】

　　本文一名《论雨井水》，主要是针对日常生活中的水的养生价值进行了剖析。苏轼以为水不止有止渴之用，还具有养生疗疾的价值，其中最好的是雨水，用来烹茶、煮药都非常好，不但味美，还对身体有益。其次是甘冷的井泉之水，都是"良药"。按，这种以雨水为上佳的观念在古代是较为盛行的，用雨（雪）水烹茶的做法在文人中也是极为盛行的雅事。这种观念在现代来看，也有一定的道理，虽然同样都是水，但由于产地、环境、汲取方式等的不同，对于水质当然会有不同程度的影响。

　　时雨降，多置器广庭中，所得甘滑不可名。以泼茶煮药①，皆美而有益，正尔食之不辍②，可以长生。其次井泉甘冷者，皆良药也。《乾》以九二化《坤》之六二为《坎》③，故天一为水④。吾闻之道士：人能服井花水⑤，其效与石硫黄、钟乳等⑥。非其人而服之，亦能发背脑为疽⑦，盖尝观之。又分至日⑧，取井水，储之有方，后七日，辄生物如云母状⑨，道士谓"水中金"，可养炼为丹，此固常见之者。此至浅近，世独不能为，况所谓玄者乎？

【注释】

①泼茶：烹茶。

②正尔：正如此。

③《乾》以九二化《坤》之六二为《坎》：《乾》卦六爻皆阳，《坤》卦六爻皆阴，《坤》卦六二转化为阳爻，则其下卦即变为《坎》卦，坎为水。

④天一为水：河图有"天一生水，地六成之"的表述。河图中一至五称"生数"，六至十称"成数"。生数代表万物生长之势，成数代表万物成熟之势。又，一和六共宗，为水居北。《周易·系辞上》："天数五。五奇也。地数五。五耦也。五位相得而各有合。天地之数各五，五数相配，以合成金、木、水、火、土。"《正义》："若天一与地六相得，合为水；地二与天七相得，合为火；天三与地八相得，合为木；地四与天九相得，合为金；天五与地十相得，合为土也。"

⑤井花水：清晨初汲的水。

⑥石硫黄：一种矿物，可以入药，炼丹家视为长生药。钟乳：矿物名。可以入药，炼丹家视为长生药。

⑦疽（jū）：毒疮。

⑧分至日：指春分、秋分、夏至、冬至日。

⑨云母：矿物，通常呈板状或块状，外观上作六方形或菱形，可以入药，炼丹家视为长生药。

【译文】

　　等到下雨的时候，多放些容器在庭院中，收集起来的雨水十分甘滑，简直难以形容。用这种水来烹茶煮药，味道都非常好，并且对身体有益处，若是天天吃这种水不间断，能让人延年益寿。比雨水稍次一些的是甘冷的井泉水，也是治病的良药。《乾》卦以九二阳爻化《坤》卦之六二阴爻即为《坎》卦，所以天一为水。我听道士说：人可以喝清晨汲取的井水，效用和石硫黄、钟乳相当。若不适合的人喝下去，也可能引发背上、脑袋上的疮疮，我曾经亲眼看到过。等到春分、秋分、夏至、冬至的时候取井水，以合理的方法储藏起来，等七日之后就会生出一种像云母一样的物质，道士称之为"水中金"，可以把它养起来炼成丹药，这也是常见之物。这种非常浅近简单的办法，世上的人都不能采用，何况那些玄之又玄的呢？

　　金陵泉品最胜，然人家喜贮佳水。每梅雨时①，多方收蓄，可经年不坏②。其味轻清不染，在诸泉水之上。虽市井亦善烹噍③，莫不较柔冽，试甘馨也。

【注释】

①梅雨：长江中下游等地区每年春夏间都会出现持续天阴有雨的气候现象，由于正是江南梅子的成熟期，故称其为"梅雨"，此时段便被称作梅雨季节。

②经年：全年。

③噍（jiào）：咀嚼，吃东西。

【译文】

　　金陵的泉水品质最好，但是当地人家喜欢贮存好水。每次梅雨来临时，多方收蓄，可以全年都不坏。它的味道轻清不染，超过了各种泉水。即便是市井人家也善于用来烹饪品尝，没有不比较柔和凛冽，品评甘美与馨香的。

锡杖泉①

【题解】

　　本文名为《锡杖泉》，实则内容并不只谈论此泉，而是根据自己的亲身经历，讲述了多个地方水的区别。如果说前文《时雨》是苏轼从理论上来分析水质差异,此文则是写作者亲身经历的地方,亲口饮用过的各地之水,因此就更有说服力。

锡杖泉在罗浮宝积寺②,即景泰禅师卓锡之地③,亦谓之卓锡泉。苏轼曰:"予昔自汴入淮,泛江溯汉归蜀,饮江淮水盖弥年④。既至,觉井水腥涩,百余日然后安之。以此知江之甘于井也审矣⑤。今来岭外,自扬子始饮江水⑥,及至南康⑦,江益清驶⑧,水益甘,则又知南江贤于北江也。近度岭入清远峡⑨,水色如碧玉,味亦益胜。今日游罗浮,酌景泰禅师锡杖泉,则清远峡水又在其下矣。岭外惟惠人喜斗茶⑩,此水不虚出也。绍圣元年九月二十六日书。"

【注释】

①锡杖泉:泉名。一名卓锡泉,位于广东罗浮山宝积寺内景泰禅师驻锡处伏虎岩下。

②宝积寺:位于罗浮山,为纪念唐中宗时惠州当地僧人、曾翻译多部佛经的怀迪和尚而建。庆历初年,宋仁宗赐额"宝积寺"。

③景泰禅师:南朝梁时僧人,曾在罗浮山宣扬佛法。卓锡:僧人云游时皆随身执持锡杖,因此挂单某处,便称为"住锡"或"卓锡",即立锡杖于某处之意。卓,植立。锡,锡杖。

④弥年:整整一年。

⑤审:果然。

⑥扬子:古地名。今江苏仪征,以隋炀帝在此建立行宫扬子宫而得名。

⑦南康:古地名。位于今江西赣州。

⑧清驶:水清流疾。

⑨清远峡：地名。位于今广东清远境内。

⑩斗茶：即比赛茶的优劣，又名斗茗、茗战。始于唐，盛于宋。

【译文】

锡杖泉位于罗浮山宝积寺内，就是景泰禅师卓锡的地方，也叫卓锡泉。苏轼说："我以前自汴水入淮河，沿长江逆汉水而上回到蜀地，饮用江淮水差不多有一年。到蜀地后，觉得井水既腥又涩，一百多天后才渐渐习惯。因此知道江水比井水甘甜是肯定的了。现在来到岭南，从扬子开始饮江水，到了南康，江水越发清澈流疾，水也更甜，由此又知道南方的江水又比北边的江水更好。近来越岭进入清远峡，水色像碧玉，味道也更好。今天游罗浮山，饮景泰禅师锡杖泉，则清远峡的水又在此水之下了。岭外只有惠州人喜爱斗茶，此水不枉自出此地。绍圣元年九月二十六日书。"

　　层递品骘①，俱阅历后得之。

【注释】

①品骘（zhì）：品评高低。

【译文】

一层层递进评定高低，都是亲身经历后得到的经验。

论食示客

【题解】

世人皆知苏轼是个老饕，其一生阅历既丰，又熟读万卷书，还有艺术感悟力，对于饮食的见解自然超出一般人。这里所开列的各地美食，仅仅读之便令人有食指大动之感。文章最后将自己所写的前、后《赤壁赋》作为饭后的娱乐节目，堪称绝妙的"包袱"，含着淡淡的"苏式幽默"，令人忍俊不禁。

东坡与客论食次，取纸一幅，书以示客云："烂蒸同州羊羔①，灌以杏酪，食之以匕不以箸②；南都麦心面③，作槐芽温淘④，掺以襄邑抹猪⑤；炊共城香粳⑥，荐以蒸子鹅；吴兴庖人斫松江鲙⑦。既饱，以庐山康王谷帘泉⑧，烹曾坑斗品⑨。少焉，解衣仰卧，使人诵东坡先生《赤壁》前、后赋，亦足以一笑也。"

【注释】

①同州：地名。治今陕西大荔。

②匕：羹匙。箸：筷子。

③南都：宋代时的商丘被称为南都。

④温淘：面条煮熟后捞起放着，顾客要时加上热作料就成，叫温淘。

⑤襄邑：即今河南睢县。抹猪：一道用猪肉做成的美食。

⑥共城：古地名。治今河南辉县。

⑦松江鲙：松江鲈鱼切成的鱼片。苏轼《后赤壁赋》中有"巨口细鳞，状如松江之鲈"语。

⑧康王谷帘泉：位于庐山主峰大汉阳峰南面康王谷中。陆羽在《茶经》中称之为"天下第一泉"。

⑨曾坑：地名。在宋时福建建安北苑苏氏园的最高处。

【译文】

东坡与宾客谈论饮食优劣，取了一幅纸，写下来展示给客人："蒸得软烂的同州羊羔，灌上杏酪，食用时用羹匙而不用筷子；南都商丘的麦心面，加上槐叶嫩芽做槐芽面条，拌上襄邑抹猪；煮共城香粳米，配上蒸童子鹅；再加上吴兴厨师做的松江鲈鱼鲙。吃饱以后，用庐山康王谷帘泉的泉水,来烹曾坑所产的斗品好茶。稍过一会儿,解开衣服仰卧着,让人朗诵东坡先生的《前赤壁赋》《后赤壁赋》,亦足以让人一笑。"

写来乃逾雅饬①。

【注释】

①雅饬:典雅整饬。

【译文】

文章写得更为典雅整饬。

陆道士联句①

【题解】

苏轼被贬岭南惠州时,尝到了当地朋友所做的"谷董羹"。谷董羹又名"骨董羹",是一种杂煮的饮食,得名于投各种食材入沸水时发出的"咕咚"声。吃这种美食不但能饱口腹,而且适合众人齐食,非常热闹,对于北方贬谪之人而言,还有什么比在异乡与朋友共享美食更贴心的呢?

江南人好作盘游饭②,鲊脯脍炙无不有,然皆埋之饭中。故里谚云:"掘得窖子。"罗浮颖老,取凡饮食杂烹之③,名"谷董羹",坐客皆称善。诗人陆道士,遂出一联句,云:"投醪谷董羹锅里,掘窖盘游饭碗中。"东坡大喜,乃为录之,以付江秀才,收为异时一笑。吴子野云④:"此羹可以浇佛。"翟夫子无言⑤,但咽唾而已。丙子十二月八日。

【注释】

①陆道士：指苏轼眉州同乡、道士陆惟忠。

②盘游饭：即将肉菜和饭混在一起烹饪。

③凡：所有的。

④吴子野：吴复古，字子野。

⑤翟夫子：翟逢亨。惠州名士。

【译文】

江南人喜欢做盘游饭吃，鲊脯脍炙等料无所不用，但都埋在饭里。所以市井谚语说："撅得窖子。"罗浮山颖老取来各种食物放在一起烹饪，名叫"谷董羹"，座中客人都称赞。诗人陆道士就写了一副联句："投醪谷董羹锅里，撅窖盘游饭碗中。"我大喜不已，就把它写了下来，交给江秀才，以博将来取乐。吴子野说："这种羹可以浇佛。"翟夫子没说什么，只是自咽唾液而已。丙子年十二月八日。

姜粥

【题解】

苏轼与王安石政见不合，屡受压制，故此诗文中对王多有揶揄之语。《姜粥》一文系苏轼记喝姜粥时想起的陈年旧事，刘贡父的风趣与王安石的"认真"相映成趣，令人捧腹。不过，能让聪明如王安石都一时上当，自是因为刘贡父的话半真半假，特别是引《本草》所言"姜多食损智"，确实符合药理，有一定道理。这一点，即便是孔子也是了解的，所以在"不撤姜食"之后，紧接着还有一句"不多食"，两句连起来理解，就全面了。姜具有发表散寒、温中止呕、益脾健胃等功能，对于人身体有益；但同时也不能多吃，因为吃多了会有副作用，如古人多认为秋季不宜多吃姜，会损伤人的体气，严重的还会导致某些疾病，如《本草纲目》引孙思邈所云："八九月多食姜，至春多患眼，损寿减筋力。"

王介甫多思而喜凿①,时出一新说,已而悟其非也,则又出一言解释之,是以其学多说。尝与刘贡父食②,辍箸而问曰:"孔子不撒姜食③,何也?"贡父曰:"《本草》④:生姜多食损智。道非明民,将以愚之。孔子以道教人者也,故不撒姜食,将以愚之也。"介甫欣然而笑。久之,乃悟其戏己也。贡父虽戏言,然王氏之学实大类此。庚辰二月十一日,食姜粥,甚美,叹曰:"无怪吾愚,吾食姜多矣。"因并贡父之言记之。

【注释】

①王介甫:即王安石,字介甫,号半山,封荆国公。北宋政治家、思想家、文学家、改革家,官至宰相。主张改革变法。在政治上与苏轼意见不合,故苏轼文中对于王安石每多讥讽之语。喜凿:喜欢穿凿附会。

②刘贡父:即刘攽(bān),字贡夫,一作贡父、赣父,号公非。北宋史学家。庆历进士,历任曹州、兖州、亳州、蔡州知州,官至中书舍人。一生潜心史学,治学严谨。与苏轼交好。

③不撒姜食:语出《论语·乡党》:"不撒姜食,不多食。"

④《本草》:《神农本草经》的省称,古代著名药书,所记药以草类为多,故称《本草》。

【译文】

王介甫勤于思考,但喜欢穿凿附会,时常提出一个新见解,没多久觉得不正确,便又用一新说来解释,所以他的学问有很多不同的说法。王安石曾与刘贡父吃饭,放下筷子后,王安石问:"孔子说'不撒姜食',为什么呢?"刘贡父回答:"《本草》说:生姜吃多了损伤智力。道不是要老百姓都明白,而是用道让老百姓变得更愚笨。孔子要用道来教化百姓,故而不撤姜食，实际就是为了让老百姓变愚蠢。"王安石听后欣然而笑。好大一会儿，才明白刘贡父是在戏弄自己。刘贡父虽然是在开玩笑，但王氏之学确实大多如此。庚辰年二月十一日，我吃姜粥，滋味非常好，感叹说："难怪我愚笨，我吃姜太多啊。"因此连刘贡父的话一并记下来。

东坡闻荆公《字说》新成①，戏曰："以'竹'鞭'马'为'笃'，不知以'竹'鞭'犬'有何可'笑'？牛之体壮于鹿，鹿之行速于牛，今'犇''麤'二字②，其义皆反之，何也？"又举"坡"字，问公何义。公曰："坡者，土之皮。"东坡曰："然则滑者，水之骨乎？"荆公默然。

【注释】

①荆公：即王安石。《字说》：王安石所撰，其中有许多穿凿附会之处。

②犇（bēn）：急走，奔跑。麤（cū）：粗大，粗厚。

【译文】

东坡听说荆公《字说》新写完，便开玩笑说："用'竹'鞭'马'为'笃'，不知道用'竹'鞭'犬'有何可'笑'？牛的身体比鹿强壮，鹿跑得比牛快，现在'犇''麤'两个字的意思都反过来了，为什么呢？"又举"坡"字，问荆公是什么意思。荆公说："坡是土之皮。"东坡说："这样的话，那么滑就是水之骨吗？"荆公无言以对。

二红饭

【题解】

这篇《二红饭》写于苏轼在黄州时期。所谓二红饭，就是大麦和红豆一起做的杂粮饭，是苏轼在主食不够时的无奈选择。本文虽然仅仅一百余字,却将苏轼穷困潦倒而又苦中作乐的生活描述得情趣横生,令人捧腹之余,又感受到其中无边的苦涩。

今年收大麦二十余石①,卖之价甚贱,而粳米适尽,课奴婢春以为饭②。嚼之啧啧有声,小儿女相调③,云是嚼虱子。日中饥④,用浆水淘食之⑤,自然甘酸浮滑,有西北村落气味。今日复令庖人杂小豆作饭⑥,尤有味。老妻大笑曰:"此新样二红饭也。"

【注释】

①石:容量单位,十斗为一石。

②课:督促。

③调:调笑,开玩笑。

④日中:中午。

⑤浆水:米汤之类。

⑥庖人:做饭的人。

【译文】

今年收获了二十余石大麦,卖掉的话价格很便宜,而家里的粳米快吃光了,所以督促奴婢春大麦来做饭。大麦嚼起来发出啧啧的声音,小儿女们互相开玩笑,说是在嚼虱子。中午肚子饿了,将这些大麦饭用浆水淘一淘再吃,却天然的甘酸浮滑,有西北村落里的风味。今天又让做饭的人将大麦和小豆杂在一起做饭,尤其有风味。老妻大笑说:"这是新发明的二红饭啊。"

没紧要话①,一涉笔,都觉有致。

【注释】

①紧要：重要。

【译文】

没有什么重要的内容，但每一句，都觉得有情致。

五君子①

【题解】

本文作于元符三年（1100）四月十五日。苏轼在中原生活过一段时间，对于中原的美食自然熟悉之至，特别是被贬岭南以后，饮食水土迥异，对于中原美食的回忆就成了他精神的眷恋和寄托。苏轼在文中将蚕蛹、蒸饼、浆水、粟米饭与不拓并称为"五君子"，认为"真可与相处至老死"，其对于美食的热爱不问可知。同时，由于这些都是中原一带的美食，因此，也曲折地表达了他在有生之年能够回归的愿望。

齐、鲁、赵、魏桑者②，衣被天下。蚕既登簇③，缫者如救火避寇④，日不暇给，而蛹已眉羽矣⑤。故必以盐杀之，蛹死而丝益韧。缫既毕绪，蛹亦老熟，如啖蚳蝝⑥。瓮中之液，味兼盐蛹，投以刺瓜、芦菔⑦，以为荠腊，久而助醯⑧，醯亦几半天下。吾久居南荒，每念此味。今日复见一洺州人⑨，与论蒸饼之美，浆水、粟米饭之快，若复加以关中不拓⑩，则此五君子者，真可与相处至老死也。

【注释】

①五君子：指文中所论蚕蛹、蒸饼、浆水、粟米饭与不拓五种食物。

②齐、鲁、赵、魏：大体位于今山东、河北、河南一带，为春秋战国时国名。

③登簇：指蚕上到蚕簇上吐丝结茧。簇，供蚕吐丝作茧。

④缲者：指缲丝工人。

⑤眉羽：指蚕蛹变成蚕蛾。

⑥蚳蝝（chí yuán）：蚂蚁卵和蝗虫子，泛指幼虫。《国语·鲁语上》："鸟翼鷇卵，虫舍蚳蝝。"韦昭注："蚳，蚁子也，可以为醢。蝝，蝮陶也，可以食。"

⑦刺瓜：历来说法不一，疑丝瓜，丝瓜一名"虞刺"。又有称黄瓜。

⑧醢（hǎi）：肉酱。

⑨洺州：北宋州名。治所在今河北邯郸永年区。

⑩不拓：又作"不托"。汤饼的别名。欧阳修《归田录》："汤饼，唐人谓之不托，今俗谓之傅饦矣。"

【译文】

齐、鲁、赵、魏等地桑蚕所产丝，制成的衣物遍布天下。蚕登簇以后，缲丝工人赶工就好像救火避寇一样，一天天忙得不得了，可蚕蛹又马上长出翅膀了。因此一定要加盐杀死蚕蛹，既杀死了蚕蛹，丝也更加有韧性。蚕丝缲好后，蛹也煮熟透了，吃起来如同蚳蝝一样。瓮中缲丝的水液，有盐和蛹的味道，再放入刺瓜、萝卜，做成咸菜，时间久了一起做肉酱，也几乎传遍半天下。我久居南方荒远之地，经常想起这种美味。今天又见到一位洺州人，和他说起蒸饼的美味，以及吃浆水、粟米饭的快乐，如果再加上关中的不拓，这五君子，真可以与它们相伴到老死。

羊脊骨

【题解】

这是一封写给苏子由的书信，当时苏轼正在贬所惠州。写生活琐细之事，信手拈来，却趣味盎然。虽然看似满纸戏言，却凸显了苏轼旷放豁达、极富情趣的天性。至于文中提到的羊脊骨的烹饪法，类似于现在的烤羊蝎子，也算别有风味。

惠州市肆寥落^①，然犹日杀一羊。不敢与仕者争买^②，时嘱屠者^③，买其脊骨尔。骨间亦有微肉，熟煮热漉出^④，不乘热出则抱水不干。渍酒中，点薄盐，炙微焦，食之。终日抉剔^⑤，得铢两于肯綮之间^⑥，意甚喜之，如食蟹螯。率数日辄一食，甚觉有补。子由三年食堂庖^⑦，所食刍豢，没齿而不得骨，岂复知此味乎？戏书此纸遗之，虽戏语，实可施用也。然此说行，则众狗不悦矣^⑧。

【注释】

①寥落：萧条冷清。

②仕者：官宦之家。

③屠者：屠户。

④漉（lù）：滤干。

⑤抉剔：搜求挑取。

⑥肯綮（qìng）：筋骨结合的地方。

⑦堂庖：指富贵大户的厨房。

⑧众狗不悦：指等着吃骨头的狗不高兴了。

【译文】

惠州市肆很萧条，但还是会每天杀一只羊。我不敢与当官的争，便常嘱咐屠户买一些羊脊骨而已。羊骨间也有一些肉，煮熟后趁热漉去水，不乘热漉出，水会附在肉上不容易干。用酒浸渍，稍微撒点盐，烤到微焦，就可以吃了。终日在骨上剔求，能够从羊骨上剔到一点肉，心里就非常高兴，好像吃蟹螯一样。大概几天这样吃一次，觉得对身体很有补益。子由你多年来的食物都由府里厨师所烹，所吃的美味，全是大肉不会有骨头,哪里会知道这种味道呢? 戏书这封信寄给你,虽然是戏谑之语,实在是可以施行的。但是如果按照我说的去做了,那么等着吃骨头的群狗就会不高兴了。

煮鱼法

【题解】

黄州靠近长江,靠水吃水,饮食自然离不开新鲜的鱼类。鱼的烹饪方法很多,而苏东坡所采用的煮鱼方法可能是最简单的了,却保持了自然的鲜美,加之方便实用,故此这种方法至今仍被许多老百姓所采用,现在川菜中有名的"水煮鱼"的做法就是在此基础上加工改良而来。苏东坡爱吃鱼,故此有很多种烹鱼法都和他有关,而且有许多动人的故事相伴,如"东坡墨鱼"(又名"糖醋东坡墨鱼")"东坡鱼"(又名"五柳鱼")、东坡鱼头等。虽然这些菜未必全然与东坡有直接的关系,但从一个侧面验证了东坡对食鱼的喜爱。

子瞻在黄州,好自煮鱼。其法:以鲜鲫鱼或鲤治斫,冷水下,入盐如常法,以菘菜心芼之①,仍入浑葱白数茎②,不得搅。半熟,入生姜、萝卜汁及酒各少许,三物相等,调匀乃下。临熟,入橘皮线,乃食之。其珍食者自知,不尽谈也。

【注释】

①菘菜:即白菜。芼(mào):拌和。
②浑葱白:即完整、没有切段的葱白。

【译文】

子瞻在黄州,喜欢自己煮鱼吃。方法是将新鲜的鲫鱼或鲤鱼宰杀、清洗，冷水入锅，按照常规放盐，用白菜心拌和，同时放入几个完整的葱白，不要搅动。半熟的时候，放少量生姜、萝卜汁和酒，三者的量大体相等，调和均匀放入。快熟的时候，放入切成丝的橘皮，就可以吃了。它的美味是吃到的人自己明白，不能详尽地表达。

　　每出意制之，想其味，自在寻常调剂之外。

【译文】

每每出人意料的制作，推想它的味道，自然与寻常滋味不同。

记与舟师夜坐①

【题解】

　　苏轼写此文时正在惠州贬谪之地，记录的是与成都的舟禅师晚上夜坐对谈之事。不过，关于二人对谈的"不二法"，尽管舟禅师请苏轼记录，苏轼却没有来得及记录下来。不过这并不奇怪，所谓不二法，本就是难以言传的，更何况笔录！

　　绍圣二年正月初五日②，与成都舟阇黎夜坐③，饥甚。家人煮鸡肠菜羹甚美④。缘是，与舟谈不二法⑤，舟请记之。其语则不可记，非不可记，盖不暇记也。

【注释】

①舟师：指蜀僧法舟。

②绍圣二年：1095年。苏轼此时被贬惠州。

③阇（shé）黎：梵语音译词，意为高僧，也可泛指僧人。

④鸡肠菜：植物名。又名石胡荽、鸡肠草。具有一定药用价值,有通
　窍散寒、祛风利湿、散瘀消肿、止咳的功能。

⑤不二法：即不二法门。原为佛家语,意为直接入道、不可言传的法门。

【译文】

绍圣二年正月初五日,与成都的舟禅师夜坐,非常饿。家人煮鸡肠
菜羹,味道很美。由此,与舟师谈不二法,舟师请求记录下来。他说的话
却不可记,不是不可记,而是来不及记。

鸡肠草,《本草》云："作菜食,益人。去脂膏、毒气。"陶
弘景曰："人家园亭亦有此草,小儿取挼汁①,以拃蜘蛛网,至
粘,可掇蝉②。"

【注释】

①挼（ruó）：揉搓。

②掇：摘取。这里指捕抓。

【译文】

鸡肠草,《本草》记道："作菜食益人。去脂膏、毒气。"陶弘景说："人
们住宅的园亭中也有这种草,儿童采摘来揉搓出汁,用来拃蜘蛛网,非常
有黏性,可以用以捕蝉。"

书赠王元直①

【题解】

王元直是苏轼妻弟,有了这层关系,加上二人性格颇为相契,因此
来往十分密切。这篇文章是记录在杭州时,苏轼在一个雪夜与王元直饮
酒,亲自下厨做荠青虾羹之事,文字很短,却充满了温馨之意。

元祐四年十一月二十八日^②，既雨，微雪。予以寒疾在告^③，危坐至夜。与王元直饮姜蜜酒一杯，醺然径醉。亲执枪匕^④，作荠青虾羹，食之甚美。他日归乡，无忘此味也。

【注释】

①王元直：王箴，字元直，小名三老，小字惇叔。苏轼妻弟。

②元祐四年：1089年。苏轼当时在杭州为官。

③在告：古代官吏在休假期中。

④枪匕：这里指各种烹饪工具。

【译文】

元祐四年十一月二十八日，雨后，又下起小雪。我因为得了寒疾告假，危坐至深夜。和王元直一起饮了一杯姜蜜酒，就醺然醉倒。我亲自下厨，做荠青虾羹，吃起来很美味。将来有一天回到故乡，不要忘记这道美味啊。

王元直游东坡云雾中，风气殊胜。由此观之，岂可不择交游亲戚耶？ 鲁直跋

【译文】

王元直受东坡影响，气度特别不一样。由此来看，哪里可以不选择朋友亲戚呢？ 鲁直跋

煨芋

【题解】

此文一名《记惠州土芋》，又名《记食芋》，记录的是苏东坡在惠州时食芋之事。虽然东坡先生将这件事写得富有诗意，而且芋头也确实富有

营养，但毕竟芋头在当时只有凶年时，人们无奈之下才会将其作为粮食。而苏东坡在除夕夜的前两天，晚上饿得不行，只能靠朋友吴远游所煨之芋来充饥，虽然东坡行文中充满了乐观，全无悲意，但其在惠州的窘境却也一览无遗。

　　岷山之下[①]，凶年以蹲鸱为粮[②]，不复疫疠，知此物之宜人也。《本草》谓芋为土芝，云益气充饥。惠州富此物[③]，然食之者不免瘴。吴远游曰："此非芋之罪也。芋当去皮，湿纸包煨之火过熟[④]，乃热啖之，则松而腻，乃能益气充饥。今惠州人皆和皮水煮，冷啖，坚顽少味，其发瘴固宜。"丙子除夜前两日，夜饥甚，远游煨芋两枚见啖，甚美，乃为书此帖。

【注释】

①岷山：位于甘肃、四川交界处。

②蹲鸱（chī）：即大的芋头。因状如蹲伏的鸱，故称。《史记·货殖列传》："下有蹲鸱，至死不饥。"

③富：盛产。

④煨：在带火的灰里烧熟东西。

【译文】

　　岷山附近的人们在灾年以芋为口粮，不会染上疫疠，可知此芋非常养人。《本草》说芋就是土芝，能益气充饥。惠州盛产此物，但人吃了还是会感染瘴气。吴远游说："这不是芋的过错。芋应当去皮，用湿纸包裹，在火上煨熟，趁热吃，则芋头软而腻，才能益气充饥。现在惠州人都是连皮用水煮，等凉了才吃，坚硬无味，染上瘴气也很正常。"丙子除夕前两天，夜里饿得厉害，远游煨了两个芋头让我吃，非常美味，于是写下这篇书帖。

为甚酥①

【题解】

所谓"为甚酥",实为一种米粉所煎的饼子。此前可能并无名字,因为苏轼询问为什么这么酥,从而得名"为甚酥"。有趣的是,苏轼后来又为甜酒起名为"错着水",并且将这两个自创的名字都写入诗中,对仗颇为工整,而且有趣,令人莞尔。

在黄州日,尝赴何秀才会,食油果甚酥②,因问此为何名,主人对以无名。坡又问:"为甚酥?"坐客曰:"是可以为名矣!"潘长官以坡不能饮,特为设醴③。坡笑曰:"此必错着水也。"他日忽思油果,作诗求之。云:"野饮花前百事无,腰间唯系一葫芦。已倾潘郎错着水,更觅君家为甚酥④。"

【注释】

①为甚酥:一种米粉所煎的饼子。

②油果:指用面或者米粉所制的油炸食物。

③醴(lǐ):甜酒。

④"野饮花前百事无"几句:出自《刘监仓家煎米粉作饼子,余云为甚酥。潘邠老家造逡巡酒,余饮之,云:莫作醋,错着水来否?后数日携家饮郊外,因作小诗戏刘公,求之》,字句略有不同。全诗为:"野饮花间百物无,杖头惟挂一葫芦。已倾潘子错着水,更觅君家为甚酥。"

【译文】

东坡在黄州的时候,曾赴何秀才的聚会,吃的油果非常酥,便问叫什么名字,主人说没有名字。东坡又问:"为什么这么酥?"坐客说:"可以用'为甚酥'作名字了。"潘长官因为东坡不能多喝酒，常为他准备甜酒。东坡笑道："这一定是错着水。"又一天，东坡忽然想吃油果，写了一首诗求取。诗云："野饮花前百事无，腰间唯系一葫芦。已倾潘郎错着水，更觅君家为甚酥。"

此诗虽一时戏言，亦可以知其镕化之功也。李端叔

【译文】

这首诗虽为一时戏言，也可以知道苏轼镕化功夫之深。李端叔

荔枝似江瑶柱

【题解】

荔枝和江瑶柱，一个是水果，一个是海味，都很美味。关于这两种美食，苏轼分别都有多首诗文赞美，不过这则《荔枝似江瑶柱》则另辟蹊径，从内在品质方面对二者进行了比较，认为"荔枝似江瑶柱"。这种类比乍看起来是很奇怪的，因为二者形态、质地都毫不相干，但这其实正是苏轼的高明之处。常人判断事物之间是否相似往往从外在形态等直觉体验着手，却忽视了其内在品质。正如文中苏轼和毕仲游的问答，苏轼询问"杜甫似何人？"而毕仲游则答以"似司马迁"，苏轼听后喜而不答，显然是赞同的。一般人也很少会将二者进行比较，因为一个是大诗人，一个是史学家，但是如果换个角度，比如二者在各自领域的贡献和开创性等，那么，谁能说二者没有相似之处呢？

仆尝问："荔枝何所似？"或曰："似龙眼。"坐客皆笑其陋[①]。荔枝实无所似也。仆曰："荔枝似江瑶柱。"应者皆怃然[②]。昨日见毕仲游，仆问："杜甫似何人？"仲游云："似司

马迁。"仆喜而不答，盖与曩言会也。

【注释】

①陋：粗鄙。

②怃然：惊讶的样子。

【译文】

我曾经询问："荔枝和什么相似？"有人回答："像龙眼。"在座的人都讥笑其浅陋。荔枝实在没有东西能和它相似。我说："荔枝像江瑶柱。"在座的人都有些迷惑。昨天见到毕仲游时，我问道："杜甫像谁呢？"他说："像司马迁。"我听了开心而不语，他所说的与我之前所说的意思相通。

如此笺注，妙解环映。

【译文】

如此笺注，可谓高妙的呼应和解释。

荔枝龙眼评

【题解】

从外形上论，龙眼形似荔枝但略小，与荔枝放在一起就像一个"丑小鸭"，逊色很多；从口感上论，荔枝更为味美多汁，故此虽然均为岭南地区的佳果，但人们先入为主地贵荔枝而轻龙眼。明代黄仲昭在《八闽通志》中记述："龙眼树似荔支，而叶微小，皮黄褐色。荔支才过，龙眼即熟，故南人曰为荔枝奴。"苏轼对荔枝的喜爱众所周知，他曾说："予尝谓荔支厚味、高格两绝，果中无比，惟江瑶柱、河豚鱼近之耳。"特别是他的"日啖荔枝三百颗，不辞长作岭南人"更是口耳相传的名句。但他并不因此就像当地人一样轻视龙眼，而是用生动的比喻，指出二者各有风味，令人信服。苏轼是从口感的角度进行品评,若从其营养、药用价值来看,二者也是各有千秋,并没有高下之分。荔枝性热,荔枝核入药可作为收敛止痛剂,用以治疗心痛、小肠气痛等;而龙眼则具有壮阳益气、补益心脾、养血安神、润肤美容等功效,可以治疗贫血、心悸、失眠、健忘等病症。可见,适量食用,二者同样有益于人体的健康。

　　闽越人高荔枝而下龙眼①,吾为评之。荔子如食蝤蛑大蟹②,斫雪流膏,一啖可饱。龙眼如食彭越石蟹③,嚼啮久之,了无所得。然酒阑口爽,餍饱之余,则咂啄之味④,石蟹有时胜蝤蛑也。戏书此纸,为饮流一笑⑤。

【注释】

①高:这里做动词,喜欢、欣赏之意。

②蝤蛑(máo jiū):又叫"梭子蟹",生活在海里的一种螃蟹,甲壳略呈梭形,肉味鲜美。

③彭越:又叫彭蜞,一种肉少体小的小蟹。按,彭越为西汉开国将军之一,后被以反叛罪名诛杀。相传汉高祖杀彭越后,将其制成肉酱赐诸侯。九江王英布因为不忍,遂将肉酱投入江中,化为蟹,故称为"彭越"。

④咂:吮吸。

⑤饮流:酒客之辈。

【译文】

　　闽越一带的人喜欢荔枝而轻视龙眼,我来进行评议。吃荔枝就好像吃梭子蟹这样的大螃蟹,肉白膏腴,可以饱腹。吃龙眼如同吃彭蜞石蟹这样的小蟹,嚼了半天,也没吃到多少肉。但是酒足饭饱之余,那么吮吸的味道,石蟹有时比蟪蛑还要美味。写下这些玩笑的文字,以供酒客们一笑。

无往不韵。王圣俞

【译文】

不论写什么，没有不充满清韵的。王圣俞

蜀盐

【题解】

蜀盐就是产自蜀地盐井的盐。作为蜀人，苏轼对于蜀地的"筒井"采盐方法是非常熟悉的，他认为章怀太子李贤对《后汉书》中提及的"水鞲"的解释是错误的，所以撰写此文加以解说。事实上，章怀太子对《后汉书》的注解整体而言质量较高，但对于水鞲之类或许并不了解，因此只能臆测了。由此可见，读万卷书和行万里路确实应当紧密结合，以苏轼一生行迹观之，正是这二者的紧密结合。

蜀去海远，取盐于井。陵州井最古[①]，淯井、富顺盐亦久矣[②]。惟邛州蒲江县井[③]，乃祥符中民王鸾所开[④]，利入至厚[⑤]。自庆历、皇祐以来[⑥]，蜀始创筒井，用圆刃凿山如碗大，深者至数十丈，以巨竹去节，牝牡相衔为井[⑦]，以隔横入淡水，则咸泉自上。又以竹之差小者出入井中为桶，无底而窍其上[⑧]，悬熟皮数寸，出入水中，气自呼吸而启闭之，一筒致水数斗。凡筒井皆用机械，利之所在，人无不知。《后汉书》有水鞲[⑨]，此法惟蜀中铁冶用之，其略似盐井取水筒。太子贤不识[⑩]，妄以意解，非也。

【注释】

①陵州井:即陵州盐井。陵州,治所在今四川仁寿。

②涫井:在今四川长宁。富顺:今属四川。

③邛州:地名。治所在今四川邛崃。

④祥符:宋真宗年号大中祥符(1008—1016)。

⑤厚:丰厚。

⑥庆历:宋仁宗年号(1041—1048)。皇祐:宋仁宗年号(1049—1054)。

⑦牝(pìn)牡:阴阳。这里指竹子一个一个相接。

⑧窍:开洞口。

⑨鞴(bài):古代的鼓风器具。

⑩太子贤:指李贤,字明允。唐高宗李治第六子。上元二年(675)册立为皇太子。武后朝被逼自杀。睿宗景云二年(711)追谥章怀太子。曾召集文官注释《后汉书》,史称"章怀注",具有较高史学价值。

【译文】

　　蜀地距离大海较远,都是在井中采盐。陵州的盐井最古老,涫井、富顺的盐井也很久了。只有邛州蒲江县的盐井,是祥符年间的王鸾所开,带来的利润非常丰厚。自从庆历、皇祐年以来,蜀地创造发明了筒井,用圆凿在山上挖碗口大的井,深的有几十丈,将巨竹去节,彼此相连成为"井",从隔横处加入淡水,盐泉自然就会冒出。再用小些的竹管放入井中当作桶,没有底而在上面开洞,悬挂数寸厚的皮垫,在水中出入,皮垫随着空气的压缩而开合,一筒能打上来数斗水。凡是筒井都要用到机械,非常有帮助,无人不知。《后汉书》中记载有水鞴,这种方法只有蜀地炼铁时用,与盐井取水筒大致相似。章怀太子李贤不了解,妄加解释,解释得不正确。

　　取盐于井,谓汲井水煎盐如煮海法①,谓之井盐。今黔、蜀皆用之，惟解州种盐不用煎练②，但疏卤地为畦陇而堑围之③，引清水注入。久则色赤，待夏秋南风大起，则经夕成盐。

【注释】

①煮海：一种古老的利用海水提炼海盐的方法。通常将海水引入盐田，利用太阳照射蒸发水分后得到粗盐。

②解州：地名。治今山西运城，附近有大盐湖。

③堑：挖掘。

【译文】

从井里取盐，就是汲井水煎盐，同煮海水取盐的方法一样，取出来的盐叫作井盐。现在黔、蜀两地都采用这种方法，只有解州的种盐不需要煎炼，只要在卤地上挖掘畦陇围起来，引清水注入。时间久了水会发红，等到夏秋之际南风刮起来，一晚上便可成盐。

毳饭①

【题解】

苏轼是极为有趣之人，生性喜欢开玩笑，而且他的玩笑毫不庸俗，总是充满了文人雅趣。

东坡尝谓钱穆父曰："寻常往来②，正可称家有无③，草草相聚，不必过为具。"穆父一日折简④，召坡食皛饭⑤。坡至，乃设饭一盂，萝卜一样，白汤一盏，盖以三白为皛也。后数日，坡复召穆父食毳饭，穆父意坡必有毛物相苦⑥。比至日晏⑦，并不设食，穆父馁甚⑧。坡笑曰："汤也毛，饭也毛，萝卜也毛，非饭毳而何？"穆父捧腹曰："固知君必报东门之役^⑧,然虑不及此。"坡始命进食,抵暮别去。

【注释】

①毳(cuì):本义为鸟兽的细毛。《说文》:"毳,兽细毛也。"

②寻常:平常。

③称家有无:指根据家里的财力行事。

④折简:写信。

⑤晶(xiǎo):洁白。

⑥苦:为难。

⑦日晏:天色已晚。

⑧馁(neǐ):饥饿。

⑨东门之役:指旧仇。出自《左传·隐公四年》:"宋公、陈侯、蔡人、卫人伐郑,围其东门,五日而还。"《左传·隐公五年》:"郑人侵卫牧,以报东门之役。"

【译文】

东坡曾对钱穆父说:"平常往来,要根据家里情况,草草相聚的话,不必过多准备酒食。"一天,穆父写信叫东坡吃"晶饭"。东坡到了一看,原来是一碗白饭,一碟白萝卜,一盏白汤,这就是所谓三白组成的"晶饭"。几天后,东坡叫穆父来吃"毳饭",穆父推测东坡一定用有毛的东西来回报自己。可是等到天色已晚,并没有陈列食物,穆父觉得很饿。东坡笑着说:"汤也毛,饭也毛,萝卜也毛,不是饭囊是什么呢?"穆父捧腹大笑说:"我知道你一定要报旧仇,但是没有想到是这样。"东坡这才让端来食物。穆父天黑了才离去。

龙团①

【题解】

　　此文在宋代笔记《春渚纪闻》中名为《龙团称屈赋》。众所周知，龙团是名贵的贡茶，而如此难得之物，却被用来吃完"骨堆儿血羹"这样的平民食物之后解腻，当然是"委屈"龙团了。不过也从另一个方面证明了苏轼性情的豪爽。

　　先生一日与鲁直、文潜诸人会饭。既食骨堆儿血羹②，客有须薄茶者，因就取所碾龙团遍啜坐人。或曰："使龙团能言，当须称屈③。"先生抚掌久之④，曰："是亦可为一题。"因援笔戏作律赋一首，以"俾荐血羹，龙团称屈"为韵。山谷击节称咏，不能已已⑤。无藏本，闻关子开能诵，今亡矣。惜哉！

【注释】

　　①龙团：北宋的贡茶。饼状，上有龙纹。

　　②骨堆（duī）儿血羹：加入骨头、血块的羹汤。

　　③称屈：叫屈。

　　④抚掌：拍手。

　　⑤已已：停止。

【译文】

　　先生一天和鲁直、文潜诸人一起吃饭。吃完骨堆儿血羹后，有客人想要喝杯薄茶，先生就拿所碾的龙团茶请大家一起品尝。有人说："如果龙团能说话，应该要叫屈。"先生拍手大笑，过了一会说："这也可以作为一个诗题。"于是拿起笔来写了一首律赋，以"俾荐血羹，龙团称屈"作为诗韵。黄山谷不禁击节称咏，不能停止。这首诗没有藏本，听说关子开能诵，现在也去世了。可惜啊！

此等纤题①，今人不知几许追琢②。先生援笔立就，略不经意，乃知其散佚者多矣。

【注释】

①纤题：指写琐细之事的诗歌。

②追（duī）琢：雕刻。追，通"雕"。

【译文】

这类纤题，今人不知要费多少工夫雕琢。先生拿起笔来立刻完成，一点也不刻意，由此可知他的文章散佚的很多。

蜜云龙①

【题解】

"好茶待佳客"是人之常情，以蜜云龙这样的好茶招待客人，当然体现了对客人的重视。

蜜云龙茶，极为甘馨。宋廖正，一字明略，晚登苏门，子瞻大奇之。时黄、秦、晁、张号"苏门四学士"，子瞻待之厚②，每来，必令侍妾朝云取蜜云龙。一日，又命取蜜云龙，家人谓是四学士，窥之乃明略也③。山谷有乔云龙，亦茶名。

【注释】

①蜜云龙：茶名。

②厚：重视。

③窥：偷看。

【译文】

蜜云龙茶，非常甘馨。宋廖正，一字明略，入苏门比较晚，但子瞻视之为奇才。当时，黄庭坚、秦观、晁补之和张耒四人号称"苏门四学士"，子瞻对他们非常重视，每逢四学士来访，必定让侍妾朝云取出蜜云龙茶来款待。有一天，子瞻又叫朝云取出蜜云龙，家人以为一定又是四学士来了，但偷看了一下，却发现来客是宋廖正。黄山谷有鬲云龙，也是茶的名字。

　　此亦饮茶之品藻也①。

【注释】

①品藻：品评，鉴定。

【译文】

这也是通过饮茶来进行品评。

醉墨

【题解】

本文一作《牛酒帖》，记录的是东坡在黄州时，一次异乎寻常的夜游经历。从文中所记来看，东坡不但喝了私酿的酒，杀了"病足"的耕牛，并且还违反夜行的禁令，大半夜翻城墙出去乱走。看来，东坡居士这次真的是饮酒过量了，是否与贬谪心境相关不好妄加揣测，但是起码文中明言酒呈现白色，其质量可想而知，因此东坡的行径与所饮酒的品质很差有一定关系。不过，这也并非全然坏事，不但留下了"醉墨澜翻"的书法佳作，还留下了如此有趣的一段文字，让后世读者能够见到东坡醉酒狂放的一面!

　　先生在东坡,每有胜集^①,酒后戏书,以娱客。毕少董所藏一帖^②,醉墨澜翻^③,语特有味。云:"今日与数客饮酒,而纯臣适至。秋热未已,而酒白色。此何等酒也?入腹无赃,任见大王。既与纯臣饮,无以侑酒^④;西邻耕牛适病足,乃以为炙。饮既醉,遂从东坡之东,直出至春草亭而归^⑤。时已三鼓矣。"

【注释】

①胜集:美好、开心的聚会。

②毕少董:毕良史,字少董,一字伯瑞。宋高宗绍兴初进士,工字画,曾为高宗鉴定古器书画真伪,时称"毕偿卖",撰有《春秋正辞》等。

③澜翻:形容书法气势奔放。

④侑(yòu)酒:为饮酒者助兴,劝酒。

⑤春草亭:位于黄州城之外,安国寺的东面。

【译文】

先生在东坡时,每有开心的聚会,往往会酒后挥毫泼墨以娱乐大家。毕少董收藏的一帖书法,醉墨澜翻,内容非常有意思。云:"今天和几个客人饮酒,正好纯臣来了。秋热未消,而酒已经发白。这是什么酒啊?已经喝到肚子里没有罪证,见官也没有用。和纯臣饮酒,却没有东西助酒;正好西边邻居家的耕牛脚有病,于是就宰杀炙烤来佐酒。喝醉以后,就从东坡的东面,一直走到春草亭才回来。当时已经是三鼓了。"

　　春草亭在郡城外,是与客饮私酒,宰耕牛,醉酒窬城^①,犯夜而归也^②。张文潜

【注释】

①隃(yú)：通"逾"，翻越。

②犯夜：违禁夜行。

【译文】

春草亭在郡城外面，先生这是与客人饮私酒，宰耕牛，醉酒后翻城而出，违禁夜行而回。张文潜

烧猪

【题解】

东坡与佛印是好友，两人之间的趣事妙闻颇多。虽然东坡所作小诗中"采得百花成蜜后，为谁辛苦为谁甜"系采用自前人，但用于此情此景，确实合情合理，堪称妙绝！

东坡喜食烧猪，佛印住金山时①，每烧猪以待其至。一日，为人窃食，坡戏作云："远公沽酒饮陶潜②，佛印烧猪待子瞻。采得百花成蜜后，不知辛苦为谁甜③？"

【注释】

①佛印：宋代僧人，与苏轼为好友。宋神宗钦仰其道风，赠号"佛印禅师"。金山：佛印曾住丹阳（今江苏镇江）金山寺。

②远公：晋代高僧慧远，居庐山东林寺，世人称为"远公"。

③采得百花成蜜后，为谁辛苦为谁甜：采用自唐代罗隐《蜂》诗，全诗为："不论平地与山尖，无限风光尽被占。采得百花成蜜后，为谁辛苦为谁甜。"

【译文】

东坡喜欢吃烧猪，佛印住在金山时，常准备好烧猪招待他。一日，烧

猪被人偷吃了，东坡戏作诗一首云："远公沽酒饮陶潜，佛印烧猪待子瞻。采得百花成蜜后，不知辛苦为谁甜？"

窃得趣。

【译文】

窃得有趣。

僧人荤食

【题解】

和尚耐不得天天吃素的清苦，忍不住想吃荤，却又怕犯了戒律，于是为鱼和鸡另起一个"素"的名字，然后大快朵颐。这当然是一种自欺欺人也欺佛的行为，犯了佛门清规。苏轼借此来讽刺世上的虚伪之人，是极为形象的。但佛门饮食中，另有一类饮食，也用别称，则颇为有趣："素鸡""素火腿""素鸭"之类。这类饮食，最初也多半出自佛门，用豆制品做成，但口感与外观看上去都和真正的荤菜相似，十分可口，既遵守了佛门清规，又增添了进食的趣味，加之十分可口，可谓一举三得。

僧谓酒为般若汤[①]，谓鱼为水梭花，鸡为钻篱菜。竟无所益，但欺而已，世常笑之。人有为不义而文之以美名者[②]，与此何异哉！

【注释】

①般若（bō rě）：梵语的音译，或译为"波若"，意为"智慧"。
②文：修饰，掩饰。

【译文】

僧人称酒为般若汤,称鱼为水梭花,鸡为钻篱菜。并没有增加什么,只是自欺欺人,故此常被世人嘲笑。那些行不义之事,却用美好的声名来修饰的人,和僧人的行为有什么不一样呢?

提得猛醒。

【译文】

提醒得及时。

《乞食》诗①

【题解】

陶渊明《乞食》一诗,描述了诗人由于饥饿而出门借贷,并得人遗赠、留饮的一次经历。苏轼对于陶渊明的欣赏和喜爱是由衷的,陶渊明所经历的穷困潦倒生活也是苏轼体验过的,正因为如此,才会发出"哀哉!哀哉"之叹,不仅是为渊明鸣不平,也是在抒发自己内心的苦闷。

余读渊明《乞食》一诗,至欲以冥谢主人②。哀哉!哀哉!大类丐者口颊也③。非独余哀之,举世莫不哀之也。饥饿常在身前,功名常在身后,二者不相待,此士之所以悲也。

【注释】

①《乞食》:陶渊明创作的一首五言诗,记叙了诗人一次由于饥饿而出门借贷,并得人遗赠、留饮之事。

②冥谢主人:指《乞食》中"衔戢知何谢,冥报以相贻"之句。

③口颊：指言语。

【译文】

我读陶渊明《乞食》一诗，看到陶渊明讨人一顿饭吃，竟至于想到死后还要报答主人。可悲啊！可悲啊！这极类似乞丐的口吻。不单我为此哀伤，举世之人没有不为此哀伤的。人生在世，常常是生前饥寒，死后留名，二者不可得兼，这就是读书人的悲哀啊！

腰不可折，食将安乞？

【译文】

如果腰不能弯，去哪里能乞到食物呢？

书田

【题解】

元丰六年（1083），东坡因乌台诗案而被贬谪黄州时作。或许他已经感到仕途无望，因此想要在黄州买田以终老，不过却并不顺利。《书田》一文所记录的便是黄州买田一事，虽然买田不顺利，不过东坡是善于自我调节的，他安慰自己这是"人生自有定分"。

吾无求于世矣。所须二顷稻田①，以充饘粥耳②。而所至访问终不可得③。岂吾道方艰难时，无适而可耶？抑人生自有定分，虽一饱亦如功名富贵不可轻得也耶？

【注释】

①二顷：指能够满足温饱的田产。典出《史记·苏秦列传》中苏秦之言："且使我有洛阳负郭田二顷，吾岂能佩六国相印乎！"

②饘（zhān）粥：稠粥。

③访问：寻访搜求。

【译文】

我没有什么奢求。只需要二顷稻田，用以吃些饘粥而已。但是到处寻访，最后也没有找到。难道是因为我正处在艰难之时，找不到一处合适的土地么？还是人的一生真由命运决定，即使是只求吃饱这样的小事也像求取功名富贵那样不能轻易得到吗？

先生在黄州，尝问箕仙云①："余欲置一庄，不知何如？"答云："学士功名立身，何患置一庄不得？"又云："道路无两头，学士甚处下脚？"后欲买田沙湖，竟未果。

【注释】

①箕仙：神仙名。传说能为巫觋等所召请，可卜问吉凶等事。

【译文】

先生在黄州时，曾经请问箕仙："我想要置一处庄子，不知是否能成？"箕仙回答："学士你是以功名立身的，何必担心想置一庄而不能？"又说："道路没有两头，学士你打算往哪边下脚？"后来先生想买田沙湖，最终没有买成。

料钱①

【题解】

本文一名《禄有重轻》，是一则戏谑文字。虽然是戏言，却并非全然荒诞之语，须知世上类似文中装醉的士人比比皆是。

王状元未第时②,醉堕汴河③,为水神扶出。曰:"公有三百千料钱,若死于此,何处消破④?"明年遂登第。士有久不第者,亦效之,阳醉落河⑤,河神亦扶出。士人喜曰:"吾料钱几何?"神曰:"吾不知也。但三百瓮黄齑⑥,无处消破耳。"

【注释】

①料钱:唐宋旧制,官吏除俸禄外,有时另给食料,或折钱发给,称料钱。

②第:科第。科举时代称考中叫及第,没有考中叫落第。

③汴河:水名。流经开封。

④消破:消耗,消费。

⑤阳醉:装醉。

⑥黄齑(jī):指腌菜。

【译文】

王状元没有登第时,酒醉后掉入汴河,被水神救扶出来。水神说:"您有三百千的料钱,如果死在这里,怎么花销呢?"王状元第二年就登第了。有老是考不中的士人也效仿王状元,装醉落入河中,河神也将其扶了出来。士人高兴地说:"我有多少料钱呢?"水神回答说:"我不知道。只是有三百瓮腌菜没办法消耗完吧。"

士人亦有三百瓮黄齑,故神为扶出,不然几问诸水滨矣。顾清甫诗曰:"明珠不换黄齑瓮,唾涕光增日月辉。"慎勿艳料钱而渺黄齑也①。

【注释】

①艳:羡慕。

【译文】

士人也有三百瓮腌菜，所以水神将其扶出来，不然的话就要死在水里了。顾清甫有诗说："明珠不换黄齑瓮，唾涕光增日月辉。"千万不要艳美料钱而小瞧腌菜啊。

三养

【题解】

元丰六年（1083）是东坡来到贬谪地黄州的第四个年头，生活虽然依然清苦，但比起刚来时已经好了许多。也正在这个时候，东坡为自己定下了饮食上"三养"的规矩，早晚不过一杯酒一盘肉，而且不但自己如此，还在朋友中广为告知，让他们招待自己时也照此办理。对于一个美食家而言，这无疑是一个艰难的决定。

东坡的这个决定，自然也有经济上的考虑，他也毫不讳言，"三养"之一正是为了"省费以养财"。但这应该不是最主要的目的，结合他当时的其他文章来看，应该是他在思想上有所变化，认识到口体之欲对身心的害处，从而要有意识地克制自己的欲求。他在这一时期给朋友的书信《与李公择书》中明言："仆行年五十，始知作活。大要是悭耳，而文以美名，谓之俭素。然吾侪为之，则不类俗人，真可谓淡而有味者。又《诗云》：'不戢不难，受福不那。'口体之欲，何穷之有，每加节俭，亦是惜福延寿之道。"苏轼所言"大要是悭"实际上就是养生学所说的"啬"，是一条被许多养生家所推崇的养生原则。

东坡居士自今已往，早晚饮食不过一爵一肉[①]。有尊客，则三之[②]，可损不可增。有召我者[③]，以此告之，主人不从而过是乃止。一曰安分以养福，二曰宽胃以养气，三曰省费以养财。元丰六年八月二十七日书。

【注释】

①爵：古代饮酒的器皿。

②三之：意为可增加到三个菜。

③召我者：叫我的人，意思为请我前去做客的人。

【译文】

东坡居士从今以后，早晚的饭食不超过一杯酒、一盘肉。若有客人，则准备三份，可以减少不可再增加。有人请吃饭，把这个规矩告诉他，如果主人不同意超过了标准就不去。一可以安分守己以养福，二可以宽胃以养气，三可以节省来养财。元丰六年八月二十七日书。

最是格言。

【译文】

真是最好的格言。

与陈伯修

【题解】

本文作于绍圣三年（1096），苏轼当时身居惠州。被贬之人前途未卜，命运不定，但其生性达观、随遇而安的心态在这封书信中体现得格外明显。文中提及的去世"庖婢"，据时间推断或便是随东坡南下的朝云，时年不过三十余岁。朝云的早逝对于苏轼而言当然是很大的打击，但豁达的苏轼将其视为上天对自己的提醒，认为这都是命中注定的事，于是在饮食上便有什么就吃什么，不再择食，哪怕是"脱粟连毛"的粗劣饮食，他也实践"光盘行动"，全部吃完。行文虽然平稳中夹杂诙谐，但字里行间的隐痛之情不难感受。

　　某谪居粗遣^①。筠州时得书^②，甚安。长子已授仁化令^③，今挈家来矣。某已买地结茅为终焉之计，独未甃墓尔^④。行亦当作。杜门绝念，犹治少饮食，欲于适口。近又丧一庖婢，乃悟此事亦有分定^⑤，遂不复择。脱粟连毛^⑥，遇辄尽之尔。惠示佳茗，极感厚意，然亦安所施之。扇子极妙，奉养村陋^⑦，凡百不能称也。佩公高义，不忘于心。千里劳人，以致口腹之养，甚非所安也。

【注释】

①粗遣：随意打发日子。

②筠州：治今江西高安。苏辙当时被贬此地。

③长子：即苏迈。宋哲宗绍圣三年（1096），苏迈上书求职韶州仁化令获准，于是趁赴任之机，将自己家眷和苏过家眷都搬到惠州。后又因韶、惠相邻，回避谪籍而未能上任。

④甃（zhòu）墓：用砖砌造坟墓。

⑤此事：指生死之事。

⑥脱粟连毛：粗糙的米和带毛的肉。泛指粗糙的饭食。

⑦村陋：鄙陋的村夫。这里系苏轼自谦。

【译文】

　　我遭贬后对付过日子。子由经常从筠州寄信，一切都好。大儿子已被任命为仁化县令，如今带着他的家眷来了。我已在这儿买地盖房，作老死此地的打算，只剩还没有造墓而已。应该很快便进行了。我闭门断念，还稍微进些饮食，想要适口而已。最近又死了一个做饭的婢女，于是悟出这是命中注定，所以也就不挑食了。粗糙的米、带毛的肉，碰上什么都吃光。你惠赠我好茶，使我十分感谢你的厚意，但我哪里用得上喝这样的好茶呢？扇子也极好，但让我这村夫使用，怎么说也不相称。感佩您的高义，心中铭记不忘。千里之外派人来，送来吃的东西，很让我心里不安。

与孙运勾

【题解】

　　"脾为后天之本"是中医学的一个重要观点，认为脾在人的生命活动中起着重要的作用，所有的生命活动都有赖于胃摄入饮食物，脾化生气血而营养全身。苏轼在这封信中从自己所见、所闻，强调了脾胃完固的重要性，以及相关的养护方法，所述符合医理，是古人养生实践的经验总结，值得借鉴。当然，具体到文中所述江南老人"不饮汤水"的观点，却并不可取，因为每个人情况不同，应根据个人的身体情况合理饮水，不可偏颇。

　　脾能母养余脏，故养生家谓之黄婆①。司马子微著《天隐子》②，独教人存黄气入泥丸③，能致长生。太仓公言安谷过期④，不安谷不及期。以此知脾胃完固，百疾不生。近见江南老人，年七十二，状貌气力如四五十人。问其所得，初无异术，但云："平生习不饮汤水耳。常人日饮数升，吾日减一合⑤，今但沾唇而已。脾胃恶湿，饮少胃强，气盛液行，自然不湿。虽冒暑远行，亦不念水。"此可谓至言不繁。闻曼叔比得肿疾，皆以利水药去之。中年以后，一利一衰，岂可数乎？当及今无病时，力养胃气。若土能制水，病何由生？陈彦升云："少时得此病，服商陆、防己之类⑥，皆不效，服金液丹，炙脐下，乃愈。"此亦固胃助阳之意也。但火力外物，不如江南老人之术耳。姜桂辣药，例能张肺，多为肿媒，不可服。有书以告之为佳也。

【注释】

①黄婆:道家对脾的称呼。按,脾五行属土对应黄色,又因其内养其他脏器,如同母亲的功能一样,故有此称。

②司马子微:即司马承祯,字子微,法号道隐,自号白云子,唐代道士,道教上清派第十二代宗师。《天隐子》:养生著作,原题司马承祯所作,但一般认为是伪托,当成书于南北朝末至唐朝前期。

③泥丸:道教用语。脑神的别称。道教称脑神为精根,字泥丸。《黄庭内景经·至道》:"脑神精根字泥丸。"

④太仓公:指西汉初著名医学家淳于意,由于淳于意做过齐国的太仓长(主管仓库的官员),故又被称为"太仓公"。安谷:指病中仍能进食。《史记·扁鹊仓公列传》:"所以不中期死者,师言曰:'病者安谷即过期,不安谷则不及期。'其人嗜黍,黍主肺,故过期。"

⑤合(gě):古代容量单位,一升的十分之一。

⑥商陆:中药名。植物商陆的干燥根。具有逐水消肿、通利二便的功效。防己:中药名。为植物粉防己的干燥根。具有祛风止痛、利水消肿之功。

【译文】

脾能滋养五脏中的其他脏器,因此养生家称之为黄婆。司马子微著《天隐子》中,特别强调教人把黄气存入泥丸,能使人长生。太仓公也说病人如果能够进食就能活下来,不能进食就活不了。由此可知,脾胃强健就能百病不生。最近我遇见一位江南老人,已七十二岁,样貌气力像四五十岁的人。我向他请教养生的心得,并没有什么特异方法,只是说:"平生习惯不喝汤水。一般人一天要喝几升水,我一天减少一合,现在只是沾沾唇就作罢。脾胃怕湿,喝水少脾胃强健,胃气充盈津液通畅自然邪湿不生。即使冒着酷热远行,也不想喝水。"这道理可谓简明扼要。听说曼叔你近来得了肿病，都是服用利水的药物来治疗。人到中年以后，服用利水药必然伤身，岂能反复使用？应当趁身体无病时，着力养护胃气。如果身体土能制水，又怎么会生病呢？陈彦升说："年轻时得过此病，服用商陆、防己之类药物，都不见效；服用金液丹，针灸脐下，这才治好。"这也是健胃助阳的道理啊！但毕竟还是借助火力和外物，不如江南老人的养生之道呀！姜、桂性味辛辣，可以宣发肺气，但多会诱发肿病，不宜服用。还是写信告诉之为好。

书授过子

【题解】

本文一名《辟谷说》，作于苏轼贬谪海南之时。由于儋耳米贵，穷困交加的苏轼甚至有了绝粮之忧。苏轼除了在书简之中向亲友求赠米粮之外，居然想到了学龟息大法，借以节约粮食。这让人在莞尔之余，又不免感到几分凄凉，堂堂的苏大学士，居然在年过花甲之后，还要忍受饥饿之苦。

洛下有洞穴①，深不可测。有人堕其中不能出，饥甚。见龟蛇无数，每旦辄引吭东望②，吸初日光咽之。其人亦随其所向，效之不已，遂不复饥，身轻力强。后卒还家，不食，不知其所终。此晋武帝时事③。辟谷之法以百数，此为上，妙法止于此。能复服玉泉④，使铅汞具体⑤，去仙不远矣。此法甚易知易行，天下莫能知，知者莫能行，何则？虚一而静者，世无有也。元符二年，儋耳米贵，吾方有绝粮之忧，欲与过子共行此法，故书以授之。四月十九日记。

【注释】

①洛下：指洛阳。

②引吭：拉开嗓子。这里指张大嘴巴。

③晋武帝：司马炎，字安世。晋朝开国皇帝。

④玉泉：仙药名。玉浆。

⑤具体：身体中具备。

【译文】

洛阳有一个洞穴，深不可测。有人掉到里面出不来，非常饥饿。他看到里面有很多乌龟和蛇，每到早上，这些动物都向着东方张大嘴巴，吸取太阳刚升起来时的光芒并咽下去。这个人便学习龟蛇的做法，没多久，就觉得不再饥饿了，还变得体健身轻。后来他终于回到了家里，也不吃饭，不知道后来怎样了。这是晋武帝时候的事情。辟谷的方法有上百种，这个人所用的方法是比较上乘的，没有比这种方法更好的了。可以服用玉浆，让铅和汞进入身体，就离修炼成仙不远了。这种方法容易学习也容易施行，天下却没人能了解，了解的人也没人能坚持，为什么呢？虚心专一并保持自己内心宁静的人，在这世间并没有。元符二年，儋耳的米价很贵，我担忧会没有粮食吃，就想和儿子苏过一起实践这种方法，所以写下来授给苏过。四月十九日记。

不必其行之也。时提此一着以自省，亦足以洗餍饱之垢耳。

【译文】

不一定要遵照执行。经常提醒自己借以自省，也足以消除餍饱的毛病了。

与滕达道

【题解】

苏轼在文中提到了一个与佛教思想相关的概念——"爱贼",意为爱如同贼,会对人造成戕害。苏轼认为贪恋爱欲是产生饥渴的根本原因,由此解决的途径也就要从根本上做起,即"清净",保持清静之心,自然也就不会有饥火产生。

示谕宜甫梦遇于传有无①,某闻见不广,何足以质②?然冷暖自知,殆未可以前人之有无为证也。自闻此事,而士大夫多异论,意谓中途必一见③,得相参叩④,竟不果。此意众生流浪火宅⑤,缠绕爱贼⑥,故为饥火所烧。然其间自有烧不着处,一念清净,便不服食,亦理之常,无足怪者。方其不食,不可强使食,犹其方食,不可强使不食也。此间何必生异论乎!愿公以食、不食为旦暮⑦,以仕、不仕为寒暑,此外默而识之⑧。若以不食为胜解,则与异论者相去无几矣。偶蒙下问,辄此奉广而已。不罪不罪。

【注释】

①示谕:告知。

②质:辨别,证明。

③意谓中途必一见:此时滕达道正离开安州任北去,苏轼以为途中二人必定可以见面。但滕达道并未途经黄州,故二人并未相见。

④参叩:参酌叩问。

⑤火宅:佛教中以火宅比喻充满痛苦烦恼的尘世。

⑥爱贼:意为爱者害人,有如盗贼。

⑦旦暮：早晚。

⑧默而识之：把所见所闻默默记在心里。出自《论语·述而》："子曰：'默而识之，学而不厌，诲人不倦，何有于我哉！'"

【译文】

您信中询问宜甫梦遇之事在书中有没有记载，我闻见不广，哪里值得您询问。然而冷暖自知，似乎不能以前人的有无作为证据。自听说这事，士大夫多持不同意见。我想着你北去途中咱们必定会见面，可以互相参验，但竟没能相见。我认为众生在人世间饱受轮回之苦，被爱贼缠绕，所以才会被饥火所烧。但是其中自然有饥火烧不到的地方，内心保持一念清净，即便不吃东西，也很正常，不需要惊怪。当他不吃东西时，也不可勉强，如同他正在吃，不可强迫他不吃一样。对此又何必有什么异论呢！希望您将吃与不吃、出仕与入仕当作旦暮、寒暑一样的自然现象。除此以外默而识之。如果以不食为更好，那么与那些持异论的人也没什么区别。偶然蒙您下问，就说这些看法供您参考。恕罪恕罪！

　　食、不食一齐扫尽，是绝顶之谈。

【译文】

食、不食都一齐说清楚，这是极高明的见解。

第二卷　方药

服胡麻赋[①]并叙

【题解】

这篇文章主要论述胡麻的神奇功效。胡麻，从名字就可以判断，它并非中国本土所有，相传是张骞从西域引进。相对而言，它的另一个名字"芝麻"更为人所熟知。此外，胡麻还有"脂麻""油麻"等名称。

芝麻的保健养生价值为历来的养生家所重视，更被追求仙术者奉为上品，陶弘景曾言："八谷之中，惟此为良，仙家作饭饵之，断谷长生。"苏轼在本文中也提到服食芝麻之后，"补填骨髓，流发肤兮。是身如云"。芝麻当然不可能让人长生不老，但强身健体等养身功效确为历代医家所关注，如《神农本草经》记载芝麻"补五内，益气力，长肌肉，填脑髓"，《抱朴子》记载芝麻"耐风湿，补衰老"。《本草纲目》记载："胡麻取油，以白者为胜。服食以黑者为良。"一般而言，服食所用多是黑芝麻，主治头晕耳鸣、腰膝酸软、须发早白等，但芝麻有"致泻"作用，所以肠胃不好、便溏腹泻者不宜多服。

始余尝服茯苓[②]，久之良有益也。梦道士谓余："茯苓燥，当杂胡麻食之。"梦中问道士："何者为胡麻？"道士言：

"脂麻是也。"既而读《本草》,云:"胡麻,一名狗虱,一名方茎,黑者为巨胜。其油正可作食。"则胡麻之为脂麻,信矣。又云:"性与茯苓相宜。"于是始异斯梦,方将以其说食之,而子由赋茯苓以示余③,乃作《服胡麻赋》以答之。世间人闻服脂麻以致神仙,必大笑。求胡麻而不可得,则必求山苗野草之实以当之,此古所谓"道在迩而求诸远"者与④? 其词曰:

【注释】

①胡麻:即芝麻。

②茯苓:俗称云苓、松苓等,为寄生于松树根部的菌类植物。茯苓味甘淡性平和,入心、肺、脾经。具有渗湿利水、健脾和胃、宁心安神的功效,由于功效广泛,配伍方便,古代有"四时神药"之称。

③赋茯苓:苏辙曾作《服茯苓赋》送给苏轼,其中对茯苓养气、延年等的功效给予很高评价。

④迩:近处。

【译文】

当初,我曾经服食茯苓,时间长了确实有益处。梦见有道士对我说:"茯苓性燥,应当和胡麻一起服食。"我在梦中问道士:"胡麻是什么?"道士说:"就是脂麻。"不久,我读《本草》,上面记载:"胡麻,一名狗虱,一名方茎,黑者为巨胜。其油正可作食。"那么,胡麻就是脂麻,确信无疑了。《本草》又说:"性与茯苓相宜。"由此认为此梦非比寻常,正准备按照梦中道士所说服食脂麻与茯苓,而子由将《服茯苓赋》送给我看,于是写《服胡麻赋》来答复他。世上的人听到服食脂麻来求仙,一定会大笑。得不到胡麻,则必定取山间树苗、野草的果实来充当,这大概就是古人所说的"道在近而求诸远"吧? 词曰:

　　我梦羽人①,顾而长兮。惠而告我,药之良兮。乔松千尺,老不僵兮。流膏入土②,龟蛇藏兮。得而食之,寿莫量兮。于此有草,众所尝兮。状如狗虱,其茎方兮。夜炊昼曝,久乃藏兮。茯苓为君③,此其相兮。我兴发书,若合符兮。乃瀹乃蒸④,甘且腴兮。补填骨髓,流发肤兮。是身如云,我何居兮。长生不死,道之余兮。神药如逢,生尔庐兮。世人不信,空自劬兮⑤。搜抉异物⑥,出怪迂兮。槁死空山,固其所兮。至阳赫赫,发自《坤》兮⑦。至阴肃肃,跻于《乾》兮⑧。寂然反照,珠在渊兮⑨。沃之不灭,又不燔兮⑩。长虹流电,光烛天兮。嗟此区区,何与于其间兮。譬之膏油,火之所传而已耶。

【注释】

①羽人:指道士。羽人本指神话中的飞仙,道家追求飞升,因此称道士为羽人。

②流膏:指流出的松脂。古代传说,松脂入土之后,千年化为茯苓,如果形状像龟蛇鸟兽等是上品。

③君:中药学中根据药物在方剂中的作用有君、臣、佐、使等分类,君药即主药。

④瀹(yuè):煮。

⑤劬(qú):勤劳。

⑥抉:剔出,挑选。

⑦《坤》:《周易》卦名。为纯阴之卦,指代阴、地。

⑧《乾》:《周易》卦名。为纯阳之卦,指代阳、天。

⑨珠在渊:语出《庄子·列御寇》:"夫千金之珠,必在九重之渊。"

⑩燔(fán):焚烧。

【译文】

我梦到一个道士，个子很高。他告诉我，胡麻是一种好药材。千尺高的松树，老而不僵。松脂流入土中，化为龟蛇形状的茯苓隐藏。得到茯苓服食，寿命不可估量。有一种草，众人都尝过。形状像狗虱，茎呈方形。晚上炒熟白天曝晒，久了将其收藏。茯苓为君药，它就是臣药。我醒来后查阅书籍，果然和他说的相符。将胡麻加以蒸煮，甘甜丰腴。填补骨髓，毛发皮肤都更有光泽。身体轻快像云一样，不知道自己身在何处。长生不死药，就在道路旁边。神药如同飞蓬一样普通，就生长在你的茅庐旁。世人不相信，白白地辛苦一场。搜寻特异之物，发表怪谈迂论。枯死于空寂的深山之中，本就是其必然的结局。赫赫至阳，生于坤阴。肃肃至阴，生于乾阳。寂静中反观，宝珠在体内深处。进入水中不会损伤，进入火中不会燃烧。就像天上的虹霓与闪电，照亮了天空。感叹这区区的身体，和这些奥秘有何干系？就如同膏油，只是传递火而已。

《叙》云以致神仙，《赋》云火之所传，映照名通①。

【注释】

①名通：通达合理。

【译文】

《叙》中说服食胡麻成仙，《赋》中说火之所传，前后呼应通达合理。

石菖蒲赞①并叙

【题解】

此文是对石菖蒲性能、功效的生动说明。叙为主，赞为辅。文章叙的部分分两部分，前一部分从开始到"亦岂昌阳之所能仿佛哉"，主要说明石菖蒲的本性和神奇的功效，以及养殖培育的方法。后一部分叙述作者得石菖蒲，养石菖蒲，送石菖蒲的情况，表现了作者的喜悦心情。文中赞的部分文字虽短，但所涉及内容却是丰富的：它"清且泚"，只与石、水为伍；它生命力极强，"瘠而不死"；它对于生长条件要求很低，"托于一器"；它对人类的价值很高，可以"补五脏而坚发齿"。作者对石菖蒲为什么如此钟爱呢？除了它有益于人们的身体健康外，还有一个更为重要的原因是石菖蒲"忍寒苦，安澹泊，与清泉白石为伍，不待泥土而生"的品性。人如能在艰苦恶劣的环境成长，保持自己的清白，不追求锦衣玉食而安于澹泊的生活，岂不可以与石菖蒲相"仿佛"了吗？

　　《本草》："菖蒲，味辛温，无毒。开心，补五脏，通九窍，明耳目。久服轻身不忘，延年，益心智，高志不老②。"注云："生石碛上概节者③，良。生下湿地大根者，乃是昌阳，不可服。"韩退之《进学解》云④："訾医师以昌阳引年⑤，欲进其豨苓⑥。"不知退之即以昌阳为菖蒲耶？抑谓其似是而非不可以引年也？凡草木之生石上者，必须微土以附其根。如石韦、石斛之类⑦，虽不待土，然去其本处辄槁死。惟石菖蒲并石取之，濯去泥土，渍以清水，置盆中，可数十年不枯。虽不甚茂，而节叶坚瘦，根须连络，苍然于几案间⑧，久而益可喜也。其轻身延年之功，既非昌阳之所能及。至于忍寒苦，安澹泊，与清泉白石为伍，不待泥土而生者，亦岂昌阳之所能仿佛哉⑨？余游慈湖山中⑩，得数本，以石盆养之，置舟中。间以文石、石英⑪，璀璨芬郁，意甚爱焉。顾恐陆行不能致也，乃以遗九江道士胡洞微⑫，使善视之。余复过此，将问其安否。赞曰：

　　清且泚⑬，惟石与水。托于一器，养非其地。瘠而不死，夫孰知其理。不如此，何以补五脏而坚发齿。

【注释】

①石菖蒲：一种植物，根可入药。菖蒲有生沙石上者与湿地者。沙石上生者即苏轼所说的石菖蒲。

②高志：高远之志。

③石碛（qì）：沙石地。概（jì）：稠密。

④《进学解》：唐代文学家韩愈所作，结尾有"而訾医师以昌阳引年，欲进其狶苓也"之句。

⑤訾（zǐ）：说人坏话。引年：延长寿命。

⑥稀苓：《韩昌黎文集》作"狶苓"。狶苓，主渗泻。

⑦石韦：一种草，丛生，蔓延石上或树干上，叶柔韧如皮。亦名金星草。能清热利尿。石斛：生于岩石或寄附树干上。细若小草，叶如金钗。茎可入药。

⑧苍然：苍苍茫茫的样子。

⑨仿佛：类似。

⑩慈湖：水名。在浙江慈溪东北。

⑪间：夹杂。文石：有纹理的石头。

⑫遗：赠送。

⑬泚（cǐ）：鲜明的样子。

【译文】

《本草》记载："菖蒲，味辛温，无毒。可以开通心窍，滋补五脏，疏通九窍，使人耳聪目明。长期服用可以使人身体轻快，增强记忆力，延长寿命，增长心智，追求高远的志向而心气不衰。"《本草注》说："生长在沙石地里而且茎节很密的菖蒲，这种最好。生长在低洼潮湿地里而且根很大的，不叫菖蒲，而是昌阳，不能服用。"韩退之《进学解》中说："责怪医生用昌阳作延年益寿的良药，而要推荐稀苓。"不知韩退之就是拿昌阳当菖蒲呢,还是说它像菖蒲却不是菖蒲,不可以用来延年益寿呢? 凡生长在沙石地里的草木,必须用一些土附着在根部。像石韦、石斛之类,虽然不等有土以后才生长,但是如果去掉根部的土就会枯死。只有长在沙石地里的菖蒲,连沙石一起挖出来,洗去泥土,在清水中泡泡,放在盆里,能够几十年不干枯。这种菖蒲虽然长得不茂盛,但节叶坚实瘦硬,根须彼此缠在一起,苍苍然摆在几案上,时间越长越让人喜欢。它有使人身体觉得轻快和延年益寿的功效,已经不是昌阳能赶得上的。至于菖蒲忍耐寒苦,安于澹泊,与清泉白石为伍,不待泥土而生长的本性,哪里是昌阳所能比拟的呢? 我在慈湖游玩,找到几颗菖蒲,用石盆养着,放在船上。盆中放有花纹的小石子和石英,璀璨散发出浓浓的香味,内心深深喜爱。只怕乘车走不能带到,于是就把它送给九江的道士胡洞微,让他好好护养。我再次经过这里时,将打听菖蒲生长的好坏。赞文如下:

清而鲜明,只与石子和水为伍。养在一个盆子里,本不是培养菖蒲的地方。虽然贫瘠缺乏养料却不枯死,谁能懂得其中的道理呢? 如果不是这样,那凭什么去滋补五脏,并使头发不掉,牙齿坚固不落呢?

数语顿宕①,含味不尽。

石菖蒲叶有脊,脊如剑刃。生水石之间,瘦根密节,高尺余。今池泽所生,叶无剑脊,根肥白,节疏慢②,高二三尺者,水菖蒲也,不堪入药③。又:江南人家善养钱蒲,谓之蒲草。取石之嵌空玲珑者④,以砂栽置水盆中。至春剪洗,愈剪愈细。蓄多年,至细如眉毫⑤,好事者以之角胜云。

【注释】

①顿宕:抑扬顿挫。

②疏慢:稀疏,粗糙。

③不堪：不能。

④嵌空：凹陷。

⑤眉毫：眉中长毛。

【译文】

这几句赋文抑扬顿挫，余味不尽。

石菖蒲叶上有脊，叶脊如同剑刃。生长于水石之间，瘦根密节，高一尺多。现在池泽中所生，叶子无脊，根茎肥白，茎节稀疏粗糙，高二三尺的是水菖蒲，不能入药。又：江南人家喜欢养钱蒲，叫作蒲草。取有凹陷处、精巧的石头，用砂子栽置在水盆中。到了春天进行修剪，愈剪愈细。养蓄多年以后，会细得如同眉毫一样，有好事者用之赌输赢。

小圃五咏

人参

【题解】

人参是传统的名贵滋补药物，又被称为黄参、地精、神草等，有"百草之王"之称。"人参"之名源于其根部肥大，形若纺锤，常有分叉，颇似人的头、身体和四肢，故而称为人参。人参在我国药用历史悠久，其性平，味甘，微苦，微温，归脾、肺经，功效主要在于补元气、补脾益肺、生津止渴等，主治劳伤虚损、食少、倦怠等气血津液不足等疾病，但实证类疾病患者不宜服用。

人参以产于上党与辽东者为最佳，苏轼写这篇文章时贬谪在惠州，看到的是移植到岭南地区的人参，自然环境发生变化，却依然嗅味如故。苏轼写这首诗不仅是描写人参，更有借此抒发自己不改本色的坚持操守与"忧患何足洗"的乐观精神。

上党天下脊①，辽东真井底②。玄泉倾海腴③，白露洒天醴。

灵苗此孕毓,肩肢或具体^④。移根到罗浮^⑤,越水灌清泚。
地殊风雨隔,臭味终祖祢^⑥。青桠缀紫萼,圆实堕红米。
穷年生意足,黄土手自启。上药无炮炙,龁啮尽根柢^⑦。
开心定魂魄,忧恚何足洗。糜身辅吾生^⑧,既食首重稽。

【注释】

①上党:位于今天山西东南部长治、晋城一带,自古以盛产上党参闻名。

②井底:形容最低处。苏轼用比喻的手法形容辽东与上党的地理环
境差异,上党地势高峻,像是大地的脊梁,而辽东地势低平,则像
在井底一样,然两地皆盛产人参。

③海腴:人参的别名。

④肩肢:肩膀、四肢。古人认为人形的人参是上品,《本草》云:"如
人状,有神。"

⑤罗浮:道教名山。位于广东惠州,苏轼曾贬官至此。

⑥祖祢(nǐ):本源,起始。这里指人参的原产地。

⑦龁(hé)啮:咀嚼吞食。

⑧糜身:粉碎身体。这里用拟人化的写法,形容人参为了人的生命
而供人咀嚼,献出生命。

【译文】

上党是天下的脊梁,辽东则真像在井底。清冽的泉水浇灌,天上的
甘露洒注。

孕育出这样神奇的仙草,具有像人一样的肢体形态。把人参移植到
罗浮山下,以这里清澈的水浇灌。

水土气候都大为不同,但性味终究和原产地一样。青青的枝条,上
面缀着紫色的花朵;圆圆的果实,像红色的米粒。

生长满一年生机旺盛后,才可采用,亲自挖开黄土收获它。上等的

药材不需要炮灸加工,咀嚼它的根茎就可以。

　　人参能够开心窍,定魂魄,消除忧愁愤怒更是不在话下。人参粉身来辅助人的生命,服食后,应该虔诚地向它稽首感谢。

地黄①

【题解】

　　地黄是一种多年生草本植物,根可入药,根据炮制方法不同而分为鲜地黄、干地黄与熟地黄。鲜地黄清热凉血,生津润燥;干地黄滋阴清热,凉血补血;而熟地黄则为补益药,益精填髓。苏轼服食地黄时,采用了一些其他的药材配伍,如野蜂蜜、山姜、阿胶等,不但可以增益风味,还可以调和药性,当是诗人在实践中总结出来的经验,值得借鉴。

　　苏轼在给朋友翟东玉的书信中也曾提及地黄:"药之膏油者,莫如地黄,以啖老马,皆复为驹。……吾晚觉血气衰耗如老马矣,欲多食生地黄而不可常致。近见人言循州兴宁令欧阳叔向,于县圃中多种此药。意欲作书干求而未敢。君与叔向故人,可为致此意否? 此药以二、八月采者良。如许,以此时寄惠为幸。欲烹为煎也。"信中谈到了自己血气衰耗,需要借助地黄来补益气血,并请朋友给他想办法寄一些生地黄。由此可以看出苏轼园圃中所栽培的地黄数量恐怕有限,但在当地又难以购得,地黄之珍贵可知。

　　地黄饲老马,可使光鉴人。吾闻乐天语②,喻马施之身。
　　我衰正伏枥③,垂耳气不振④。移栽附沃壤,蕃茂争新春。
　　沉水得稚根,重汤养陈薪⑤。投以东阿清⑥,和以北海醇⑦。
　　崖蜜助甘冷⑧,山姜发芳辛。融为寒食饧,咽作瑞露珍⑨。
　　丹田自宿火⑩,渴肺还生津。愿饷内热子⑪,一洗胸中尘。

【注释】

①地黄:多年生草本植物,因其地下块根为黄白色而得名。其根为传统中药之一,根据炮制方法不同分为鲜地黄、干地黄、熟地黄等。

②乐天:即唐代大诗人白居易,字乐天。作有《采地黄者》一诗,中有"与君啖肥马,可使照地光。愿易马残粟,救此苦饥肠"的诗句。

③伏枥:语出曹操《步出夏门行》:"老骥伏枥,志在千里。"

④垂耳:耳朵低垂。形容年老颓唐之态。

⑤重汤:隔水蒸煮。

⑥东阿清:指东阿胶。

⑦北海醇:北海的美酒。

⑧崖蜜:山崖间野蜂所酿的蜜。又称石蜜、岩蜜。色青,味微酸。

⑨瑞露:美酒名。

⑩丹田:《本草》:地黄性腻,得砂仁窜合,五脏之气,归宿丹田。

⑪内热子:指内火旺盛之人。

【译文】

用地黄喂养,老马也会皮毛光泽照人。我听闻白乐天的诗句,联想到自身。

我衰老得像伏枥老马一样,低垂双耳,萎靡不振。将地黄移栽到肥沃的土壤,在春天里生长格外茂盛。

将幼小的地黄根放入水中浸验,用柴火隔水蒸煮。投入上等的东阿阿胶,和着北海的美酒一起服食。

加上崖蜜会更甘甜寒凉,山姜增加芳香辛温。熬制成寒食饧,食用就像瑞露酒一样醇美。

五脏之火归宿丹田,还能生津止渴。愿意送给内热的人食用,用以消除胸中的尘浊。

枸杞

【题解】

诗中枸杞的遭遇令人惋惜:满山遍野地生长却无人采摘,日有牛羊践踏,岁有野火焚烧。但苏轼能够慧眼识珠,知道枸杞"根茎与花实,收拾无弃物",无人赏识的枸杞在苏轼这里得到了呵护与珍惜。事实上,枸杞的确全身都是宝,如李时珍《本草纲目》记载:"春采枸杞叶,名天精草;夏采花,名长生草;秋采子,名枸杞子;冬采根,名地骨皮。"枸杞嫩叶亦称枸杞头,可食用或作枸杞茶。枸杞的功效在于治肝肾阴亏,益精明目,用于虚劳精亏、腰膝酸痛、眩晕耳鸣、阳痿遗精、内热消渴、血虚萎黄、目昏不明等,而现代的研究也证实,枸杞子有调节血糖、缓解脂肪肝和动脉粥样硬化的功效。

神药不自闷[①],罗生满山泽。日有牛羊忧,岁有野火厄。
越俗不好事,过眼等茨棘[②]。青荑春自长,绛珠烂莫摘。
短篱护新植,紫笋生卧节。根茎与花实,收拾无弃物。
大将玄吾鬓[③],小则饷我客。似闻朱明洞[④],中有千岁质。
灵厖或夜吠[⑤],可见不可索。仙人倘许我,借杖扶衰疾。

【注释】

①闷(bì):神秘。

②茨棘:蒺藜与荆棘。

③玄:黑色。这里作动词,变黑之意。

④朱明洞:位于罗浮山,传说东晋葛洪在此炼成九转金丹成道。

⑤灵厖(máng):有灵性的犬。这里指枸杞根,据说千年的枸杞,其
形如犬。

【译文】

神药并不神秘，山泽间到处都生长。白天牛羊啃食践踏，年年还有遭受野火焚烧的厄运。

越地的风俗不重视枸杞，视其如同不值钱的蒺藜与荆棘。春天任由枸杞的青苗生长，秋天红色的枸杞子腐烂，也没人采摘。

扎起篱笆保护新苗，与紫笋一起生长。枸杞的根茎与花、果实，都有用处，不可丢弃。

大的功效使我白发变黑，小则可以招待客人食用。好像听说朱明洞中，有千年的枸杞。

形状像犬的枸杞根或许会夜里吠叫吧，可以看到却不能拿到。倘若仙人同意，将枸杞根借给我作手杖，可用来支撑我衰老多疾的身躯。

甘菊

【题解】

甘菊的养生价值自古就被养生家所重视，葛洪在《抱朴子·仙药》中有一段描述："南阳郦县山中有甘谷水，谷水所以甘者，谷上左右皆生甘菊，菊花堕其中，历世弥久，故水味为变。其临此谷中居民，皆不穿井，悉食甘谷水，食者无不老寿，高者百四五十岁，下者不失八九十，无夭年人，得此菊力也。"苏轼在其诗文中也多次提及甘菊对于身体的益处。不过，甘菊并不等同于菊花，而是菊的一种，其味道较为甘甜，养生者不可不辨。

越山春始寒[1]，霜菊晚愈好。朝来出细粟[2]，稍觉芳岁老。
孤根荫长松[3]，独秀无众草。晨光虽照耀，秋雨半摧倒。
先生卧不出，黄叶纷可扫。无人送酒壶，空腹嚼珠宝[4]。
香风入牙颊[5]，楚些发天藻[6]。新荑蔚已满[7]，宿根寒不槁。

扬扬弄芳蝶⑧,生死何足道。颇讶昌黎翁⑨,恨尔生不蚤。

【注释】

①越山:百越之山。泛指岭南地区。

②细粟:指花蕊。

③孤根:指菊花独生。

④珠宝:指甘菊。比喻其像珠宝一样宝贵。一说为珠子菊的别称。《本草》注:"菊有一种,开小花,瓣下如小珠子,谓之珠子菊,入药亦佳。"

⑤香风:菊花的清香。这里指代甘菊。

⑥楚些:招魂歌,亦泛指楚地的乐调或《楚辞》。天藻:指华丽的辞藻。这里指屈原《离骚》中"夕餐秋菊之落英"句。

⑦新荑(tí):新生的嫩苗。

⑧扬扬:得意的样子。

⑨昌黎翁:指唐代文学家韩愈,字退之。郡望昌黎,世称韩昌黎。韩愈《秋怀》诗云:"鲜鲜霜中菊,既晚何用好。扬扬弄芳蝶,尔生还不早。"

【译文】

百越之地到了春天才开始感到寒冷,而霜菊是愈开得晚愈好。清晨甘菊细细的花蕊露出来,才觉得春天已经快结束了。

菊花独自生长在树荫蔽日的长松之下,周围再没有其他的芳草。虽然有早晨的阳光照耀,一阵秋雨过后甘菊也被淋得半倒。

我卧在床上不肯出门,地上的黄叶早应该打扫了。没有人给我送来酒壶,只好饿着肚子咀嚼甘菊。

甘菊在口齿中生香,如同楚辞中的华丽辞藻。新苗已经生长得茂盛,甘菊的宿根经过寒冬也没有枯槁。

欣赏蝴蝶在花丛中悠然自得地飞舞,生死又有什么值得讨论的呢?倒是很惊讶昌黎老人,遗憾甘菊的花开得不够早。

薏苡①

【题解】

薏苡是我国传统的食品作物之一，可做成粥、饭、各种面食供人们食用，具有健脾利湿、温中散寒、补益气血等功效，对老弱病者更为适宜。但这首诗虽咏薏苡，实则另有深意。苏轼一生为谗言所伤，这首诗借咏薏苡发胸中不平之气，但表达得含而不露，主要是借助马援的典故来委婉道出。据《后汉书·马援传》记载，马援从交趾返回时，带了一车薏苡仁。马援死后，竟然以薏苡遭谗，堂堂一代名将，居然无法正常下葬，而那些生前的所谓好友故交没有人敢参加葬礼！尽管马援问心无愧，却难防群小捕风捉影，无中生有。苏轼一生屡遭贬谪，也是深受谗言之害，故此深有同感！

　　伏波饭薏苡②，御瘴传神良。能除五溪毒③，不救谗言伤④。
谗言风雨过，瘴疠久亦亡。两俱不足治，但爱草木长。
草木各有宜，珍产骈南荒⑤。绛囊悬荔支⑥，雪粉剖桄榔⑦。
不谓蓬荻姿⑧，中有药与粮。春为蒏珠员⑨，炊作菰米香⑩。
子美拾橡栗⑪，黄精诳空肠⑫。今吾独何者，玉粒照座光。

【注释】

①薏苡：一年生或多年生草本植物。子粒（薏苡仁）含淀粉。供食用、酿酒，并入药。茎叶可作造纸原料。

②伏波：指伏波将军马援。据《后汉书·马援传》，马援在交趾（今越南北中部地区），经常服食薏苡实，服用之后"轻身省欲，以胜瘴气"。

③五溪：指雄溪、横溪、无溪、酉溪、辰溪。一说指雄溪、蒲溪、西溪、沅溪、辰溪。在今湖南西部和贵州东部，在当时均属瘴疠之地。

④谗言：马援返回中原时，带了一车薏苡，后来有人诽谤他带回的是
　　一车珠宝。

⑤骈：本意为两马并驾一车，引申为并列。

⑥绛囊：指荔枝红色果实，像红色的小布囊。

⑦雪粉：指桄榔剖开之后，内皮中的白色粉末，可做饼饵，食用充饥。

⑧蓬荻：蓬草与芦荻。

⑨芡珠：指芡实。芡的种子，含淀粉，供食用。员：同"圆"。

⑩菰（gū）米：指菰的果实。一名雕胡米，古以为六谷之一。《本草
　　纲目·菰米》引苏颂《本草图经》云："菰生水中……至秋结实，
　　乃雕胡米也，古人以为美馔。今饥岁，人犹采以当粮。"

⑪子美：即杜甫，字子美。曾于战乱中拾橡栗充饥，其诗《乾元中寓
　　居同谷县作歌》云："有客有客字子美，白头乱发垂过耳。岁拾橡
　　栗随狙公，天寒日暮山谷里。"

⑫黄精：药草名。以根茎入药。《本草纲目》记载："黄精为服食要
　　药……以其得坤土之精粹，故谓之黄精。"

【译文】

伏波将军服食薏苡，抵御瘴毒有神奇功效。能祛除五溪的瘴气，却
无法救治谗言的中伤。

谗言如同风雨终究会平息，瘴疬之气时间长了也会消失。二者都不
值得救治，只喜欢薏苡好好生长。

草木各有适宜的用途，在岭南蛮荒之地，有许多珍贵的物产同时存
在。荔枝树悬挂着红色果实，桄榔剖开有雪白的粉末。

想不到看上去和蓬草与芦荻一样，却可以入药和当作粮食。薏苡可
以像芡实一样舂作粮食，可以像菰米一样烧出喷香的米饭。

杜子美曾经拾过橡栗，黄精可以欺骗空肠。现在我是什么人呢，那
一粒粒珍珠似的薏苡，映照得满座生辉。

石芝诗 并叙

【题解】

本诗系元丰三年（1080）五月十二日所作，苏轼当时被贬黄州。诗中记述的是作者所做的一场梦，梦里他到了神仙洞府，遇到了仙人，甚至还折下了石芝品尝，有趣的是，梦里还觉得石芝的味道如同鸡苏一样。当然这毕竟只是一场大梦，但是后来元祐八年（1093），苏轼在定州任上时，真的看到了石芝，他回忆起了若干年前的这场游仙之梦，并且又写了一首诗，即下一首《肉芝诗》。

元丰三年五月十一日癸酉，夜梦游何人家①。开堂西门，有小园、古井。井上皆苍石②，石上生紫藤如龙蛇，枝叶如赤箭。主人言："此石芝也。"余率尔折食一枝③，众皆惊笑。其味如鸡苏而甘④，明日作此诗。

【注释】

①何人家：不知道什么人家里。

②苍石：青色的石头。

③率尔：轻率，贸然。

④鸡苏：草名。其叶辛香，可以用来烹鸡，故得名。

【译文】

元丰三年五月十一日癸酉，晚上做梦不知道到了谁家。打开堂西门，有小园、古井。井上都是苍石，上面缠绕着如龙蛇一样的紫藤，枝叶如同红箭。主人说："这是石芝。"我贸然折了一枝食用，众人都惊笑起来。味道如同鸡苏草而有甘甜之味，第二天写了这首诗。

空堂明月清且新,幽人睡息来初匀①。

了然非梦亦非觉②,有人夜呼祁孔宾③。

披衣相从到何许④,朱栏碧井开琼户⑤。

忽惊石上堆龙蛇⑥,玉芝紫笋生无数。

锵然敲折青珊瑚,味如蜜藕和鸡苏。

主人相顾一抚掌,满堂坐客皆卢胡⑦。

亦知洞府嘲轻脱⑧,终胜嵇康羡王烈⑨。

神山一合五百年⑩,风吹石髓坚如铁。

【注释】

①幽人:幽居之士。这里指苏轼自己。

②了然:明白清楚的样子。

③有人夜呼祁孔宾:事见《晋书·祈嘉传》:"祁嘉字孔宾……少清贫,好学。年二十余,夜忽窗中有声呼曰:'祈孔宾,祈孔宾!隐去来隐去来!修饰人世,甚苦不可谐。所得未毛铢,所丧如山崖。'旦而逃去。"

④何许:何处。

⑤碧井:深井。琼户:玉饰之门户。

⑥龙蛇:指紫藤如同龙蛇一样盘曲。

⑦卢胡:喉咙里发出的笑声。

⑧洞府:仙人居住之地。这里指仙人。

⑨终胜嵇康羡王烈:事见《晋书·嵇康传》:"康又遇王烈,共入山。烈尝得石髓如饴,即自服半,余半与康,皆凝而为石。"《神仙传》记载,王烈与嵇康一起进入太行山,听到山裂的声音,"往视之,山断数百丈,有青泥出如髓。取捇之,须臾成石,如热腊之状,食之味如粳米。"

⑩五百年：据《神仙经》记载："神山五百岁辄一开，其中有髓，得服
　　之者，寿与天相毕。"

【译文】

清新的明月照在清幽的空堂上，幽居之人睡息渐渐均匀。

在半梦半醒之间，听到有人在呼叫祁孔宾的名字。

披上衣服随他不知到了何处，但见朱红栏杆和碧玉似的井，饰玉的华美门户大开。

蓦然惊见石上紫藤如龙蛇盘曲，玉色灵芝与紫笋遍地丛生。

敲下一块青珊瑚锵然作响，味道如同蜜藕混着鸡苏。

主客相视抚掌而笑，满堂宾客也都发出卢胡的笑声。

也知道洞府仙人在嘲弄我的轻率，但终究比嵇康空羡王烈得石髓强。

神山每五百年方开合一次，如今石髓早已被风吹得坚硬如铁。

道家有《石芝图》。石芝者，石象芝也。生海隅名山岛屿之涯有积石处。

【译文】

道家有《石芝图》。石芝是长得像芝的石头。生在海边名山、岛屿悬崖边有积石的地方。

肉芝诗①并叙

【题解】

所谓肉芝、石芝，自古以来都被传得神乎其神，有人将其视为仙药，这其中当然有很多妄言、夸大的成分。对这种怪力乱神之物，苏轼在诗尾的态度是值得肯定的，他虽然好奇心强，但是终究认为："古来大药不可求，真契当如磁石铁"。

予昔梦食石芝，作诗记之。今乃真得石芝于海上，子由和前诗见寄。予顷在京师^②，有凿井得如小儿手以献者，臂指皆具，肤理若生。予闻之隐者曰："此肉芝也。"与子由烹而食之。追记其事，复次前韵。云：

> 土中一掌婴儿新，爪指良是肌骨匀。
>
> 见之怖走谁敢食，天赐我尔不及宾。
>
> 旌阳、远游同一许^③，长史、玉斧皆门户^④。
>
> 我家韦布三百年^⑤，只有阴功不知数。
>
> 跪陈八簋加六瑚^⑥，化人视之真块苏^⑦。
>
> 肉芝烹熟石芝老，笑唾熊掌蹳雕胡^⑧。
>
> 老蚕作茧何时脱，梦想至人空激烈。
>
> 古来大药不可求，真契当如磁石铁。

【注释】

①肉芝：俗称为"太岁"，古代养生家多视其为长生之药。

②顷：不久前。

③旌阳：指晋仙人许逊。逊曾任蜀旌阳县令，故称。远游：许迈，一名映，又名玄，字叔玄、远游，东晋时人。自幼慕道，据云后得道飞升。

④长史：指王濛，字仲祖，小字阿奴。累迁司徒左长史。为当时的名士，姿容清逸，时人称其"此不复似世中人"。玉斧：许翙，字道翔，小名玉斧。东晋道士。

⑤韦布：借指平民。韦带布衣是古代平民的服装。

⑥八簋（guǐ）：古代祭祀宴享时盛黍稷的器具。周制，天子八簋。六瑚：商代盛黍稷的祭器。

⑦块苏：指土块和草堆。比喻粗劣、低贱之物。

⑧雕胡：雕胡米，即菰米，植物菰（茭白）的籽实。

【译文】

我过去曾梦到过吃石芝，还写了一首诗记述这场梦。现在竟然真的在海上得到了石芝，子由和前诗寄给我。我从前在京师的时候，有人凿井时发现了一个样子像小孩子手一样的东西，将它献给我，手臂、手指都具备，皮肤纹理和真的一样。我听隐者说："这是肉芝。"我和子由烹而食之。追记这件事，又次前韵写诗。诗云：

土中发现一个像婴儿手掌的东西，指甲与肌骨真是非常匀称。

凡人看到这个东西都吓得跑掉谁敢吃，上天赐给我的宝物没有客人来一起吃。

旌阳、远游都姓许，长史、玉斧都出自同样的门户。

我的家族三百年来都是平民，只有所积累的善行不知有多少。

跪着陈上八篮和六瑚装着的祭物，但在仙人看来和土块、草堆一样。

肉芝和石芝都已经烹熟，开心地将熊掌和雕胡都丢弃。

老蚕作茧什么时候能得到解脱呢？梦想成为至人只是虚幻的空想。

自古所谓的大药是不可求的，真正的道契当如同磁石与铁一样天然吸引。

芝有五类，凡近百种。肉芝，状如肉，附于大石，头尾具有①，乃生物也。赤者如珊瑚，白者如截肪②，黑者如泽漆，青者如翠羽，黄者如紫金，皆光明洞彻如坚冰也。大者十余斤，小者三四斤，须斋祭取之，捣末服。《抱朴子》

【注释】

①具有：都有。

②截肪：切开的脂肪。比喻白润。

【译文】

芝分为五类，共近百种。肉芝，形容像肉，附在大石上，有头有尾，乃是有生命之物。红色的如同珊瑚，白色的如同切开的脂肪，黑色的如同泽漆，青色的如同翠羽，黄色的如同紫金，都是光明洞彻如同坚冰一样。大的有十余斤，小的有三四斤，需要斋祭后获取，捣成末服食。《抱朴子》

观张师正所蓄辰砂①

【题解】

本诗作于元丰三年（1080）七月，苏轼当时人在黄州。所谓辰砂，是辰州（治今湖南沅陵）所产朱砂，又被称为鬼仙朱砂、丹砂、赤丹、汞沙等。朱砂是炼丹的重要原料，同时也可入药，具有镇静、安神和杀菌等功效。

> 将军结发战蛮溪②，箧有殊珍胜象犀③。
> 漫说玉床分箭镞④，何曾金鼎识刀圭⑤。
> 近闻猛士收丹穴⑥，欲助君王铸裹蹄⑦。
> 多少空岩人不见，自随初日吐虹霓⑧。

【注释】

①张师正：名思政，字不疑，约宋仁宗嘉祐中前后在世。撰有《括异志》等。

②结发：把头发扎起来。蛮溪：蛮夷之地的溪流。这里指辰州，宋时为五溪蛮地。

③殊珍：指特别珍贵的东西。

④玉床：指朱砂矿床。张师正《倦游杂录》云："辰州朱砂，佳者出蛮峒老鸦井。有砂处即有小龛，龛中生白石床如玉。床上乃生丹

砂。小者如箭镞,大者如芙蓉。"箭镞(zú):箭头上的金属尖物。

⑤刀圭:指药物。

⑥丹穴:此指出产辰砂之矿洞。

⑦裹(niǎo)蹄:马蹄形的铸金。裹,马名。

⑧虹霓:彩虹。古人认为彩虹有雄雌之别,色鲜盛者为雄曰虹,色暗
淡者为雌曰霓。

【译文】

将军扎起头发在蛮溪与蛮人交战,箱子里所藏的东西比象牙犀角还
要珍贵。

不要说白玉床上箭镞一样的丹砂,就是炼丹金鼎又何尝识得此药物?

最近听说猛士们攻取了辰州的丹穴,准备帮助君王铸造马蹄金。

还有多少空岩人们还没有发现,里面的丹砂随着初升的太阳绽放出
光芒,如同艳丽的彩虹。

辰砂出蛮洞锦州界①。生石床上,小者如箭镞,大者如
芙蓉,十二族一座②,色如未开莲花,光明耀日。亦有九枚、
七枚者,每座大者为主,小者为臣。四面杂砂一二斗抱之。

【注释】

①蛮洞:又作"蛮峒",指南方少数民族聚居地区。锦州:唐垂拱三
年(687)置,治今湖南麻阳。

②族:据文意,当为"枚"。

【译文】

辰砂出产于南蛮洞地锦州境内。生在石床上,小的如同箭镞,大的
如同芙蓉,十二枚聚为一座,颜色如同没有绽放的莲花,光明耀日。也有
九枚、七枚的丹砂,每座中以大者为君,小者为臣。四面有一二斗的杂砂
环绕。

次韵子由清汶老龙珠丹①

【题解】

本诗作于元祐八年（1093）定州任上。这是一首咏物诗,全诗都围绕着龙珠丹而展开,想象瑰奇,典故频出,以夸张的笔法写出了清汶老龙珠丹的神奇之处,并称赞了苏辙在修炼内丹方面的成绩。

　　天公不解防痴龙②,玉函宝方出龙宫③。
　　雷霆下索无处避④,逃入先生衣袂中⑤。
　　先生不作金椎袖⑥,玩世徜徉隐屠酒。
　　夜光明月空自投,一锻何劳纬萧手⑦。
　　黄门寡好心易足⑧,荆棘不生梨枣熟。
　　玄珠白璧两无求,无胫金丹来入腹。
　　区区分别笑乐天,那知空门不是仙。

【注释】

①清汶老:不详。龙珠丹:丹药名称。
②痴龙:传说中的动物。形状为羊,髻下有珠。据《幽明录》记载:有人误坠入洞穴中,见到一只大羊,取羊髻下的珠子而食。出去后询问张华。张华说:"羊为痴龙。其初一珠,食之与天地等寿,次者延年,后者充饥而已。"
③宝方:珍奇而有特效的药方。
④索:搜求。
⑤衣袂(mèi):衣袖之角。据《五灯会元》记载,普闻禅师住邵武山中,一龙求躲避其衣角中,以逃避天罚。
⑥金椎:铁铸的捶击用具。

⑦纬萧:编织蒿草。指安贫乐道。典出《庄子·列御寇》:"河上有
　家贫恃纬萧而食者,其子没于渊,得千金之珠。"
⑧黄门:指门下侍郎。龙朔二年(662)改黄门侍郎。苏辙时任门下
　侍郎。

【译文】

天公没有防备痴龙,让工盒中的宝方从龙宫传出。

雷霆之威之下无处躲避,逃进了先生的衣袖里。

先生袖中没有藏着金椎,玩世不恭徜徉于市井中。

夜光、明月这样的宝珠并不需要,何须烦劳那编制蒿草者之手来锻烧。

黄门郎嗜好不多容易知足,荆棘不生梨枣已经成熟。

对玄珠白璧没有需求,无足金丹已经在腹中生成。

我分别的时候还嘲笑过白乐天,哪里知道空门不是求仙之路。

　以龙珠丹名,变化的如此可爱。刘须溪

【译文】

从龙珠丹名引申开去,变化的如此可爱。刘须溪

紫团参寄王定国①

【题解】

此诗作于元祐八年(1093)十二月。人在定州的苏轼题诗给王巩
(字定国),希望其能给他寄一些紫团参。

　嵚㟢土门口②,突兀太行顶③。岂惟团紫云,实自俯倒景。
刚风被草木④,真气入苕颖⑤。旧闻人衔芝⑥,生此羊肠岭⑦。
纤纤虎豹鬣⑧,蹙缩龙蛇瘿⑨。蚕头试小嚼,龟息变方骋。

矧予明真子⑩,已造浮玉境⑪。清宵月挂户,半夜珠落井⑫。
灰心宁复然,汗喘久已静⑬。东坡犹故日,北药致遗秉⑭。
欲持三桠根,往侑九转鼎⑮。为予置齿颊,岂不贤酒茗。

【注释】

①紫团参:指产于上党地区的人参,俗称党参。

②嵿岈(hān xiā):山谷空旷的样子。土门口:井陉关的别称。

③突兀:高高耸立。

④刚风:强劲的风。

⑤茗颖:草花和禾穗。

⑥人衔芝:人参的别称。

⑦羊肠岭:汉时上党壶关县有羊肠阪。言山屈曲如羊肠之盘。

⑧鬣:动物颈上的长毛。

⑨蹙(cù)缩:收缩。

⑩矧(shěn):况且。明真子:这里指王定国。明真,指精神修为空
　明精微。子,对对方的尊称。

⑪浮玉:浮玉山。传说仙人住的地方。

⑫珠落井:指修炼。

⑬汗喘久已静:按,人参具有治喘之效。

⑭遗秉:遗留下的禾把等。这里指紫团参。

⑮侑(yòu):辅助,帮助。九转鼎:炼丹药的鼎。

【译文】

　　空旷险峻的土门口,高耸入云的太行山顶。岂止只是一团紫云,实
在是那高到极处的倒影。

　　强劲的风吹过草木,真气由此进入其中。以前就听说过这种人参,
生在这里的羊肠岭上。

　　纤纤的参须就像虎豹颈上的长毛,人参皱缩如同龙蛇身上的瘤子。蚕头状的人参吃一小口,缓慢的呼吸都会变强。

　　况且我的明真子,已经修炼到了浮玉仙境。清净的夜晚月亮照着庭院,午夜时分静静吐纳修炼。

　　死寂之心还能恢复吗? 汗喘早已经完全平息。东坡还是如同旧时,希望能得到一些紫团参。

　　想要拿着人参,辅助九转鼎里炼制丹药。把人参给我放在嘴里,岂不是比饮酒喝茶更好吗?

　　人参,生潞州太行山上①,谓之紫团参。

【注释】

①潞州:治今山西长治。

【译文】

生长在潞州太行山上的人参,叫作紫团参。

周教授索枸杞

【题解】

　　苏轼与朋友们交往,常常互送物品,本诗便是由周教授索要枸杞所引发。苏轼对于枸杞一直都很喜欢,多篇诗文赋都以其为主题。在这首诗中,苏轼如椽之笔纵横写意,生动地描绘了枸杞在养生、明目方面的神奇疗效。

　　邺侯藏书手不触①,嗟我嗜书终日读。
　　短檠照字细如毛②,怪底昏花悬两目③。
　　扶衰赖有王母杖④,名字于今挂仙录。

荒城古堑草露寒^⑤，碧叶丛低红菽粟。

春根夏苗秋著子，尽付天随耻充腹^⑥。

兰伤桂折缘有用，尔独何损丹其族^⑦。

赠君慎勿比薏苡^⑧，采之终日不盈掬。

外泽中干非尔俦，敛藏更借秋阳曝。

鸡雍桔梗一称帝^⑨，堇也虽尊等臣仆^⑩。

时复论功不汝遗，异时谨事东篱菊。

【注释】

①邺侯：李泌，字长源。贞元三年（787）拜中书侍郎，同中书门下平章事。累封邺县侯。家富藏书。

②短檠（qíng）：矮灯台。借指小油灯。

③怪底：惊怪。

④王母杖：指枸杞。《抱朴子·仙药》："（枸杞）或云仙人杖，或云西王母杖。"

⑤古堑：古老残毁之沟壕。

⑥天随：唐代诗人陆龟蒙，号天随子。详见《杞菊赋序》注。

⑦丹其族：扬雄《解嘲》："客徒欲朱丹吾毂，不知一跌将赤吾之族也。"

⑧薏苡：植物名，种子可入药。

⑨鸡雍：鸡雍芡。水生植物。可食用亦可入药。桔梗：气味辛，微温有小毒。可以入药。

⑩堇（jìn）：即乌头。可以入药，有毒。

【译文】

邺侯藏书极丰却手都不碰一下，可叹我嗜爱读书终日不释卷。

小油灯下，书上的字细如牛毛，睁着双眼惊觉眼花。

维持衰老的躯体全靠枸杞，现在枸杞已经名列仙书。

荒凉的城壕边荒草丛生，碧叶中露出低垂的红枸杞。

春根、夏苗和秋天的枸杞子，都被天随生吃入腹中。

摘兰花、折桂枝是因为有用处，你为什么独独损伤染红一族呢？

把枸杞赠给您，可千万不要把它当蕙茞，枸杞采摘一天都不到一把。

它可不是外表光泽里面干涩，收藏它要在秋天的阳光下曝晒。

鸡壅、桔梗如果称作帝王的话，乌头虽然尊贵也只能为臣子了。

时常论功不会遗忘你，以后要更谨慎地对待东篱的甘菊。

和子由拔白发

【题解】

此诗作于贬谪惠州期间。苏轼、苏辙兄弟二人平生唱和不断，佳作迭出。《和子由拔白发》虽是一首和诗，但开始是由苏轼的一首描述月下梳头的诗《六月十二日酒醒步月理发而寝》所引发。苏辙看到此诗后，依照其韵写了一首拔白发的诗。苏轼又再唱和，便是这首情理交融的诗篇。

辙有白发，近二十年矣。然止百余茎[1]，不增不减。虔州道人王正彦[2]，教令拔去，以真水火养之[3]，恐不复更生。从其言已数月，而白发不出，更年岁不见[4]，岂真不生耶？子瞻兄示我《月中梳头》诗，戏次来韵，言拔白之验。

【注释】

①茎：根。

②虔州：治今江西赣州。

③真水火：指道家的内丹修炼方法。

④更年岁：意为过了年。

【译文】

我有白发已经快二十年了。但是只有一百多根,不增加也不减少。虔州的道人王正彦让我将白发拔去,用真水火养护,或许就不复再生了。我听从王道士的话已经几个月,而白发果然不出,过了年也没有看见,难道真的不生了吗?子瞻兄长寄给我《月中梳头》诗,我戏次其韵,描写拔白发的效验。

水上有车车自翻,悬流如线垂前轩①。
霜蓬已枯不再绿②,有客劝我抽其根。
根根一去紫茸茁③,珍重已试幽人言。
纷纷华发不足道,当返六十过去魂④。

【注释】

①悬溜:从高处往下流注的小股流水。

②霜蓬:形容散乱的白发。

③紫茸:细软的绒毛。

④六十:写此诗时,苏辙年纪接近六十。此是泛指。

【译文】

水上的水车自动翻转着,前轩屋檐滴水如线一样垂下。

白发如同落霜的飞蓬不会再由枯变绿,有客人劝我连根拔去。

发根一去会长出细软的绒毛,我珍重试过了这个幽人的方法。

白发纷纷不值得一提,要返回的是从前的精神。

和

夏畦流膏白雨翻①,北窗幽人卧羲轩②。

风轮晓入春笋节③,露珠夜上秋禾根。

从来白发有公道④,始信丹经非妄言。

此身法报本无二⑤,他年妙绝兼形魂⑥。

【注释】

①夏畦:夏季治畦之人。《孟子·滕文公下》:"病于夏畦。"赵岐注:
　"言其意苦劳,甚于仲夏之月治灌园之勤也。"流膏:流汗。白雨:
　暴雨。比喻流汗甚多。

②羲轩:伏羲氏和轩辕氏的并称。

③风轮:古代夏天取凉用的机械装置。这里指风。

④公道:公平。

⑤法报:佛教有所谓法、报、应三身,法报即法身与报身。

⑥形魂:形体与魂魄。

【译文】

夏天修畦汗如雨下,幽人卧在羲轩的北窗之下。

晨风吹拂春笋拔节,秋天的夜晚露珠沾上禾苗的根。

自古以来白发对于每个人都是公平的,才开始相信丹经所云不是妄言。

此身的法报本来都是一样的,将来形体和魂魄都会达到妙绝境界。

　或为余言:"草木之长,常在昧明间①。"早起伺之,乃见
其拔起数寸,竹笋尤甚。夏秋之交,稻方含秀②,黄昏月出,
露珠起于其根,累累然忽自腾上,若推之者,或缀于茎心,或
缀于叶端。稻乃秀实③,验之信然。此二事与子由养生之说
契,故以此为寄。先生自注。

【注释】

①昧明：拂晓。

②含秀：谓稻穗包而未露。秀指谷类抽穗开花。

③秀实：灵秀之气结成的果实。

【译文】

有人对我说："草木常在拂晓时生长。"早点起来查看，看到草木长高了数寸，尤其竹笋更为明显。夏秋之交，稻子刚长出花苞，黄昏月出的时候，露珠从其根开始，一颗颗忽然冲上，好像有力量在推着一样，露珠有的缀于茎心，有的缀在叶尖。稻乃灵秀之气结成，查验以后果然如此。这两件事和子由养生之说契合，所以将这首诗寄给他。先生自注。

赠眼医王生彦若①

【题解】

此诗系元丰八年（1085）三月所作，苏籕《栾城先生遗言》中记载："箴眼医王彦若在张文定公门下，坡公于文定坐上赠之诗。引喻证据博辩，详切高深，后学读之茫然。"对于此诗，苏轼也颇为自得，《艇齐诗话》中记载："东坡自负此诗，多自书与人。予读其诗，如佛经中谒赞，真奇作也。"

针头如麦芒②，气出如车轴③。间关络脉中④，性命寄毛粟。
而况清净眼⑤，内景含天烛⑥。琉璃贮沆瀣⑦，轻脆不任触。
而子于其间，来往施锋镞⑧。笑谈纷自若，观者颈为缩。
运针如运斤⑨，去翳如拆屋。常疑子善幻⑩，他技杂符祝。
子言吾有道，此理君未瞩。形骸一尘垢⑪，贵贱两草木。
世人方重外，妄见瓦与玉。而我初不知，刺眼如刺肉。
君看目与翳，是翳要非目。目翳苟二物，易分如麦菽⑫。

宁闻老农夫,去草更伤谷。鼻端有余地,肝胆分楚蜀。
吾于五轮间⑬,荡荡见空曲⑭。如行九轨道,并驱无击毂⑮。
空花谁开落⑯,明月自朏朒⑰。请问乐全堂⑱,忘年老尊宿⑲。

【注释】

①王彦若:宋代的眼科医生。

②麦芒:麦穗上的芒,非常尖细。《素问》:"针头如芒,气出如筐。"

③气出如车轴:喻气之运转如同车轴一样圆转。

④间关:指崎岖辗转。

⑤清净眼:佛教语。指明亮之眼。《楞严经》:"吾今为汝建大法幢,亦令十方一切众生,获妙微密性净明心,得清净眼。"

⑥内景:即内神。道教术语。指人内在蕴含之精气神。《云笈七签·魂神》:"其万八千阴,阴为内景,为内神也。"天烛:天然的光明。

⑦琉璃:各种天然有光之宝石。沆瀣:指夜间天地之气,一说清露。屈原《楚辞·远游》:"餐六气而饮沆瀣兮,漱正阳而含朝霞。"这里形容眼睛中的液体。

⑧锋镵:针疗用针。

⑨运斤:挥动斧头。指技艺高超。典出《庄子·徐无鬼》:"郢人垩漫其鼻端若蝇翼,使石匠斫之。匠石运斤成风,听而斫之,尽垩而鼻不伤,郢人立不失容。"

⑩善幻:长于幻术。

⑪尘垢:尘埃和污垢,比喻细微不足道的事物,也指尘世。

⑫麦菽:麦子和豆子。菽,豆。

⑬五轮:佛教认为眼有肉、血、气、风、水五轮。古代医家认为肉轮指上下眼部位,属脾。血轮指两血络,属心。气轮指白睛部分,属肺。风轮指黑睛部分,属肝。水轮指瞳孔部分,属肾。

⑭空曲:广阔回环。

⑮并驱:指众车并进。

⑯空花:形容眼花的症状。《楞严经》:"亦如翳人,见空中花。翳病若除,花于空灭。"

⑰朏朒(fěi nǜ):指月的盈亏。

⑱乐全堂:指张方平,号乐全居士。

⑲尊宿:德尊年长者。

【译文】

针头如麦芒一样尖锐,真气出入如同车轴一样圆转。崎岖辗转于络脉之中,性命寄托在小小的针尖之上。

何况在清净法眼看来,内神中蕴含着天然的光明。眼睛如同琉璃中贮存着沆瀣之气,轻盈薄脆不胜触碰。

而先生在眼睛之中,来往自如运针。一边还能谈笑自若,旁观者吓得脖颈都缩了回去。

运针技艺如此高超如同鼻端运斧的郢人,去除眼翳如同拆屋一样从容。常怀疑先生是不是长于幻术,夹杂着符咒之类的方外之技。

先生说:这其中自有医道,但是其中的道理您并不明了。人的形骸本就微不足道,不论贵、贱都如同草木。

世人为外物左右,于一体之物妄生瓦与玉之辨。而我根本不在乎这些,在眼中运针如同刺肉一样。

在您看来眼睛与眼翳,两者完全不同区别很大。眼睛与眼翳如果是两种东西,容易区分就像麦子和豆子一样。

没听过老农夫所说吗?去掉杂草时也可能会伤害庄稼。但对技艺出神入化者而言,鼻端上仍有挥斥余地,肝胆也如同楚蜀般遥远。

我在眼睛的五轮之间,看到的是空旷的空间。就好像在九轨道的大路上,并驾齐驱而车轮也不会被撞击。

眼中的空花是谁让它开和落,明月自会有盈亏。关于这问题,只可能请教年高德尊的乐全堂主了。

无一字不妙。袁中郎

彦若在张文定公门下,此文定坐上所赠诗也。金针拨眼,至今传此法。

【译文】

没有一个字不妙。袁中郎

彦若在张文定公门下,这是在文定公座上所赠诗。金针拨眼的方法,到现在还在流传。

杜处士传①

【题解】

《杜处士传》虽然从形式来看是传记文,但实际上是一篇连缀药名的游戏文字,全文围绕着杜处士(即杜仲)和黄环的对话,将数十种药物名称贯穿其中。具体来看,文中的药物主要包括了杜仲、郁李仁、厚朴、远志、黄环、茵陈、半夏、杏仁、楥实、苁蓉、柯子、百合、自然铜、辛夷、附子、雌黄、贯众、决明、禹余粮、独活、茺蔚子、枸杞子、大戟、益智仁、飞廉为、王不留行、楥子、射干、蒺藜为、羊桃、空青、恒山、熟艾、高良姜为、蔓菁子、泽兰、伏神、安息、松萝为、杜衡、白头翁、五加皮、当归、石斛、五味子、续随子、鹿角筋、踯躅、丁香、沉香、使君子、乌韭等。这一方面体现了作者的巧思妙想,要将药名尽量和行文契合在一起;另一方面也体现了苏轼对于药物的熟悉程度远超一般人。

杜仲,郁里人也②。天资厚朴,而有远志。闻黄环名,从之游。因陈曰③："愿辅子半夏，幸仁悯焉，使得旋复自古扬榷④。"环曰："子言匪实，宜蚤休⑤，少从容，将诃子矣。"仲曰："人之相仁，虽不百合，亦自然同，况吐斯意以前乎？吾闻夫子雌黄冠众，故求决明于子，今子微衔吾⑥，为其非侪乎？"曰："吾如贫者，食无余粮，独活久矣。子今屑就，何以充蔚子乎！苟迹子之素，杜若所请亦大激矣。试闻子之志也。"曰："敢问士何以益智？行何以非廉？先王不留行者何事也？"曰："此匪子解也。夫得所托者，犹之射干临于层城也。居非地者，犹之困于蒺藜也。今子宛如《易》之所谓'井渫不食'也⑦。非扬淘之而欲其中空清，是坐恒山而望扶桑耳，势不可及已。使投垢熟艾以求别当世，则与之无名异矣。某蒙甚⑧，愿子白之。"曰："吾自通微，预知子高良，故谩矜子以短而欲乱子言，子能详微意，知所激刺，亦无患子矣。虽然，泽兰必馨，今王明苟起子为赤车使者⑨，且将封子，子甘从之乎？"曰："吾大则欲伏神以安息，小者吾殊于众而已矣。虽登文石摩螨头不愿也⑩。古人有三聘而起松萝者，迫实用也。余将杜衡门以居之，为一白头翁，虽五加皮币于我，如水萍耳，岂当归之哉。"环曰："然。世有阴险以求石斛之禄者，五味子之言可也，虽吾亦续随子矣。"或斥之曰："船破须笳⑪，酒成于曲，犹君子录英才也。彼贪禄角进者，可消之也⑫。若夫踯躅而还乡，甘遂意于丁沉，则吾之所谓独行之民，可使君子怀宝焉，乌久居此为哉！"余爱仲善依人，而嘉环能发其心，故录之为传。

【注释】

①处士：古时候称有德才而隐居不愿做官的人，后泛指未做过官的士人。

②郁里人：药材"郁李仁"谐音。

③因陈：药材"茵陈"谐音。

④扬榷（què）：扼要论述。

⑤蚤：通"早"。

⑥衔：怀恨。

⑦井渫（xiè）不食：井虽浚治，但不被饮用。比喻洁身自持，而不为人所知。语出《周易·井卦》："井渫不食，为我心恻。"

⑧蒙：蒙昧。

⑨苟起子：药材"枸杞子"谐音。

⑩文石：文石陛的省称。螭头：古代彝器、碑额、庭柱、殿阶及印章等上面的螭龙头像。亦借指殿前雕有螭头形的石阶等。

⑪笢：刮取竹皮而成的竹絮。这里有以竹修补意。

⑫诮：讥讽。

【译文】

杜仲是郁里人。他天资纯厚朴实，而有远大志向。他听说黄环很有名气，就和他交往。对他说："我想辅助您半夏，希望您仁慈怜悯，使我了解自古的扼要情况。"黄环说："您的话不可信，趁早打消这个念头，等下从容将要呵斥你了。"杜仲说："人们互相仁义，虽然不可能事事相合，也自然相同，更何况在讲出此意之前呢？我听说夫子您言谈出众，所以向您讨教。如今看来您有些嫌弃我，是因为不是同类吗？"黄环说："我就像个贫穷之人，没有多余的粮食，独自生活了许久。现在您不嫌弃而到我这里，拿什么满足您呢！如果按您一贯的表现推测，估计您想说的会大有激励。让我试着听听您的志向。"杜仲说："敢问士人们为什么更加聪明？而行为却更加没有廉耻？先王为什么不挽留辞官的士人呢?"黄环说:"这不是您能理解的。士人能够得到寄身之所,如同射干长在高城上。如果所居之所不适合,就好比被困在蒺藜刺中。现在您就像《周易》所说的'井渫不食'。不经过扬弃淘洗却幻想内心的清净,这就像是坐在恒山远望扶桑,是不可能实现的。假使投垢陈艾以求与当世不同,那就与无名不一样了。我非常蒙昧,请您说说高见。"杜仲说:"我自然了解其中奥妙,知道您是高人良才,故意激您的缺点想要使您言语混乱。您能深知我的意图,知道要害之处,对您没什么担心了。虽然如此,水边的兰草必定芬芳,现在大王假令要起用您为赤车使者,并将封赏您,您会甘愿接受吗?"说:"我从大的说,想要安神求清净;从小而论,能与众生有所不同就可以了。即便登上文石、攀上螭头也不愿意。古人也有多次征召而出山当官的,是迫于实用罢了。我将关起衡门来安居,当一个白头老翁,就是五次加皮币给我,只不过是水中浮萍罢了,难道应当前往吗?"黄环说:"对。世上确实有阴险求石斛之禄的人,多次品味您的话很有道理,连我也愿意跟随您了。"有人驳斥他说:"船漏了要钉补,酒是酒曲酿成,好比君子选录贤人。那些贪图利禄不择手段进用的人,应该受到讥诮。至于那些孤独还乡,甘愿隐没世间,则我说的所谓独行之民,可以使君子心怀美德,怎么可以长久地住在这里呢!"我喜爱杜仲善于跟随人,而赞许黄环能够启发其心,所以记录为其流传。

　　杂药名为之。或以为子瞻在黄州时,出奇以戏客,而不以自名。然非玩侮游衍有余于文者[1],不能为也。

【注释】
①玩侮:玩忽,轻慢。游衍:恣意纵游。
【译文】
这篇文章混杂了很多药名写成。有人以为是苏子瞻在黄州时,撰写此奇文来娱乐客人，并非为了自己扬名。但是如果不是写文章游刃有余的人，是写不出的。

寄子由三法

【题解】

苏轼与苏辙兄弟情谊极为深厚，两人在许多方面都趣味相投，养生便是他们共同感兴趣的话题之一，两人时常围绕养生之道书信往来，进行深入探讨。《寄子由三法》便是苏轼写信告诉苏辙三种养生的方法，既包括食芡这样的食疗，也包括了胎息这样的气功养生方法，还有丹砂这样的炼丹方法，可见兄弟两人对于养生之道涉猎之广泛。有意思的是，正如苏轼自己也承认的那样，虽然对于养生兴趣浓厚，但两人之中，反倒是苏辙所取得的进步更大，这或许和两人的个性有关。

食芡法

吴子野云①："芡实盖温平尔②，本不能大益人。"然俗谓之水硫黄，何也？人之食芡也，必枚啮而细嚼之③，未有多嚾而亟咽者也④。舌颊唇齿，终日嗫嚅，而芡无五味，腴而不腻，足以致上池之水⑤。故食芡者，能使人华液通流。转相浥注⑥，积其力，虽过乳石可也⑦。以此知人，能澹食而徐饱者⑧，当有大益。吾在黄冈山中，见牧羊者必驱之瘠土，云草短而有味，羊得细嚼，则肥而无疾。羊犹尔，况人乎？

【注释】

①吴子野：即吴复古，字子野。精于养生，与苏轼相友善。

②芡实：植物芡的成熟果仁。可以入药，味甘、涩，性平，具有益肾固

精、补脾止泻等功效。

③啮：咬。

④噍：一口吃下去，吞食。

⑤上池之水：《苏沈良方》作"玉池之水"。玉池之水，指唾液。道家将舌头下分泌津液的地方称为玉池。

⑥转相：递相，互相。

⑦乳石：钟乳石，古代炼丹家视其为仙药。

⑧澹食：恬静、安然地进食。

【译文】

吴子野说："芡的果实性平和，本不能对人有大的益处。"但是俗语叫水硫黄，为什么呢？因为人食用芡，需要一个个咬破并细加咀嚼，没有人会一口吞食很多并很快咽下的。舌颊唇齿整日蠕动，而芡没有五味，丰腴而不油腻，能够生出唾液。因此，食用芡的果实，能使人的体液流通。互相补充，它的作用积累起来，可以超过服用乳石。因此，人如果能恬静地慢慢吃饱，会大有益处。我在黄冈的山中，看到牧羊的人要把羊赶到瘠瘦的地里，说这里的草短而有味，羊细嚼慢咽，能长膘而且没有病。羊尚且如此，何况人呢？

胎息法①

养生之方，以胎息为本，此固不刊之语②，更无可议。但以气若不闭，任其出入，则眇绵洸瀁③，无卓然近效④。待其兀然自住，恐终无此期。若闭而留之，不过三五十息，奔突而出，虽有微暖养下丹田⑤，益不偿于损，决非度世之术⑥。近日深思，似有所得。盖因看孙真人《养生门》中《调气》第五篇⑦，反覆寻究，恐是如此。其略曰："和神养气之道，当得密室，闭户安床暖席。枕高二寸半，正身偃仰，瞑目闭气于胸膈间,以鸿毛着鼻上而不动⑧。经三百息,耳无所闻,目无所见,心无所思。如此则寒暑不能侵,蜂虿不能毒。寿三百六十岁,此邻于真人也。"

【注释】

①胎息:道家的一种呼吸吐纳方法。《抱朴子·释滞》:"其大要者,胎息而已。得胎息者,能不以鼻口嘘吸,如在胞胎之中,则道成矣。"

②不刊:不可改易。古代的文书刻在竹简上,错了需要用刀削去,故叫"刊"。

③洸(huàng):通"滉",水深广貌。漭(mǎng):水广大貌。

④近效:短时间可见的功效。

⑤下丹田:道教气功术语。人体三丹田之一,位于脐下。

⑥度世:出世。谓超脱尘世为仙。

⑦孙真人:即唐代养生家孙思邈。

⑧鸿毛:鸿雁的毛。比喻极轻。

【译文】

养生的方法,以胎息为根本,这是无可置疑的。但是,如果不闭气,任其出入,就会悠远深广,没有立刻显现的近效。等它兀然自住,恐怕终无此期。如果闭住气,不过三五十息,奔吐而出,即使下丹田感到微暖,也得不偿失,绝不是长生之术。近来经过深思,好像有所收获。这大概是因为看了孙真人的《养生门》中《调气》第五篇,反复思索研究,恐怕是这样。大略如下:"和神养气的方法,应该在密室内,关上门,安置温床。枕头高二寸半,正面仰卧,闭目将气闭在胸间,鸿毛放在鼻上而纹丝不动。经过三百息的时间,耳朵无所听,眼睛无所见,心中无所思。那么便寒暑不能侵犯,蜂虿也不能伤害。寿命能达到三百六十岁,和真人相差无几了。"

此一段要诀,弟且静心细意,字字研究看。既云闭气于胸膈中,令鼻端鸿毛不动,则初机之人,安能持三百息之久哉!恐是元不闭鼻气,只以意坚守此气于胸膈中,令出入息似动不动,绷缊缥缈①,如香炉盖上烟,汤瓶嘴上气②,自在出入,无呼吸之者,则鸿毛可以不动。若心不起念,虽过三百息可也,仍须一切依此本诀,卧而为之,仍须真以鸿毛粘着鼻端,以意守气于胸中,遇欲吸时不免微吸,及其呼时,全不得呼,但任其绷缊缥缈,微微自出尽,气平则又微吸。如此出入元不断,而鸿毛自不动,动亦极微。觉其微动,则又加意制勒之③,以不动为度。虽云制勒,然终不闭。至数百息,出者少,不出者多,则内守充盛,血脉流通,上下相灌输④,而生理备矣⑤。兄悟此元意⑥,甚以为奇。恐是夜夜烧香,神启其心,自悟自证。适值痔疾及热甚,未能力行,亦时时小试,觉其理不谬。更俟疾平天凉,稍稍致力。续见效,当报。弟不可谓出意杜撰而轻之也。

【注释】

①绷缊:烟云弥漫的样子。

②汤瓶:装热水的瓶子。

③加意:留神,注意。制勒:克制。

④灌输:灌注输送。

⑤生理:养生之理。嵇康《养生论》:"是以君子知形恃神以立,神须形以存,悟生理之易失,知一过之害生。"

⑥元意:根本之意。《法华取要抄》云:"史陶林之讲经,舍细科,取元意。"

【译文】

这一段要诀,老弟你要静心思索,体会每个字中的奥妙。既然说将气闭在胸间,让鼻端鸿毛不动,那么,初涉此道的人,如何能坚持三百息这么长的时间呢?恐怕原本不是闭住鼻气,而只是以意念将气坚守在胸中,让出入的气息似动非动,弥漫缥缈,就像香炉冒出的烟,又像热水瓶嘴上冒山的气,不用有意呼吸,让气自然出入,这样,鸿毛便可以不动。如果心中不起杂念,即使闭气超过三百息也行,仍然依照此诀,正面仰卧,仍然用鸿毛粘在鼻孔处,以意将气守在胸中,想吸气时,便微微吸气,想呼出时,全不去呼,只让气弥漫缥缈,微微出尽,平和之后,再微微吸入。如此出入不断,而鸿毛自然纹丝不动,即便动也是极微弱的。感到鸿毛有所动,就要留意控制,直到不动为止。虽然说控制,但不能闭气。到几百息后,气出的少,留在胸中的多,于是内守充盛,血脉流通,上下相贯通,养生之理就具备了。我领悟了其中的玄妙处,感到很奇异。或许是夜夜烧香,神灵启发了我,从而自己得以感悟。恰逢痔疮发作,天气又热得厉害,不能全力去练习,也还时时稍微试一下,觉得这个道理没有错。等到痔病痊愈,天气凉爽,再慢慢用力修炼。后续有效果,当会告诉你。老弟不可认为是我随意杜撰而轻视这种方法。

藏丹砂法

《抱朴子》云[1]:古人藏丹砂井中,而饮者犹获上寿[2]。今但悬望大丹[3],丹既不可望。又欲学烧,而药物火候,皆未必真。纵使烧成,又畏火毒而不敢服[4]。何不趁取且服生丹砂。意谓煮过百日者,力亦不慢。草药是覆盆子[5],亦神仙所饵。百日熬炼,草石之气,亦相乳入。每日五更,以井华水服三丸。服竟,以意送至下丹田,心火温养,久之,意谓必有丝毫留者。积三百余服,恐必有刀圭留丹田。致一之道,初若眇昧⑥，久乃有不可量者。兄老大别无见解，直欲以拙守而致神仙，此大可笑，亦可取也。吾虽了了见此理⑦，而资躁褊⑧，害之者众，事不便成。子由端静淳淑，使少加意，当先我得道。得道之日必却度我。故书此纸，为异日符信，非虚语也。绍圣二年八月二十七日居士记。

【注释】

①《抱朴子》：晋代葛洪著。分为内外篇，内篇论述神仙吐纳符箓勉治之术；外篇论述时政得失、人事臧否。

②饮者：指饮用了井水的人。上寿：谓最高的年寿。《庄子·盗跖》："人上寿百岁，中寿八十，下寿六十。"

③大丹：指金丹大药，据说吃了便可飞升成仙。

④火毒：指服食丹药之后所引发的并发症，多为疮疡之类的火毒症状。

⑤覆盆子：中药名。植物覆盆的果实。具有益肾固精缩尿、养肝明目之功效。

⑥眇昧：幽远。

⑦了了：清清楚楚。

⑧躁褊：心情急躁，急于求成。

【译文】

《抱朴子》中说：古人把丹砂放在井中，饮此井水能长寿。如今只盼望大丹，大丹却不可得。又想学习烧制，可药物火候都未必真。即使烧制成丹，又害怕火毒而不敢服用。为什么不趁此机会服用生丹砂呢？我认为煮过百天，生丹砂药力也不会差。草药用的是覆盆子，也是神仙所食。经过百日熬炼，草石之气已互相融合。每天五更，用清晨的井水服下三丸。服下后，用意念把药丸送入下丹田，以心火温养药丸，久而久之，我想必定会留下一点点。服下三百多服后，必定会在丹田中积累起一些。此法专一,开始好像很渺茫,时间久了,效力就不可限量。老兄我老大没什么见解,只想以笨拙之法练功成仙,虽然可笑,也有可取之处。我虽然明白这个道理,但生性浮躁,对练功有妨害,也不容易见效。子由你生性端静淳淑,如果略加留意,应该会比我先得道。得道之日必定转回度我。所以写下这封信,作为将来的凭证,绝非虚言。绍圣二年八月二十七日居士记。

体会极到,处处着人痛痒。

【译文】

体会非常到位,处处都说到了关键。

暖肚瓶 与鲁元翰[①]

【题解】

这是一篇很有趣的文章,貌似玩笑,实则禅意十足,蕴含着佛法与人生的哲理在内。很显然,苏轼赠送的"暖肚瓶"并非实物,而是为人处世的感悟而已,苏轼将这些道理分别比喻成"暖肚瓶"的各个部位,可谓巧妙,亦很贴切。

暖肚瓶可能是古时冬天用以取暖的"汤婆子",类似于我们今天所说的热水袋。汤婆子是一种扁扁的圆壶,上方开有一个带螺帽的口子,热水就从这个口子灌进去,有铜质、锡质、陶瓷等多种材质。灌足水的"汤婆子"旋好螺帽,再塞到一个相似大小的布袋中放在被窝里,这样晚上睡觉便十分暖和。汤婆子至迟在宋代已有,又称"锡夫人""脚婆"等,如黄庭坚《戏咏暖足瓶》诗中云:"千钱买脚婆,夜夜睡天明。"

公昔遗余以暖肚瓶,其直万钱[②]。我今报公亦以暖肚瓶,其价不可言。中空而无眼,故不漏;上直而无耳③,故不悬;以活泼泼为内,非汤非水;以赤历历为外④,非铜非铅;以念念不忘为项,不解不缚;以了了常知为腹,不方不圆。到希领取,如不肯承当,却以见还。

【注释】

①鲁元翰:指鲁有开,字元翰,一字周翰。与苏轼多有交游。

②直:通"值",价值。

③耳:物品上像耳朵的东西,多用于悬挂。

④赤历历:赤为裸露意,历历为清晰分明意。

【译文】

您过去赠我暖肚瓶,价值万钱。我现在也用暖肚瓶报答您,它的价值无法估量。中间虚空没有眼,所以不会漏;上面笔直而没有瓶耳,所以不用悬挂;以活泼泼充盈其中,不是汤也不是水;外则通体分明,不是铜也不是铅;以念念不忘为项口,但不需解开,也不需绑缚;以明了一切事物的本质为瓶腹,其形不方也不圆。送到以后盼望领取,如果不愿意承受担当,就请归还。

参微语,写得活现。

【译文】

参悟的细微之语,写得活灵活现。

与黄师是①

【题解】

这是一封写给姻亲的信件,主要是劝慰对方不要过于悲伤,要爱护自己的身体，写得情真意切，令人感动。从养生的角度来看，情志过哀确实会导致身体出现种种疾病，苏轼之言确有一定道理。

人来两捧教赐，具审起居康胜。仲子之戚②，惟当日远日忘，想痛割肠③，何所及。中年以后，出涕能令目暗④，此最可惜。用鄙言，慎勿出一滴也。儿子之爱虽深，比之自爱其目，岂不有间？幸深念之。余惟万万为国自重。

【注释】

①黄师是：名寔，为苏轼姻亲，其女为苏辙的儿媳。

②仲子：第二个儿子。

③割肠：肝肠寸断，形容极为悲伤。

④目暗：犹言失明。

【译文】

信使两次送来您的书信，详知您身体安好。二公子的不幸，只能随着岁月的流逝逐渐忘记，痛苦想念以至肝肠寸断，是其他任何痛苦都比不上的。中年以后悲伤落泪，会使人的双眼失明，这是最可惜的。听我的话，千万不要哭泣。对儿子的疼爱虽然很深，但比起爱护自己的双眼，怎比得上呢？望您深思此事。其余望您千万为国保重自己。

言之凿凿。

【译文】

言之凿凿。

与翟东玉①

【题解】

此信写于苏轼被贬惠州期间。苏轼给翟东玉写信，让他向兴宁县令欧阳叔向要一些地黄。关于地黄，苏轼不止一次写文提及，将其视为有效的食疗妙药之一，如其《地黄》诗中便有"地黄饲老马，可使光鉴人。吾闻乐天语，喻马施之身"的诗句，与本文中所言如出一辙。

马，火也②，故将火而梦马。火就燥，燥而不已则穷，故膏油所以为无穷也。药之膏油者，莫如地黄。古人以啖老马，皆复为驹。乐天《赠采地黄者》诗云③："与君啖老马，可使照地光。"今人不复知此法。吾晚学道血气衰耗④，如老马矣，欲多食生地黄而不可常致。近见人言循州兴宁令欧阳叔向，于县圃中多种此药。意欲作书干求而未敢。君与叔向故人，可为致此意否？此药二、八月采者良。如许，以时见寄惠为幸，欲烹为煎也。不罪！

【注释】

①翟东玉：时为龙川县令。

②火：在十二地支中，马属午，五行属火。

③乐天：白居易，字乐天。

④学道：苏轼文集通行本作"觉"。

【译文】

马，从火，因此人将要上火就会梦见马。火会导致内燥，内燥不止就会枯竭，所以膏油用来帮助避免枯竭。药物当中可作膏油的，没有比地黄更好的了。古人拿它喂老马，都可以使老马重现当年马驹的风采。白居易《赠采地黄者》诗中说："与君啖老马，可使照地光。"可惜现今没人懂得这种妙法。我近来觉得血气衰竭如同老马，想多吃些生地黄却又不能经常得到。最近听人说，循州兴宁县令欧阳叔向在县圃中种此药很多。我想写信向他讨要却没敢开口。您和叔向是老友，能替我转达这一请求么？这种药以二、八月采摘的最好。他如果答应，希望能将此时采来的寄给我，想要烹煎后服用。恕罪！

地黄，种之甚易，以根节多者寸断之，入土即生。大率江南壤地种者，质光润，力微①。怀庆山产者，皮有疙瘩，力大。

【注释】

①力：药力。

【译文】

地黄，种起来很容易，选取根节多的地黄切成一寸的段，埋到土里便会生长。大概江南土壤中种植的，质地光润，但是药力微弱。怀庆山里出产的皮上有疙瘩，药力大。

与周文之

【题解】

本篇及下篇实际上皆为苏轼写给欧阳知晦的信，标题应是编者失误了。何首乌是著名的补药，具有养血益肝、固精益肾之功，故此自古就被养生家们所珍视。苏轼听说朋友在服食何首乌，便介绍了何首乌的一种加工、服食方法，其古道热肠可见一斑。

闻公服何首乌①，是否？此药温厚无毒，李习之《传》正尔②。嗳之③，无炮制。今人乃用枣或黑豆之类蒸熟，皆损其力。仆亦服此药,但采得,阴干,便捣罗为末④,枣肉或炼蜜为丸入木臼中⑤,万杵乃丸,服,极有力,无毒。恐未得此法,故以奉白⑥。

【注释】

①何首乌:中药名。

②李习之:即李翱,字习之。唐代文学家,曾从韩愈学古文。排斥佛老,推崇孔子和儒家"中道",著有《复性书》等。《传》:指李翱所写《何首乌传》。

③嗳:苏轼文集通行本作"唉"。

④捣罗:把谷物、药材等捣碎、筛好。

⑤为丸:苏轼文集通行本作"和"。

⑥奉白:奉告。

【译文】

听说先生您服用了何首乌,有没有这回事呢?此药温厚无毒,李习之《传》也这样说。但是应当生吃,不应该炮制。现在的人掺了枣或黑豆之类蒸熟再吃,这都会有损它的药效。我也吃这种药,只要采来阴干,就捣碎筛出粉末,将枣肉或炼蜜和入木臼中,细细捣制做成丸药,服用起来很有药效,而且无毒。恐怕您不一定掌握这种方法,所以介绍给您。

何首乌,气温,味苦涩。苦补肾,温补肝,所以能养血益肝,固精益肾,不寒不燥,功在地黄、天门冬诸药之上。

【译文】

何首乌,气温,味苦涩。苦能补肾,温能补肝,所以能够养血益肝,固精益肾,不寒不燥,功用超过地黄、天门冬等药。

与周文之

【题解】

写此信主要是为了配药所需的鹅梨而向朋友寻求，这种梨在中原地带很普通，而到了岭南则成了难得之物。

合药须鹅梨[1]，岭外固无有，但得凡梨稍佳者，亦可用，此亦绝无。治下或有[2]，为致数枚，无即已。栗子或蒙惠少许，亦幸。

【注释】

①合药：配药。鹅梨：梨之一种。皮薄多浆，香味浓郁。

②治下：所管辖的范围。

【译文】

我配药需要鹅梨，岭南本来就没有，只要找到普通梨中比较好的，也可以用，但这种梨也没有。您的治下或许有，请寄给我几个，没有就算了。如果您能送我一些栗子，也是幸事。

鹅梨出河南北州郡[1]，皮薄浆多，味短香胜[2]。

【注释】

①河南北州郡：据《本草纲目·梨》引苏颂曰："鹅梨，河之南北州郡皆有之，皮薄而浆多，味差短，其香则过之。"

②短：差，欠缺。

【译文】

鹅梨出产自黄河之南北州郡，皮薄浆多，滋味不好但是香味很浓。

与李亮工^①

【题解】

这是苏轼写给朋友李亮工讨求钟乳的书信，说是为了给儿媳治病。按，钟乳可以入药使用，其功效主要是温肺气、壮元阳、下乳汁等。但是钟乳的加工和服食需要慎重，《药性论》称其"有大毒"，服食不当或会有严重的副作用。

曾见伯固言欲炼钟乳^②，果然否？告求少许，或只寄生者亦可。为两儿妇病，皆饵此得效也。陈公密来时^③，可附致否？

【注释】

①李亮工：即李公寅，画家李公麟的弟弟。

②伯固：当为苏伯固，即苏坚，字伯固。曾监杭州在城商税，是苏轼的得力助手。

③陈公密：陈缜。曾任端州知州。

【译文】

曾听伯固说您想炼石钟乳，真是这样吗？我想向您讨要一些，或者只寄未经炼制的也行。因为两个儿媳病了，都服食此物有效果。陈公密来的时候，能否请他带给我？

与蒲廷渊

【题解】

此信很短，主要是请朋友到了河中府的时候，留心寻找传说中可以成仙的无核枣，不过苏轼的心态甚好，明白这种奇事"非力求所能致耳"。

　　河中永洛出枣^①，道家所贵，事见《真诰》^②。唐有道士侯道华^③，尝得无核者三，食之后，竟窃邓太主药上升^④。君到彼，试求之，但恐得之不偶然，非力求所能致耳。

【注释】

①河中：即河中府，治今山西永济。

②《真诰》：陶弘景所编撰的道教典籍。

③侯道华：唐时道士。

④邓太主：当为邓太玄。

【译文】

　　河中的永洛地区出产枣，被道家珍视，《真诰》中记有此事。唐朝有个道士叫侯道华，曾经得到三颗无核枣，吃了以后，竟然偷了道士邓太玄的药升天了。您到那个地方后，可以试着寻求这种枣，不过恐怕不是碰巧就能遇到，这不是人力所求就能得到的。

　　无核枣，公在岐下，曾得一枚食之。

【译文】

　　坡公在凤翔之时，也曾得到一枚无核枣并吃掉了。

与鞠持正

【题解】

　　这是苏轼写给朋友的信，向他介绍了文登特有的一种白石芝。苏轼曾在登州任职，因此这种石芝或是他在登州时了解到的。

　　知腹疾微作,想即平愈。文登虽稍远^①,百事可乐。岛中出一药,名白石芝者,香味初若嚼茶,久之甚美,闻甚益人^②,不可不白公知也。白石芝,状如石耳^③,而有香味,惟此为辨,秘之秘之。

【注释】

①文登:地名。宋代属京东东路登州,即今山东文登。

②益人:对人有益处。

③石耳:附着在石面的地衣类植物。

【译文】

　　得知您腹部略有小病,想必已经痊愈。文登虽然稍微偏远,但诸事可乐。岛中出产一种名为白石芝的药,香味刚开始如同嚼茶,久后极美,听说对人体极为有益,我不能不告知于您。白石芝看上去像石耳,却有香味,可依此特征进行辨认,保密呀! 保密呀!

　　倘即所谓石芝也。

【译文】

　　应当就是常说的石芝。

与曾子宣

【题解】

　　在这封信中,苏轼请朋友寻求药材长松。虽然信中称此药产于上党、雁门,但实际上长松分布范围并不限于今山西省内,在其他地区也有分布。这种药除了如文中所云治疗麻风病之外,还具有乌发强身之功,因此苏轼曾多次向多个朋友求取过。

　　某启。上党、雁门出一草药①,名长松②,治大风③,气味芳烈,亦可作汤常服。近岁河东人多以为饷,若不甚难致,乞为求一斤。仍恕造次。某再拜。

【注释】

①雁门:位于山西北部代县。

②长松:中药名。

③大风:指麻风病。

【译文】

　　某启。上党、雁门一带出一种草药,名叫长松,治麻风病,气味芳香浓郁,也可煮成汤常服。近年来河东人多拿它送人,倘不很难弄,求您给我搞一斤。仍请原谅我的冒昧。苏轼再拜。

　　长松,产太行西北诸山,生古松下。长三五寸,草似松叶,色如荠苨①,根似独活②。味甘微苦。类人参,清香可爱,一名仙茆。

【注释】

①荠苨(jì nǐ):药草名。又名地参。

②独活:中药名。植物重齿毛当归的根茎,功效主要为祛风除湿、通痹止痛。

【译文】

　　长松,产于太行西北群山中,生于古松树下。长三五寸,草像松叶,颜色如同荠苨,根像独活。味甘微苦。类似于人参,清香可爱,又叫仙茆。

与通长老①

【题解】

在这封写给通长老的信中也提到了独特的地域性药材——长松，可与上篇《与曾子宣》对照来看。

惠茶极为精品，感抃之至②。长松近出五台，治风甚效。俗云文殊指示一僧③，乃始识之。今纳少许，并人参四两，可以此二物相对，入少甘草，不可多。并脑子作汤点④，佳。送去御香五两，不讶浼渎⑤。

【注释】

①通长老：苏州高僧。

②感抃（biàn）：感激开心。抃，拍手。

③文殊：文殊菩萨。相传文殊菩萨的道场在山西五台山。

④脑子：食物名。《东京梦华录》载有"须脑子肉"。

⑤浼（měi）渎：亵渎。

【译文】

您送来的茶真是精品，感激开心之至。长松大概出产于五台山附近，治疗麻风有奇效。传说是文殊菩萨指点给一个僧人，人们才知道这种药。现在给您送上一些，另有四两人参，您可以用这两种药各取等量，加入少许甘草，不能多加。和脑子一起做成汤点，效果很好。再送给您五两御香，不成敬意，请不要见怪。

僧普明，居五台山，患大风，眉发俱堕①，哀苦不堪。忽遇异人，教服长松，示其形状。明采服之，旬余，毛发俱生，

颜色如故。释慧祥

【注释】

①堕:掉落。

【译文】

五台山僧人普明,患麻风病,眉发都掉落,哀苦不堪。忽然遇到异人,教他服食长松,并告诉他长松的形状。普明采摘服食,十几天后,毛发俱生,颜色和原来一样。释慧祥

与罗秘校

【题解】

这是苏轼在海南时写给朋友的书信,从中可知他刚去的窘状,特别是药物匮乏,就连苍术、橘皮之类都找不到。

官事有暇①,得为学不辍否?有可与往还者乎?此间百事不类海北②,但杜门面壁而已。彼中有粗药治病者③,为致少许。此间如苍术、橘皮之类,皆不可得,但不论粗贱,为相度致数品。不罪!不罪!

【注释】

①官事:指公务。

②海北:指陆地上。苏轼时在海南,故有此说。

③粗药:指草药。

【译文】

官务有暇时,能不断学习吗?有可以互相来往的人吗?此处各种事

情都无法与中原相比,我只能闭门不出面壁思过罢了。您那里有能治病的药,就送给我一些吧。这里像苍术、橘皮之类都无法得到,因此不管好坏,为我看着送几种吧。恕罪!恕罪!

与邓安道

【题解】

痔疮是困扰苏轼多年的顽疾,从这封信中可以看出,痔疾又一次发作了,苏轼此次采取的办法是不服药,只从生活起居入手,吃清淡的素食,这也是他久病成医所积累的养护经验。

一别便数月,思渴不可言①。迩来道体何如②?痔疾至今未除,亦且放任③,不复服药,但却荤血、薄滋味而已。宝积行,无以为寄,潮州酒一瓶,建茶少许,不罪浼渎。乍凉,万万保练。不知鹤驭何时可以复来郡城④,慰此士民渴仰之意?达观久,一喧静,何必拳拳山中也⑤。八月内,且记为多采何首乌,雌雄相等为妙⑥。

【注释】

①思渴:渴望、想念。

②道体:对道士身体的尊称。

③放任:听其自然。

④鹤驭:传说中仙人多驾鹤升天,故用以比喻仙人或得道之士。

⑤拳拳:勤勉的样子。这里指眷恋。

⑥雌雄:古人认为何首乌有雌雄之别。《开宝本草》说:"有赤白二种,赤者雄,白者雌。"

【译文】

一别就是几个月,思念之深难以言尽。近来道体怎样?我的痔病至今未能痊愈,也姑且听其自然,不再用药,只是不食荤腥,吃些素淡饭食罢了。这次前往宝积寺,我没有什么可以赠送的,一瓶潮州酒,一点建茶,不成敬意。天气初凉,请多保重。不知大驾何时再能光临郡城,以抚慰百姓的思仰之心?您看透人间是非很久了,喧闹和安静对您是一样的,何必一定要眷恋山中呢?八月的时候,请记着给我多采些何首乌,雌雄各半为好。

赤者雄,苗色黄白;白者雌,苗色黄赤。

【译文】

赤色的何首乌为雄,苗的颜色为黄白;白色的何首乌为雌,苗的颜色为黄赤。

与何德顺

【题解】

苏轼与广州的道士何德顺交情很深,他到了海南之后,与许多亲朋的信物都是通过何德顺转寄的。从这封信中可以看出,何德顺与他在养生上也颇有共同话题,不过,小神丹方所需药物恐怕不是海南的苏轼容易获得的,所以他说要在静坐上更下功夫,或也有无可奈何之意。

某白道士何君足下。辱书,并《抱朴子》小神丹方[①],极感真意。此不难修制,当即服饵。然此终是外物,惟更加功静观也[②]。何苓之更长进[③]。后会无期,惟万万自重。不宣。

【注释】

①小神丹方:《抱朴子·金丹》:"用真丹三斤,白蜜六斤搅合,日暴煎之,令可丸,旦服如麻子许十丸,未一年,发白者黑,齿落者生,身体润泽,长服之,老翁成少年,长生不死矣。"

②加功:谓更加努力。

③何苓之:何德顺侄子。

【译文】

某致道士何君足下。承蒙赐信,又寄《抱朴子》小神丹的方子,非常感激您的真意。此丹不难修制,本当立刻服食。但这终究还是外物,还要更加在静观方面下功夫。何苓之更有长进了。不知何时才能相会,但愿多加保重。别不多谈。

罗浮道士何宗一,以其犹子为童子①,状貌肥黑,矮小,尝戏之曰:"此罗浮茯苓精也。"俗谚曰:"下有茯苓,上生兔丝。"因名之曰苓之,字表丝。《苓之名说》

【注释】

①犹子:侄子。

【译文】

罗浮道士何宗一,让他的侄子做自己的道童,这个侄子相貌肥黑,个头矮小,我曾经和他开玩笑说:"这是罗浮的茯苓精。"俗话说:"下有茯苓,上生兔丝。"因此起名叫苓之,字表丝。《苓之名说》

答富道人①

【题解】

苏东坡任密州知州时,杭州的富道人热心地将祖传的秘方与自己炼制的丹药馈赠给苏东坡,然而苏东坡推辞不受,写了这封书信。苏东坡此时对于炼丹修道还远没有后来那么感兴趣,原因并不难理解,因为此时的他年富力强,还对仕途充满了幻想,绝没有想到他将来的仕途之路会如此坎坷。

　　承录示秘方及寄遗药,具感厚意。然此事本林下无以遣日②,聊用适意可也。若待以为生,则为造物者所恶矣。仆方苟禄出仕③,岂暇为此?谨却驰纳。且寄之左右,异日归田却咨请④。感愧之至!千万悉之,不一不一。

【注释】

①富道人:苏轼在杭州时结交的道士。

②林下:指高士退隐之所。

③苟禄:不当得的俸禄。

④归田:指辞官回家。

【译文】

承蒙您把秘方写给我看,并寄送药物,感谢您的厚意。但这本是隐逸之时,无以打发时光,姑且用它慰藉心境还可以。如果依靠它生活,就会被造物者厌恶了。我正受禄从政,怎么有闲暇做此类事情呢?受之无用,只好奉还。暂且寄存您处,也许他日归乡,再向您讨求。感激惭愧之至!千万知悉,不再多叙。

　　可以破迷。

【译文】

可以打破迷执。

与林子中①

【题解】

这是元丰元年（1078）三月苏轼写给朋友林子中的书信。可以看出，二人不但友情真挚，而且皆对炼丹养生术颇有兴趣，故能够互通有无。

惠贶二团②，领意至厚，感怍无已③。所要鸡肠草，未有生者④。此有一惑炉火人，收得少许⑤，纳去。老兄亦有此惑故耶？邦直耽此极深⑥。仆有一方，遂为取去，可就问传取也。奇绝！奇绝！消硇⑦，雌相伏者。写书至此，忽见报⑧，当使高丽。方喜得人，又见辞免，何也？不知得请否？此本劣弟差遣，遂为老兄所挽，然比公之还，仆亦不患贫矣。呵呵。且寄数字，贵知此行果决如何？若不能免，遂浮沧海、观日出，使绝域知有林夫子⑨，亦人生一段美事也。

【注释】

①林子中：即林希，字子中，号醒老。宋嘉祐二年（1057）进士。曾任宝文阁直学士、成都知府、资政殿学士、同知枢密院事等职。

②贶（kuàng）：赠送。

③感怍（zuò）：感激惭愧。

④生者：生长在地里的。

⑤炉火：指道士炼制丹药。

⑥邦直：即李清臣，字邦直。欧阳修非常欣赏其文字，将其与苏轼相比。举进士，宋徽宗时曾为门下侍郎。

⑦消硇（náo）：硇砂，矿物品。

⑧报：邸报，也叫"邸抄""邸钞"，是古代抄发谕旨、奏议等内容的抄

本。宋代起发展成类似报纸的手抄出版物。

⑨绝域：极其遥远的地方。

【译文】

您惠赠两团茶，我领受了您的深情厚意，感激惭愧不已。您所要的鸡肠草，没有新鲜的。这里有一个迷恋炼丹的人搜集了一点儿，给您送去。老兄也迷恋于此啊？邦直对此十分沉迷。我有一个丹方，被他拿去了，您可叫他传给您。奇妙之极！奇妙之极！消砌，用雌黄来降服。信写到这里，忽然看到邸报，说让您出使高丽。正为朝廷找到了合适的人才而欣喜，又听到您推辞的消息，为什么呢？不知是否批准了您的请求？这本是愚弟的差事，却被老兄弄去了，但等您出使回来，我也就不怕贫穷了。呵呵。先写这几句，不知道这次您是否下决心前去。如果不能避免，那么就浮于沧海、观赏日出，让遥远地方的人知道有个林夫子，也是人生的一段美事。

先生杭州召还，林子中来替①。后以言去国②，乃从章惇下迁西掖③。草诸贤谪词，时论薄之。

【注释】

①替：接替。

②以言去国：林子中在中书舍人任上，招致非议，遂以集贤殿修撰出知苏州。国，指京师。

③西掖：指林子中担任中书舍人之职。西掖是中书省的别称。

【译文】

先生从杭州被召还后，林子中接任。后来因言论不当离开京师，跟着章惇下迁中书省。起草了诸贤的贬谪文书，时人议论很鄙视他。

与林子中

【题解】

信中提及的所谓"元素方",虽然并未讲清楚具体内容,但当是和养生有关无疑。另外,从苏轼所述的流传过程来看,涉及多人,其中还包括单骧这样的名医,此方当符合医理。

承别纸示谕,知大事虽已毕,而聚族至众,费用不赀①。吾兄平时仅足衣食,况经此变故,窘迫可知。闻之但办得空忧,可量愧叹。昆仲才行②,岂久困者?天下何尝有饥寒官人耶?惟宽怀顺变而已。故人勉强一慰,此乃世俗之常悲,何如之晚耶③!所要元素方④,本非亲授于元素。盖往岁得之于一道人,后以与单骧⑤,骧以传与可⑥。与可云试之有验,仍云元素,即此方也。某即不曾验,今纳元初传本去⑦,恐未能有益,而先奉縻垂竭之囊也。又初传者,若非绝世隐沦之人为之,恐有灾患,不敢不纳去,又不敢不奉闻。慎之!慎之!某在京师,已断作诗,近日又却时复为之,盖无以遣怀耳。固未尝留本,今蒙见索,容少暇也。

【注释】

①不赀(zī):数量极多,无法计量。

②昆仲:兄弟。

③如之:苏轼文集通行本作"知之"。

④元素:杨绘,字元素。苏轼同乡和故友。

⑤单骧:为宋代四川名医。宋仁宗赵祯患病,单骧曾参与诊治。但

因病情加剧受惩处,二子连坐,后查明无罪。与苏轼有交游。

⑥与可:指文与可。

⑦元初:原先。

【译文】

承蒙您别书告知,知道大事虽然已经办完,但家族的人非常多,花费很多。老兄平时也仅仅能顾住穿衣吃饭,加上经历这一场变故,困窘可以想见。听说后我只能空担忧帮不上忙,惭愧之情可想而知。以您兄弟的才智德行,岂能是久被埋没的人?天底下何曾有受饥寒的官人呢?希望您能宽心顺变才是。老熟人尽力劝慰一下,这是世俗之常悲,可悲的是怎么这么晚才知道这道理呢?您所要的杨元素的方子,本不是我直接从元素处得到。那是前些年我从一个道人那里得来,后来我给了单骧,他给了文与可。与可试过觉得有效验,才告诉了元素,就是这个方子。我却没有试过,如今把原来初传的本子送去,恐怕对您不一定有什么益处,却先把您本不富裕的钱袋掏空了。另外初传的方子,如果不是绝世隐居的高士所写,恐怕用它会有祸患,我不敢不送,也不敢不把情况告诉您。小心!小心!我在京城时,已不再作诗,近来有时又写一些,只是没什么办法抒发情怀而已。本来没留底稿,现在您既然索要,容我稍有空吧。

与子中言,乃不废箴规①。

【注释】

①箴规:规劝。

【译文】

给子中写信,也不忘规劝。

与曹子方^①

【题解】

此信写于苏轼被贬惠州期间。苏轼去信一方面向曹子方报告自己的养生心得和经验,其中有一句话很重要:"养生亦无他术,安寝无念,神气自复。"这可谓苏轼在精神养生方面的宝贵经验。另一方面苏轼也拜托他能为"忠勇绝世,死非其罪"的陈曙进行申辩。值得一提的是,从目前的资料来看,并未发现陈曙与苏轼有任何交集,苏轼此请完全是从道义的角度出发,其古道热肠由此可见。

奉别忽三岁,奔走南北,不暇奉书。中间子由转附到天门冬煎^②,故人于我至矣^③。日日服食,期月遂尽之。到惠州,又递中领手书^④,懒废益放,不即裁谢。死罪!

【注释】

①曹子方:名辅,字子方,号静常。曾以文章从东坡游。

②天门冬煎:中医方剂名。由主药天门冬和其他药物煎制,具有定肺气、去风热、明目、止喘嗽等功效。

③至:极,最。

④递中:通过驿站传递公文、货物等。

【译文】

分别之后转眼三年,我在各地奔波,没时间写信。这期间子由转来您送的天门冬煎,老友对我关爱到极点了!我日日服用,一个月就吃完了。到惠州后,又从驿站得到您的书信。我疏懒衰废之习更加严重,没立即回信致谢。真是死罪!

专人至,教赐累幅,慰拊周尽。且喜比来起居佳胜,感慰兼极。某得罪几一年矣①,愚陋贪生,辄缘圣主宽贷之慈②,灰心槁形,以尽天年,即日殊健也。公别后,闻微疾尽去③,想今益康佳。养生亦无他术,安寝无念,神气自复。知吕公读《华严》有得④,固所望于斯人也。居闲偶念一事,非吾子方莫可告者。故崇仪陈侯⑤,忠勇绝世,死非其罪。庙食西路,威灵肃然,愿公与程之邵议之。或同一剳乞载祀典⑥,使此侯英魂少伸眉于地下。如何!如何!然慎勿令人知不肖有言也⑦。陈侯有一子在高安⑧,白身,颇知书,知之⑨。蒙惠奇茗、丹砂、乌药,敬饵之矣。西路洞丁⑩,足制交人⑪。而近岁绥驭少方⑫,殆不可用,愿为朝廷熟讲之⑬。此外,万万保重。

【注释】

①几:将近。

②宽贷:宽容饶恕。

③微疾:轻微的疾病。

④《华严》:佛教经典,全称《大方广佛华严经》,是华严宗据以立宗的重要经典。

⑤崇仪陈侯:指陈曙。曾以崇仪使知桂州,后为广西路钤辖。

⑥剳(zhá):剳子,旧时公文的一种,主要用来上奏或启事。

⑦不肖:谦辞,自称。

⑧高安:苏轼文集通行本作"高邮"。

⑨知之:茅维编《苏轼文集》无此二字。

⑩西路洞丁:指广南西路的蛮夷士兵。

⑪交：交趾。

⑫绥驭：安抚控制。

⑬熟讲：反复、经常讨论。这里指详细呈报。

【译文】

您派专人来此，长信慰问，对我体贴入微。很高兴得知近来生活安好，令我极为感激欣慰。我因罪贬官已快一年了，我这愚陋之人贪生，只因圣上仁慈从宽发落，能让我灰心槁形，以尽天年，近来身体也挺健康。您离开之后，听说小病已好，想必现在身体益发康健。养生并没有别的方法，安居屏除杂念，精神气力自然会恢复。得知吕公读《华严经》颇有心得，我本来就对他寄予厚望。闲居中偶然想到一件事，除您之外无人可以告诉。原崇仪陈侯，忠孝勇武罕见于世，死于非命。广西百姓为他立祠祭祀，威灵肃然，望您能同程之邵商议一下。或许能一起上一封箚子，请求将其事迹记入祀典，那将使他的英魂神魄，在地下能够稍稍扬眉吐气。怎么样？怎么样？但千万别让人知道这是我的主意。陈侯有一个儿子，住在高邮，没有功名，颇为知书达理。承蒙赐我名茶、丹砂、乌药等物，我收下并服饵。西路洞丁足以辖制交趾人。但近年来抚制无方，几乎难以调用，望您能向朝廷详细呈报。此外，请千万保重。

与李公择①

【题解】

李公择，即李常，是苏东坡好友，"相好手足侔"（《送李公择》）。东坡初贬黄州时，公择正任淮南西路提点刑狱，驻舒州（今安徽安庆），因公务之便赴黄相晤。在这封信中，苏东坡提到了一种奇特之物——"扶劣膏"，他只知其名，而不知其为何物，并形容其"状似羊脂而坚，盛竹筒中"。后来，苏东坡在给吴复古、陈季常等人的信中，也都提到此物，但都没有搞清楚究竟为何物。按，从其描述的性状、产地，以及名字来推测，或即现在所说的"茯苓膏"之类。另现在潮州有所谓"柑膏"之类食物，或与此相关。

近领手教②，极慰想念。比日起居何如？秋色佳哉，想有以为乐。人生唯寒食、重九③，慎不可虚掷，四时之变，无如此节者。寄示妙药、刀鞘，并已领。到近有潮州人寄物，其上云"扶劣膏"，不言何物。状似羊脂而坚，盛竹筒中。公识此物否？味其名，必佳物也。若识之，当详以示，可分去，或为问习海南者。料公亦不久有别命④，如未，冬间又得一见，孤旅之幸。乍冷，万万自摄。子由近为栖贤作《僧堂记》⑤，读之惨凛，觉崩崖飞瀑，逼人寒栗。

【注释】

①李公择：李常，字公择。《宋史》有传。少时读书庐山舍，抄书九千卷，后名舍为李氏山房，苏轼作有《李氏山房藏书记》。

②手教：书信。

③寒食：节日名。在清明前一两天。此日禁火冷食，以悼念春秋晋介之推。重九：重阳节，因系九月初九，故名重九，又名重阳。

④别命：其他的任命。

⑤《僧堂记》：指《庐山栖贤寺新修僧堂记》，是苏辙所写一篇游记。

【译文】

近日收到您的书信，很能抚慰我对您的思念。近来起居饮食如何？秋天景色十分好，想您一定会很快乐。人生在世，只有寒食节、重阳节，万不可虚度，一年四季，数这两个节日气候好。寄的妙药、刀鞘，都已领到。近来有一潮州人给我寄了一样东西，上面写着"扶劣膏"，但没说是什么东西。外形像羊脂而颇硬，装在竹筒内。您知不知道这个东西？细品它的名字，必然是好东西。您如识之，当详细来函说明，可以给您一些，或者您可以问问熟识海南的人。我估计您不久另有任命，如果没有，冬天又能见一面，也是孤旅之幸。天乍寒，万万自己保重。子由最近为栖贤寺写了《僧堂记》，读之惨凛，如同崩崖飞瀑，逼人打寒颤。

　　游记妙语。锺伯敬

【译文】

游记妙语。锺伯敬

与章质夫

【题解】

　　这封给章楶的信写于苏轼谪居黄州时。两人通信频繁，在这封信里，除了提及两人的诗词唱和之外，还谈到了与养生相关的内容。章质夫所云"慎静以处忧患"不仅是劝告苏轼要谨言慎行，还隐含着调节情志之意。苏轼所提到的覆盆子则为滋养真阴之药，功效主要为益肾固精缩尿，养肝明目。从苏轼对所谓"插秧莓""花鸦莓"的比较可以看出，他对于此药非常熟悉。

　　承谕慎静以处忧患，非心爱我之深，何以及此？谨置之座右也①。《柳花》词妙绝②，使来者何以措词！本不敢继作，又思公正柳花飞时出巡按，坐想四子③，闭门愁断，故写其意，次韵一首寄去④，亦告不以示人也。《七夕》词亦录呈。药付徐令去，惟细辨。覆盆子若不真，即无效。前日路傍摘者，此土人为之"插秧莓"，三、四月花，五、六月熟，其子酸甜可食，当阴干其子用之。今市人卖者，乃是花鸦莓，九月熟，与《本草》所说不同，不可妄用。想罨子已寄君猷矣⑤。

【注释】

①座右：放置座位的右边以自警。

②《柳花》词：指章楶创作的《水龙吟·燕忙莺懒芳残》；"燕忙莺懒芳残，正堤上、柳花飘坠。轻飞乱舞，点画青林，全无才思。闲趁游丝，静临深院，日长门闭。傍珠帘散漫，垂垂欲下，依前被、风扶起。　　兰帐玉人睡觉，怪春衣、雪沾琼缀。绣床旋满，香毬无数，才圆却碎。时见蜂儿，仰粘轻粉，鱼吞池水。望章台路杳，金鞍游荡，有盈盈泪。"

③四子：指章质夫家里四位能歌善舞的家姬。苏轼曾应章质夫之请而数次给她们写过歌词。

④次韵一首：即苏轼所写的《水龙吟·次韵章质夫杨花词》。

⑤罨（yǎn）子：捕鱼或捕鸟的网。君猷：徐大受，字君猷。曾任黄州知府。

【译文】

　　承蒙您告诫我要谨慎、平静地对待忧患，不是心中深爱我，怎能如此关切？我要把它置于座右以自警。您的《柳花》词作妙绝，让以后的人还能再写什么呢！我本不敢续写，又思量您当柳花飘飞时外出巡按，遥想家里的四位女子，闭门愁绝，所以描述这种心情，次韵作一首词寄去，也请不要拿给别人看。《七夕》词同时抄录呈上。药已交徐县令捎去，希望仔细明辨。覆盆子如果不真，就没有药效。前日在路边摘的，本地人叫作"插秧莓"，三、四月开花，五、六月成熟，它的子酸甜可食，应当阴干了再服用。如今市上卖的是花鸦莓，九月成熟，与《本草》所说不同，不可乱用。想来罨子已经寄给君猷了吧。

潭州赵太尉母^①，病烂弦疳眼二十年^②。有老媪云："此中有虫，吾当除之。"入山取草蔓叶，咀嚼留汁入筒中，还以皂纱蒙眼，滴汁渍下弦。转盼间虫从纱上出，数日下弦干。复如法滴上弦，又得虫数十而愈。后以治人多验，乃覆盆子叶也。《夷坚志》^③

【注释】

①潭州：古地名。治所在今湖南长沙。

②烂弦疳（gān）眼：眼病名。又名眼弦赤烂、烂弦风睑等。

③《夷坚志》：南宋洪迈所撰的志怪小说集。

【译文】

潭州赵太尉母，得了烂弦疳眼病有二十年。有老妇说："眼里面有虫，我帮你去除。"于是入山取草蔓叶，咀嚼后留汁入筒中，用皂纱蒙住眼睛，从筒里滴汁浸渍下弦。很快就有虫钻了出来，数日后下弦就变干了。又按照这个方法滴上弦，又出来几十条虫，眼病终于痊愈。后来用此法治疗多灵验，所使用的是覆盆子的叶。《夷坚志》

与陈季常

【题解】

庞安常是北宋的名医，苏轼在黄州时与其结交，两人后来感情甚笃，交往频繁。这封写给陈季常的信中涉及琐事颇多，重点描述了苏、庞二人首次会面的经过。另外《东坡志林》中也有《游沙湖》一文介绍与庞安常相遇之事。这里仅用寥寥数语介绍庞安常治疗他臂肿之事，但安常技艺之高、判断病情之准的"异人"形象已经跃然纸上。

近因往螺师店看田①，既至境上②，潘尉与庞医来相会③。因视臂肿，云非风气，乃药石毒也。非针去之，恐作疮乃已。遂相率往麻桥庞家，住数日，针疗。寻如其言④，得愈矣。归家，领所惠书及药，并荷忧爱之深至，仍审比来起居佳安。曾青、老翁须、《传灯录》⑤，皆已领，一一感佩。《五代史》亦收得。所看田乃不甚佳，且罢之。蕲水溪山，乃尔秀邃耶⑥？庞医熟接之⑦，乃奇士。知新屋近撰《本草尔雅》，谓一物而多名也。见刘颂具说，深欲走观。近得公择书，云四月中乃到此。想季常未遽北行，当与之偕往耳。非久，太守处借人遣赉家传去，别细奉书。

【注释】

①螺师店：地名。在黄州东南三十里。

②境上：指交界处。

③潘尉：时为黄州属吏，苏轼在黄州所作的不少诗文中都提及其人。庞医：庞安时，字安常，自号蕲水道人。宋代名医，被誉为"北宋医王"，撰有《伤寒总病论》。

④寻：很快，不久。

⑤曾青：矿物。可供绘画，道士亦常用作炼丹的药品。老翁须：据苏轼《与程正甫》，是一种生银。《传灯录》：即《景德传灯录》，为宋真宗年间释道原撰。灯录，是按僧人的传承世系编排的，以记录僧人言语为主的文体。

⑥秀邃：秀美静幽。

⑦接：接触，交往。

【译文】

最近到螺师店看田地，到了交界处，潘县尉和庞医生便来会面。庞医生诊视了我肿胀的胳膊，说不是风气引发，而是药石毒导致。如不用针治疗，恐怕会变成大疡。于是就一起去了麻桥庞医生家，住了几天，用针治疗。很快如他所言，臂肿痊愈了。到家以后，收到你的信和药，都承载了你深厚的情义，知道你近来身体安好。曾青、老翁须和《传灯录》都已收到，一并致谢。《五代史》也收到了。去看的田却不太好，暂且不买了。蕲水的山水，竟然如此秀丽幽深！和庞医生接触多了，发现他确是奇人。知道你最近迁入新屋后撰写《本草尔雅》，讲一种药物而有多种名称的。听刘颂详细说了，很想看一看。近来收到公择的信，说他四月中要来这里。想你不会马上去北方，应当和他一起上路。很快，我会从太守那儿请人把给你写的家传送去，其余的事情再写信细说。

　　曾青，音"层"，可结汞制丹砂。

【译文】

曾青，曾读音为"层"，可以结汞制丹砂。

与章子平 [1]

【题解】

　　章惇与苏轼两人的恩怨可谓伴随了大半生，两人相识四十多年，本是好友，早年章惇对苏轼极为推重，曾致书苏轼劝诫他慎言（详见《与章子厚书》）。但后来宦海沉浮，党争人事不断，两人最终走向了不同的方向。苏轼的被一贬再贬，章惇正是幕后黑手之一。在这封晚年写给章惇之子的书信中，苏轼坦然回顾了与章惇的交往，认为"虽中间出处稍异，交情固无所增益也"，并且对其高年被贬雷州表达了无限的同情，显然，已经经历过大风大浪的苏轼，早已经将个人恩怨彻底放下，体现了其无比坦然、豁达的心境。

另外这封信中，值得注意的还有苏轼对于内外丹的态度，他直言："然只可自内养丹，切不可服外物。"这是他晚年的经验所得，足见其经过长期的观察和思考，对于外丹的危害有了深入的了解。

　　某顿首。某自仪真得暑毒，困卧如昏醉中。到京口，自太守已下，皆不能见，茫然不知子平在此②。得书，乃渐醒悟。伏读来教，感叹不已。某与丞相定交四十余年，虽中间出处稍异③，交情固无所增益也④。闻其高年⑤，寄迹海隅，此怀可知。但已往者，更说何异⑥，惟论其未然者而已。主上至仁至信，草木豚鱼所知。建中靖国之意⑦，可恃以安。

【注释】

①章子平：据赵彦衡《云麓漫钞》，当为章致平。致平名援，是章惇之子。

②茫然：糊涂的样子。

③出处：进退。

④增益：苏轼文集通行本作"增损"。

⑤高年：年纪很大。

⑥何异：苏轼文集通行本作"何益"。

⑦建中靖国：徽宗赵佶的年号。北宋使用这个年号共一年（1101）。

【译文】

某叩首。我自从在仪真中暑，困卧如同昏醉之中。到了京口，自太守以下，都没办法见面，茫然不知子平你在这里。收到信，才慢慢醒悟。拜读来信，感叹不已。我与章丞相定交四十多年，虽然中间出处稍有不同，交情并没有什么变化。听闻他年迈，被迫前往海边，心情可想而知。这都是过去的事，再说有何用处？只说那以后之事吧。圣上无比仁爱信义,连草木豚鱼也都知晓。年号定为建中靖国,看来可以指望安定了。

　　又海康风土不甚恶①,寒热皆适中。舶到时,四方物多有,若昆仲先于闽客、广舟中准备家常要用药百千去②,自治之余,亦可以及邻里乡党。又丞相知养内丹久矣,所以未成者,正坐大用故也,今兹闲放,正宜成此。然只可自内养丹,切不可服外物也③。舒州李惟熙丹,化铁成金,可谓至矣,服之皆生胎发。然卒为痈疽大患,皆耳目所接,戒之! 戒之! 某在海外,曾作《续养生论》一首,甚欲写寄,病困未能。到毗陵,定叠检获④,当录呈也。所云穆卜⑤,反覆究绎,必是误听。纷纷见及已多矣,得安此行,为幸! 为幸! 更徐听其审。又见今病状,死生未必。自半月来,日食米不半合,见食却饱,今且速归毗陵,聊自愒。此我里⑥,庶几且少休,不即死。书至此,因惫放笔,太息而已。

【注释】

①海康:地名。治所在今广东雷州。

②百千:成百上升,极言其多。

③外物:这里指烧炼的丹药。

④定叠:安定。

⑤穆卜:恭敬地卜问吉凶。穆,恭敬的样子。《尚书·金縢》:"我其为王穆卜。"

⑥此我里:这里是我的故乡。苏东坡虽然不是毗陵人,但是他将这里当成第二故乡,先后十多次来到毗陵,并终老于此。

【译文】

另外海康的风土不算太恶劣,寒热也都适中。货船到时,四方物品大多都有，如果你们兄弟能提前在福建客、广东商船中准备多种家常用药带去，自用之余，还可以惠及邻里乡党。再者丞相早就知道养内丹，之所以未能炼成，只因为身负重任，如今闲散安置，正该成就此事。然而只可自体内养丹，切不可服用外物。舒州李惟熙丹，可以化铁成金，可算是到顶了，吃了的人都能长出胎发。可是最终生了严重的痈疽，这都是亲眼看见亲自耳闻，戒之！戒之！我在海外，曾作《续养生论》一首，很想写下来寄给你，因为生病未能如愿。到了毗陵安顿下来后翻检出来一定抄录呈送。所说卜问吉凶之事，经反复推究演绎，认为必定是听错了。碰到这一类事多了，此行能够平安，就算是幸运！幸运！以后再慢慢细听其详吧。另者眼下我这病情，死活不一定。半月以来，一天吃米不足半合，看见饭就饱了，如今暂且速回毗陵，先作休息。这里就是我的家了，希望能稍事休息，不马上死去。写到这里，因劳累疲惫搁笔，只能长叹而已。

　　先生北归时，章丞相方贬雷州。南昌太守叶祖洽问曰："世传端明已归道山①，今尚尔游戏人间耶。"先生笑曰："途中遇子厚②，乃回反耳。"

【注释】

①端明：苏轼曾任端明殿学士，人称"苏端明"。归道山：人去世的委婉说法。

②子厚：章惇，字子厚。

【译文】

　　先生北归时，章丞相刚被贬到雷州。南昌太守叶祖洽问道："世人都传端明已经去世，现在你还在人间游戏吗？"先生笑着说："半路遇到子厚，于是我就返回人间了。"

与章子平

【题解】

此信承接上封，亦当为写给章致平者。在这封书信中，苏轼对于自己所作的《续养生论》（详见本书《续养生论》）显然非常自信，反复谈起该文，并称其为"异书"。此外，苏轼还特地谈到了白术的产地，以及加工和服食方法，并将他介绍的方法称为"仙方"。虽然不无夸张之处，但是白术作为一种常见的药材，如果使用得当，在日常保健中确实具有一定的效果。

《续养生论》乃有遇而作，论即是方，非如中散泛论也[①]。白术一味[②]，舒州买者[③]，每两二百足，细碎而有两丝。舒人亦珍之。然其膏润肥厚，远不及宣、湖所出。每裹二斤[④]，五六百足，极肥美，当用此耳。若世所谓茅术，不可用。细捣为末，余筋滓难捣者弃，或留作香。其细末曝日中，时以井花水洒润之，则膏液自上。谨视其和合，即入木臼杵数千下，便丸如梧桐子大。不入一物。此必是仙方。日以井花水咽百丸，渐加至三百丸，益多尤佳。此非有仙骨者不传[⑤]。《续养生论》尤为异书，然要以口授其详也。

【注释】

①中散：指嵇康，嵇康曾任中散大夫，世以"中散"称之。嵇康作有《养生论》。

②白术（zhú）：中药名。是常用的中药材，具补脾健胃、燥湿利水、止汗安胎等功能。

③舒州：地名。治今安徽安庆。当地所产白术被称为"舒州术"。

④裹：包。

⑤仙骨：仙人的骨相，指成仙的资质。

【译文】

我的《续养生论》是有所遇而作，所论就是药方，并非像嵇康那样泛泛而谈。将一味白术，舒州买到的，每两满二百钱，细碎而有两丝，舒州人也很珍视它。但要论润泽肥厚，远比不上宣州、湖州所出产的。每包二斤，满五六百钱，极为肥美，应当用这一种。像世上所说的茅术，不可用。细细捣碎成末，剩下难捣的筋络碎渣扔掉，或者留下做香。将细末在太阳下曝晒，不时洒些井花水滋润，这样自然就会出现膏液。留心观察它们交融在一起的时候，即放入木臼中捣数千下，搓成丸，和梧桐子大小一样。不添加任何东西。这绝对是仙方。每天用井花水吞咽百丸，逐渐增加到三百丸，多吃点儿效果更好。这个方子没有仙骨的人不要传授。《续养生论》尤其是部奇书，然而必须要口授其详细内容。

白术，除湿益燥，和中补气，又主胸膈烦闷，海隅蒸湿，想宜服此。

【译文】

白术，能够除湿益燥，和中补气，又主治胸膈烦闷，海边气候蒸湿，想必适合服食。

与王敏仲①

【题解】

这是苏轼在惠州时写给王敏仲的书信，其中提到了治疗瘴气的法子。但他并不是只为自己健康考虑，而且也是为当地民众打算，在信中明言需要一些黑豆，是为了做豆豉汤来散给患病之人。

某再启。林医遂蒙补授，于旅泊衰病②，非小补也。又攻小儿、产科。幼累将至③，且留调理，渠欲往谢，未令去也，乞不罪。治瘴，止用姜、葱、豉三物，浓煮热呷，无不效者。而土人不知作豉。又，此州无黑豆，闻五羊颇有之④，便乞为致三石，得为作豉，散饮病者。不罪！不罪！

【注释】

①王敏仲：时为广州太守，与苏轼有交游。

②旅泊：羁旅漂泊。

③幼累：指年幼的儿女。

④五羊：即今广州城，传说周朝时，有五仙人，都持谷穗，一茎六出，乘着五羊来到广州，所以得名。

【译文】

某再启。林医生马上要被补用，这对旅途衰病之人，不是一般的帮助。他还擅长小儿科和产科。家小将来这里，就暂且留下他来照料，他本想去拜谢您，没让他去，请您不要怪罪。治瘴气可用姜、葱、豉三物一起长时间煮后趁热喝，非常有效。而本地人不知道做豉。又因为本州无黑豆，听说五羊盛产此物，便想让您帮忙弄三石，用来做豉，散给有病的人喝。恕罪！恕罪！

与程正辅

【题解】

程正辅是苏轼的表兄，也是苏轼的姐夫，但早些年苏轼的姐姐嫁入程家之后很快亡故了，两家因此生了嫌隙，因此，朝中迫害苏轼的人把程正辅派到广东做官，目的是想刁难苏轼。但不曾想，苏程二人见面后，却尽释前嫌,重归于好。苏轼在惠州期间与在广州的程正辅频繁通信,在这封信中,苏轼向程正辅告求松脂、硫黄等物,都是其在惠州难觅之物。

广州多松脂,闾甫尝买,用桑皮灰炼得甚精①,因话告求数斤。仍告正辅与买生者十斤,因便寄示。舶上硫黄如不难得②,亦告为买通明者数斤③,欲以合药散。铁炉燇,可作时萝夹子者,亦告为致一副中样者④。三物,皆此中无有也。不罪!

【注释】

①桑皮:又称桑根白皮、桑白皮、伏蛇皮,可以入药。按,古代松脂提炼时,常用桑皮灰汁熬制。

②硫黄:可以入药,外用能够解毒、杀虫、疗疮。

③通明:指颜色明亮。

④中样:中等的。

【译文】

广州松脂很多,闾甫曾经买过,用桑皮灰炼得很纯净,捎话求我给他买几斤。所以禀告老兄给我买十斤生的,趁方便寄来。海运进口硫黄如果不难弄到,也请你给我买几斤颜色明亮的,我想用它来配制药散。有能作时萝夹子的铁炉燇,也请替我买一副中等的。这三样东西,都是这地方没有的。恕罪!

与程正辅

【题解】

苏轼提及自己颇好丹药的原因,不但是为了养生,而且也是借此玩味事物的变化之道。

某近颇好丹药,不惟有意于却老[1],亦欲玩物之变[2],以自娱也。闻曲江诸场[3],亦有老翁须[4],生银是也。甚贵,难得。兄试为体问[4],如可求,买得五六两为佳。若费力难求即已,非急用也。不罪! 不罪!

【注释】

①却老:避免衰老,指长生不老。

②玩物之变:玩味事物的变易之道。

③曲江:地名。位于今广东韶关。

④老翁须:生银的别称。据《本草衍义》记载:"其生银,即是不自矿中出,而特然自生者。又谓之老翁须,亦取像而言之耳。"

⑤体问:询问,探问。

【译文】

我近来颇为喜欢丹药,不光是为了却老,也想玩味事物的变化之道,以此来自娱。听说曲江各个矿场,也有老翁须,也就是生银。非常贵重,很难得。老兄试着替我打听一下,如果还可以买,就买上五六两为好。如果很费劲难以弄到就算了,并非急用的东西。恕罪! 恕罪!

又程正辅

【题解】

苏轼在惠州对于炼丹之事兴致果然很高,在和程正辅的通信中屡屡谈到丹药,本封亦如此。

某前者留博罗一日,再见邓道士。所闻别无异者,方欲邀来郡中款问也[1]。续寄丹砂已领,感愧之极。某于大丹未明了,直欲以此砂试煮炼,万一伏火②,亦恐成药耳。成否当续布闻③。比日得七哥书,递中已附谢也。六郎、十郎各计安,未及别书。所要书字墨竹,固不惜,徐寄去也。外曾祖遗事录呈④。

【注释】

①款问:叩问,打听。

②伏火:道家炼丹,调低炉火的温度叫"伏火"。

③布闻:本意为传告,这里意为告知。

④外曾祖遗事:当指苏轼所作《书外曾祖程公逸事》一文。

【译文】

我此前在博罗停留了一日,又见到邓道士。没有听到什么不一样的话,正想把他请到惠州来好好询问一下。你又寄来的丹砂已收到,感激惭愧之极。我对于大丹不了解,想直接用这丹砂试验煮炼,或许用低温,也能炼成药。能不能炼成我会再告诉你。最近接到七哥的信,已经通过驿递附信道谢了。六郎、十郎想必都好,没能给他们另写信。所要的书法和墨竹,决不会舍不得,会慢慢寄去。外曾祖父遗事写好抄录寄去。

与程正辅

【题解】

在这封信中,苏轼提到了肉苁蓉,希望程正辅能寄给他一些。肉苁蓉是一种寄生植物,具有较高的药用价值,具有补肾阳、益精血、润肠道等功效,是传统的名贵中药材。

承服温胃药,旧疾失去①,伏惟庆慰。反复寻究,此至言也。拙恙亦当服温平行气药耳。德孺书信已领，尚未闻所授，岂到阙当留乎^②？兄亦归觐耳^③，何用更求外补。惠及佳面，感怍。适有河源干菌少许，并香篆一枚^④，颇大，谩纳去，作笑。有肉苁蓉，因便寄示少许，无即已也。侯晋叔实佳士^⑤，颇有文采气节。恐兄不久归阙，此人疑不当遗也，故略为记之。不罪！

【注释】

①失去：这里为疾病痊愈之意。

②阙：古代皇宫大门前两边供瞭望的楼台，泛指帝王的住所。这里意为京城。

③归觐：指归谒君王、父母等。

④香篆：香名。形似篆文。

⑤侯晋叔：绍圣初年任程乡县令。

【译文】

得知你吃了温胃药，旧病痊愈，使我感到庆幸欣慰。我反复考虑，觉得这真是至理名言。我的病也该吃此温平行气的药。德孺的信已收到，还没听说他要被任什么官职，难道到朝廷后会被留用吗？你也要回京了，为什么要求到外地任职呢？惠赠我这么好的面粉，令我感激惭愧。正巧我这儿有少许河源的干菌，还有一枚香篆，很大，随便给你送去，不好意思了。你如果有肉苁蓉，趁方便就给我寄一点儿，没有就算了。侯晋叔实在是个品学优良的人，很有文采气节。估计你不久就要回京，此人恐怕不应当被朝廷遗忘，所以多少跟你说一下。恕罪！恕罪！

肉苁蓉，生河西山谷及代郡雁门。陶弘景曰："是野马精落地所生。生时似肉，以作羊肉羹，补虚乏，极佳。亦可生啖①。"苏恭曰②:"此草苁蓉也。"然不详言肉者何状。俟更考之。

【注释】

①生啖(dàn):生吃。

②苏恭:即唐代药学家苏敬,宋时因避赵匡胤祖父赵敬名讳,改为苏恭。

【译文】

肉苁蓉,产于河西山谷及代郡的雁门。陶弘景说:"肉苁蓉是野马精落地所生。生的时似肉,用来做羊肉羹,滋补虚乏,效果极佳。也可以生吃。"苏恭说:"这是草苁蓉。"但没有详细说明肉苁蓉是什么情况。等待再考证。

与程正辅

【题解】

从信中可知,苏轼患有痔疮长达二十多年,不时发作,痛苦不堪。苏轼为此服药无数,也总结了许多经验,但似乎都效果不佳,一直到暮年依然为其所苦,足见其是真正的顽疾。

某旧苦痔疾,盖二十一年矣。今忽大作,百药不效。知不能为甚害,然痛楚无聊两月余①,颇亦难当。出于无计,遂欲休粮以清净胜之②,则又未能遽尔则又不可③。但择其近似者,断酒肉,断盐酪、酱菜,凡有味物,皆断。又断粳米饭,惟食淡面一味④。其间更食胡麻、茯苓麨少许取饱⑤。胡麻黑芝麻是也。去皮,九蒸曝白。茯苓去皮,入少白蜜,为麨,杂胡麻食之，甚美。如此服食已多日，气力不衰，而痔渐退。久不退转，辅以少气术[6]，其效殆未易量也。此事极难忍，方强力以行之。惟患无茯苓[7]，不用赤者。告兄惟于韶、英、南雄寻买得十来斤，乃足用，不足且旋至之，亦可。已一面于广买去。此药时有伪者，柳子厚云"尽老芋"是也。若松根贯之，却是茯神[8]，亦有效，与茯苓同，可用，惟乞辨其伪者。频有干烦，实为老病切要用者，敢望留意。幸甚！幸甚！蜜，此中虽有，亦多伪。如有真者，更求少许。既绝肉、五味，只啖此麨及淡面，更不消别药，百病自去。此长年之真诀，但易知而难行尔。弟发得志愿甚坚[9]，恐是因灾致福也。

【注释】

①无聊：无可奈何。

②休粮：停止进食谷物。

③则又不可：苏轼文集通行本无此四字。

④淡面：不添加任何作料的面。

⑤麨（chǎo）：炒的米粉或面粉，一种干粮。

⑥气术：指吐纳导引之类的气功。

⑦茯苓：苏轼文集通行本作"好白茯苓"。

⑧茯神：是茯苓中夹杂着松根的部分，可以入药，性味甘、淡平，有渗湿、健脾、宁心等功能。

⑨发志愿：佛家语。指起誓表明心愿或愿望。

【译文】

我旧日便遭受痔疮之苦，已经二十一年了。近来忽然大发作，用什么药都不见效。虽然也知道不会有大的危害，但无奈疼痛持续了两个多月，也实在难以忍受。出于无奈，于是打算停止进食，用清净来克制它，却又不能一下子做到。只能采取类似的措施,先断酒断肉,断盐酪、酱菜,凡是有味的食物,全都断掉。又断了粳米饭,只吃淡面。在此期间,还食用少量胡麻、茯苓炒来充饥。胡麻就是黑芝麻。去皮,多次蒸过后再晒白。茯苓也去皮,放入少量白蜜,做成炒面,掺着胡麻一块吃,味道很好。这样进食已经多日,气力未衰减,而痔疮已逐渐消退。久不减轻,再用一些气功辅助,功效恐怕难以估量,这事极难忍受,我正在努力实行。只担心没有好的白茯苓,红茯苓不能用。想请老兄替我在韶州、英州、南雄等地寻买十来斤,这样才够用,如果没有那么多,边买边寄来也可以。已另外让人到广州去买。这种药时有假货,就像柳子厚所说都是老芋头。如果中间有松根贯穿,就是茯神,也有效,和茯苓一样,可以服用,只希望识别假货。屡次打扰,实在是因为衰老多病,急切要使用的缘故,还望能为我留心此事。幸甚!幸甚!蜂蜜,这里虽然也有,但多是假的。你如果有真蜜,再向你稍微要点儿。既然断绝了肉食荤腥,只吃炒面和淡面,更不用别的什么药,百病自然消除。这是长寿的真正诀窍,只是易懂难行罢了。我发愿很坚定,恐怕会因灾得福。

答钱济明

【题解】

　　在这封写给朋友钱济明的书信中,苏轼介绍了自己在海南时服食清中丹的感受。该药系得自无名异士,虽然具体组方不详,但从苏轼服食后"下丹田休休焉"的感觉来看,或并非是炼丹家所炼的石药,而是某种具有滋补作用的丸药。

　　去岁海南,得所寄异士大彤清中丹一丸,即时服之,下丹田休休焉①。数日后,又得追所赍来手书。今又领教诲及近诗数篇,高妙绝俗。想见谪居以来,探道著书,云升川增②,可慕可畏,可叹可贺也。及录示训辞,诲以所不及,此曾子所谓"爱人以德"者③,敬遵用不敢忘。幸甚! 幸甚!

【注释】

①休休:舒畅的样子。

②云升川增:云彩不断上升,河水不断增加,意指不断增长、进步。

③曾子:即曾参(shēn),字子舆。孔子弟子,儒家的重要代表人物。
　爱人以德:指以德爱人,语出《礼记·檀弓上》:"君子之爱人也以德,细人之爱人也以姑息。"

【译文】

去年在海南,收到您寄给我的一枚来自奇异之士的大彤清中丹,当时就服用了,觉得下丹田处非常舒畅。几天后,儿子苏迨又带回来您的书信。如今又收到您的信和不少新近诗作,高妙不同凡响。推想您自从贬谪闲居以来,求道著书,道行学问如同云彩升腾河水上涨,真是可慕可畏、可叹可贺啊。至于那些抄录下来寄给我的话,用我还做不到的来教导我,这正是曾子所说的"爱人以德",我一定遵照奉行不敢忘记。幸甚! 幸甚!

与钱济明

【题解】

写这封信时,苏轼已经进入了人生最后阶段,他在信中叙述了自己的病情,并且介绍了自己所服的药物。不过,这段描述在后世也引发不少争议,有观点认为苏轼服药有误,加剧了自己的病情,从而导致了死亡。如《冷庐医话·慎药》便明言:"士大夫不知医,遇疾每为庸工所误,又有喜谈医事,孟浪服药以自误,如苏文忠公事可恸叹焉。"不过,客观而论,疾病的变化精微,而文字的表达毕竟有限,苏轼之死究竟是什么原因,恐怕是难于精准判断的。但是结合苏轼生平来看,他在医药方面具有一定的水平当是无可置疑的。

　　某一夜发热不可言①,齿间出血如蚯蚓者无数,迨晓乃止,惫甚。细察疾状,专是热毒②,根源不浅,当专用清凉药。已令用人参、麦门冬、茯苓三味煮浓汁,渴即少啜之,余药皆罢也。庄生"闻在宥天下,未闻治天下也"③,如此而不愈,则天也,非吾过矣。杨评事谩与一来亦佳。到此,诸亲知所饷一无留者,独拜蒸作之馈④,切望只此而已。

【注释】

①一夜:整夜。

②专是:完全是。

③庄生:指庄子。在宥:指任物自在,无为而化。此处引文出自《庄子·在宥》,意为听说任天下安然自在地发展,没有听说要对天下进行治理。

④蒸作:蒸食。

【译文】

　　我整夜发烧,难受得没法说,牙缝间流出许多像蚯蚓一样的血丝,快到天亮才止住,疲倦之极。仔细检查病症,完全是由于热毒,病源不浅,应该专门服用清凉药。我已叫人用人参、茯苓、麦门冬三味药煮成浓汁,只要渴了就少喝上一点儿,其他的药都不用了。庄子说"只听说使天下放任自在,没有听说过要管治天下的",如果我这样再不好转,那就是天要如此,不是我的错了。杨谩评事和你一起来也好。到这里以后,众亲友所馈赠的礼物都没有留下,只领受了蒸食,我盼望的就只这一样。

与李端叔

【题解】

苏轼平生喜欢收集各种验方，可谓见多识广。信中提及某辗转得到的治疗臂痛的方子，虽然来历颇奇，但熟悉方书的苏轼一眼便看出此方来自《王氏博济方》，并指出了《博济方》的错讹处。

承示谕，长安君偶患臂痛不能举。某于钱昌武朝议处传得一方①，云其初本施渥寺丞者②。因寓居京师甜水巷，见乞儿两足拳弯③，捺屐子行④。渥常以钱物饮食遗之，凡期年不衰。寻赴任，数年而还。复僦曩居⑤，则乞儿已不见矣。一日见之于相国寺前，行走如飞，渥惊问之，则曰："遇人传两药方，服一料而能行。"因以其方授渥，以传昌武。昌武本患两臂重痛，举不能过耳，服之立效。其后已传数人，皆神妙。但手足上疾皆可服，不拘男子妇人。秘之！秘之！其方元只是《王氏博济方》中方⑥，但人不知耳。《博济》误以虎胫为虎脑⑦。便请长安君合服，必验。

【注释】

①朝议：官职名。朝议大夫的省称。

②寺丞：官职名。官署中的佐吏。

③拳弯：指屈曲不伸。

④捺屐子行：指行走时脚背外侧压地向前。

⑤僦（jiù）：租赁。曩（nǎng）居：从前的旧居。

⑥《王氏博济方》：宋代王衮所撰写的医方著作，收辑医方七千首，刊于1047年。后散佚。

⑦虎胫：指老虎小腿骨。

【译文】

承蒙告知长安君偶然患上了臂痛无法上举。我从朝议大夫钱昌武那里传得一方，钱说此方起初得之于寺丞施渥。施住在京城甜水巷，经常见到一个乞丐，两脚不能屈伸，行走时脚背外侧压地向前挪移。施渥常施舍给他钱物饮食，整年如此。不久施渥赴任外地，几年后才回来。又赁住在过去住的地方，乞丐则不见。有一天在相国寺前见到了乞丐，行走如飞，施渥惊奇询问，乞丐说："遇到一个人传授了两个药方，吃了一剂便能行走了。"并将这药方传给施渥，施渥又传给了钱昌武。昌武本患两臂重痛，举起来不能超过耳朵，一吃这药，立刻见效。以后传给几个人，都神妙无比。凡是手脚上的毛病都可以吃这种药，不管男女都可以吃。保密！保密！此方原是《王氏博济方》中的方子，只是别人不知道。《博济方》中误把虎胫写成虎脑。便请长安君合药服食，一定见效。

朝云者①，死于惠州久矣。别后学书，颇有楷法②。亦学佛法，临去，诵"六如偈"以绝③。葬之惠州栖禅寺，僧作亭覆之，榜曰"六如亭"④。最荷夫人垂顾，故详及之。

【注释】

①朝云：王朝云，字子霞。本为歌女，后成为苏轼的侍妾。绍圣三年卒于惠州。

②楷法：章法，法则。

③六如偈：《金刚经》中"一切有为法，如梦幻泡影。如露亦如电，应作如是观"，因连用了如梦、如幻、如泡、如影、如露、如电，而被称为"六如偈"。

④榜：题名。

【译文】

朝云死在惠州很久了。上次别后学书法，颇有章法。也学佛法，去世的时候，诵着"六如偈"离开。朝云葬在惠州栖禅寺，僧人在墓上建了一个亭子，起名字叫"六如亭"。她最受夫人垂顾，所以详细说一声。

《惠州志》有朝云墓，守墓者百余家。至今清明，奠馈如祀先祖。陈眉公

【译文】

《惠州志》中记载有朝云墓，守墓的人有百余家。到现在清明节的时候还会祭奠，如同祭祀先祖一样。陈眉公

阳丹阴炼

【题解】

此文一名《阳丹诀》。苏轼在此文中记载了一种关于尿液的独特修炼方法，不过，并没有证据表明苏轼曾践行此道，十有八九是其从奇人异士处得来。事实上，古代以人的尿液入药的记载不少，现在一些地方还有吃童子尿煮鸡蛋的习俗。当然，对于苏轼所记载的此类修炼方法，应该抱以谨慎的态度，并不提倡。其实苏轼自己对于有些怪力乱神的方法，也并不轻试。

冬至后斋居，常汲鼻液，漱炼令甘，乃咽入下丹田。以三十瓷器，皆有盖，溺其中。已，随手盖之，书识其上[①]，自一至三十。置净室，选谨朴者掌之[②]。满三十日开视，其上当结细砂，如浮蚁状，或黄或赤，密绢帕滤取。新汲水净淘

澄,无度③,以秽气净为度,净瓷瓶合贮之。夏至后,取细研枣肉④,丸如梧桐子大,空心酒吞下⑤,不限丸数,三五日后服尽。夏至后,仍依前法采取,却候冬至后服。此名阳丹阴炼,须清净绝欲,若不绝欲,其砂不结。

【注释】

①书识(zhì)其上:在上面作记录,方便识别。识,标志,记号。

②谨朴者:谨慎老实之人。

③无度:没有限度。

④细研:细细研磨。

⑤空心酒:空腹喝酒。

【译文】

冬至后斋居,经常吸入鼻液,漱炼使其变得甘美,然后咽入下丹田中。找三十件有盖瓷器,尿入其中。结束后,随手把盖子盖上,在上面从第一到第三十写上标记。放在干净的房间里,挑选谨慎质朴的仆人看守。三十天后打开查看,发现上面凝结了很多像漂浮的蚂蚁一样的细砂,有的发黄,有的发红,用细密的绢帕过滤。然后用新汲的干净水反复淘洗澄清,没有次数的限制,等其中秽气都消失后,将这些细砂合一起用干净的瓷瓶储存。等夏至之后,取出来和枣肉在一起细细研磨,做成梧桐子大的药丸,空腹用酒送服,每次不限丸数,全部在三五日后服食完毕。夏至后,仍然依照之前的方法采取这种细砂,但要等到冬至之后再服用。这种方法叫作阳丹阴炼,必须清净绝欲望,如果不能禁欲,就不会有细砂凝结。

阴丹阳炼

【题解】

此文与上篇《阳丹阴炼》呼应,一名《阴丹诀》。描述的是从母乳之中提取物质进行服食。之所以名"阴丹"者,主要是因为视乳为阴性之物;所谓阳炼,即对阴性之物进行火炼,使得阴阳相济。事实上,不论是阳丹阴炼,还是阴丹阳炼,虽然形式上较为玄虚,但都是古代阴阳学说的具体应用。当然,其效果如何,并没有科学的证实,现代也并不提倡,抱着尊重历史的态度视之即可。

取首生男子之乳[①],父母皆无疾恙者,并养其子,善饮食之。日取其乳一升许,少只半升已来亦可。以朱砂银作鼎与匙[②]。如无朱砂银,山泽银亦得[③]。慢火熬炼,不住手搅,如淡金色,可丸即丸如桐子大。空心酒吞下,亦不限丸数。此名阴丹阳炼。世人亦知服秋石[④],然皆非清净所结。又阳物也,须复经火,经火之余,皆其糟粕,与烧盐无异。世人亦知服乳。乳,阴物,不经火炼,则冷滑而漏精气。此阳丹阴炼、阴丹阳炼,盖道士灵智妙用,沉机捷法[⑤]。非其人不可轻泄,慎之慎之!

【注释】

①首生:这里指头胎。乳:乳汁,母乳。

②朱砂银:炼丹家语。用朱砂、水银等一起炼成的物质。宋应星《天工开物》记载:"其法以铅、朱砂与白银等分,入罐封固,温养三、七日后,砂盗银气,煎成至宝。"

③山泽银:指自然界中未经提炼的银矿石。

④秋石：从人尿液中萃取提炼而成的物质，可以入药。

⑤沉机：深藏机智。捷法：便捷的方法。

【译文】

选取头胎男孩的母乳，其父母身体都要健康，将其子一起养护，供应好的饮食。每天取一升左右母乳，如果乳汁少，半升以上也可以。用朱砂银制作鼎和汤匙。如果没有朱砂银，山泽银也可以。用小火熬煮，不停用手搅拌，等到变为淡金色，可以做成药丸了，就做成梧桐子大的药丸。空腹用酒送服，也不限九数。这种方法叫阴丹阳炼。世上的人都知道服用秋石以养生，然而那并不是清净之物凝结而成。而且它是阳性之物，必须再次经火淬炼，之后剩余的都是糟粕，和烧盐没什么两样。世人也知道服食乳汁。乳汁是阴性之物，如果不经火，就会冷滑而泄露精气。这种阳丹阴炼、阴丹阳炼的方法，是道士智慧的妙用，深藏机智的便捷方法。不是适合的人不能轻易泄露，谨慎！谨慎！

阴炼、阳炼，说理极透。

【译文】

阴炼和阳炼，说理极为透彻。

松腹丹砂

【题解】

本文记载了一则发生于东岳泰山道观的奇事，有道士利用天然松气来炼丹砂。不过，值得唏嘘的是，文中本欲求长生的道士却因为丹砂丢失而愤懑离世，岂非是绝妙的讽刺！

祥符东封，有扈驾军士①，昼卧东岳真君观古松下②。

见松根去地尺余，有补塞处③。偶以所执兵攻刺之④，塞者动，有物如流火，自塞下出，径走入地中。军士以语观中人。有老道士拊膺曰⑤："吾藏丹砂于是三十年矣，方卜日取之⑥。"因掘地数丈，不复见。道士怅慨成疾⑦，竟死。其法用次砂精良者，凿大松腹，以松气炼之，自然成丹。吾老矣，不暇为此，当以山泽银为鼎，有盖，择砂之良者二斤，以松明根节悬胎煮之，置砂瓶煎水以补耗。满百日，取砂，玉捶研七日⑨，投热蜜中，通油瓷瓶盛，日以银匕取少许，醇酒搅汤饮之，当有益也。

【注释】

①扈驾：随侍帝王的车驾。

②东岳：即泰山，为五岳中之东岳。

③补塞：填补。

④兵：兵器。

⑤拊膺：捶胸。形容心情悲愤。

⑥卜日：占卜日期。

⑦怅慨：惆怅愤慨。

【译文】

大中祥符年间，真宗皇帝到泰山祭祀时，有随从军士白天在东岳真君观的古松树下睡觉。看到松树根部离地一尺多的地方有填塞东西的痕迹。军士无意中拿手里兵器刺了一下，填塞的东西松动，有一个像流火一样的东西从下面钻出，径直钻入地下。军士把这情况告诉了观中的人。有一个老道士拍着胸口说："这是我藏的丹砂，已经三十年了，正要择日将它取出。"于是掘地数丈，但没有再见到。老道士惆怅愤懑得了病，最终去世了。他的方法是把精良的次砂，填塞在凿空的大松树的树干中，用松树之气炼制，让砂自然化成丹。我老了，没时间这样做，就当用山泽银做带盖的锅，选两斤好砂放入锅中，用松明根节悬胎烧煮，放置砂瓶煎水来补充损耗。百天之后，取出砂，用玉研磨七日后，放入热蜜中，装在通油瓷瓶内，每天用银匕取一点儿，用醇酒调汤服下，应当对身体有益。

不烧炼而自成丹，即鬼神亦妒而攫之。

【译文】

不经过烧炼而天然成丹，即便鬼神也嫉妒而抢走。

石髓

【题解】

嵇康羡王烈的典故，苏轼不止一次在文章中提及，但几乎每一次提到，苏轼都会以"要有定分，不可力求"进行解释，这虽然是就嵇康养生不成所发的议论，又何尝不是苏轼自己的排解之言呢？

王烈入山得石髓[①]，怀之以饷嵇叔夜[②]。叔夜视之，则坚为石矣。当时若杵碎[③]，或错磨食之[④]，岂不贤于云母、钟乳辈哉？神仙要有定分，不可力求。退之有言[⑤]："我宁诘屈自世间，安能从汝巢神仙。"如退之性气，虽出世间人亦不能容。叔夜婞直[⑥]，又甚于退之也。

【注释】

①王烈：传说中的仙人。《神仙传·王烈》记载："王烈者字长休，邯郸人也，常服黄精及铅，年三百三十八岁，犹有少容，登山历险，行

步如飞。"

②嵇叔夜：即嵇康。《晋书·嵇康传》："康又遇王烈，共入山。烈尝得石髓如饴，即自服半，余半与康，皆凝而为石。"

③杵碎：捣碎。

④错磨：琢磨。

⑤退之：指韩愈。此处所引诗出自韩愈《记梦》诗。

⑥婞直：倔强，刚直。

【译文】

王烈在山中得到石髓，怀藏了一些送给嵇叔夜。嵇叔夜一看，则变为坚硬的石头。如果当时捣碎，或磨成末服下，难道不比服食云母、钟乳之类要好得多吗？但是成仙是注定的，不能勉强争取。韩愈说过："我宁诘屈身世间，安能从汝巢神仙。"如韩愈那样的秉性脾气，即便超脱生死也不会被人们接纳，更不要说嵇叔夜性情耿直又超过韩愈了。

石髓不可得，云母即阳起石，钟乳生岩穴阴处，溜山液而成。凡石药，气悍，不宜服。

【译文】

石髓没法得到，云母就是阳起石，钟乳生在岩洞的阴处，滴落山液而成。凡是石药都气悍，不宜服食。

松材

【题解】

本文一名《记松》，作于元符二年（1099）春末。古人论松，以其坚贞不移，能守岁寒，故常从品格入手，将松柏视为君子，而苏轼此文却角度新颖，探讨了松树的应用价值。苏轼所论，举凡和松相关的，如松花、松脂、松根、松皮，以至于寄生的茯苓等，皆囊括其中，足见苏轼观察和阅读之细了。文末所云："不是闲居，不能究物理之精如此也。"古代所谓"物理"，乃事物运转的道理、规律，足见苏子对于此道颇为热衷。同时另一方面，也隐隐透露出他在此地"闲居"的无奈与寂寥。

松之有利于世者甚博。松花、脂、茯苓①，服之皆长生。其节②，煮之以酿酒，愈风痹，强腰足。其根皮，食之肤革香③，久则香闻下风数十步外。其实④，食之，滋血髓，研为膏，入漓酒中⑤，则醇酽可饮⑥。其明为烛⑦，其烟为墨⑧。其皮上藓，为艾纳⑨，聚诸香烟。其材产西北者至良，名黄松，坚韧冠百木。略数其用于世，凡十有一。不是闲居，不能究物理之精如此也⑩。

【注释】

①松花：亦名松黄，味甘，性温，无毒，主润心肺，益气，除风止血。脂：即松脂，味苦，性温，有祛风、杀虫之效。茯苓：松树根下生长的菌类植物，味甘、淡，性平，利水渗湿，健脾，宁心。

②其节：即松节，松树枝干的结节，味苦，性温，有祛风燥湿、舒筋通络、活血止痛之效。

③肤革：肌肤。

④实：即松子，亦名松实，可入药。

⑤漓酒：薄酒。

⑥醇酽（yàn）：酒味香浓醇厚。

⑦明：松明。山松多油脂，古人将其劈成细条，燃以照明，谓之松明。

⑧烟：松烟，可以制墨。

⑨艾纳：松树皮上所生苔藓，有香气。

⑩物理：事物运转的道理、规律。

【译文】

松树对人们有很多益处。服用松花、松脂、茯苓能使人长寿。将松节煮后酿酒，能治疗风痹，使腰腿强健。吃松根、松皮能使肌肤发出香味，长期服用，在几十步远的下风处都能闻到香味。松子吃了能滋血养髓，将松子研磨成膏，放入薄酒中，味道醇正。用松明照明，烟可以制成墨。松树皮上的苔藓是艾纳，可以聚合香烟。西北生长的松树最好，名叫黄松，坚韧的程度超过其他树。以上大略地说一下松树对人们的益处，所说的还不及松树益处的十分之一。如果不是赋闲家居，就不可能如此精要地研究这些。

松脂

【题解】

苏轼在本文中记载了一种用松脂来进行牙齿保健的方法，从其描述来看，当是用松脂和白茯苓配制牙粉，其保健效果是非常不错的，不但能够坚固牙齿，而且还能养颜防老。宋代当然没有现代的洁齿工具，不过已经有了牙刷的雏形以及各种牙粉，市面上也出现了专门的刷牙铺子，如《梦粱录》中便提到"凌家刷牙铺"和"傅官人刷牙铺"，各种包含中草药所配制的牙粉在当时也有不少。

松脂以真定者为良①。细布袋盛，渍水中，沸汤煮之，浮水面者，以新罩篱掠取②，置新水中。久煮不出者，皆弃不用。入生白茯苓末不制，但削去皮，捣罗拌匀。每日早取三钱匕着口中，用少熟水搅漱③，仍以脂如常法揩齿④。毕，更啜少熟水咽之，仍漱吐如法。能坚牢齿、驻颜、乌髭也。

【注释】

①真定:今河北正定。

②罩篱:即"笊篱"。

③熟水:煮沸过的水。

④揩(kāi):擦,抹。

【译文】

松脂以真定所产质量好。将松脂装入细布袋,浸渍水中,用沸水煮,漂浮在水面上的,用新罩篱捞起,放入新水中。久煮没有漂起的,则丢弃不用。加入未加工的生白茯苓末,只削去皮,捣碎筛末拌匀。每日清晨取三钱匕放入口中,用少量熟水漱口,仍用松脂按照常用的方法擦牙。结束后,再吸少量熟水咽下,仍然按上述方法漱吐。能够固齿、驻颜、乌发。

擦牙不可不慎。用药以清晨诸味未投①,且经络所通,最为扼要。用此等,则甚佳。

【注释】

①诸味未投:意为空腹时。

【译文】

擦牙不可不慎重。用药以清晨空腹、并且经络所通最为关键。按照记录的方法,效果非常好。

地黄

【题解】

地黄是常见的药材,加工、服食方法多样,不过苏轼这里记载的这种方法确实比较少见。医书中名为"金粉汤"的方剂颇多,其中也有以地黄为主者,如《圣济总录》中便有以地黄为主做成的金粉汤,制作方法与此差别很大。

　　肥嫩地黄一二寸截去，薄绵纸裹两头，以生猪脑涂其肤周匝①，置小盘中。挂通风处十余日，自干。抖擞之，出细黄粉，其肤独一一如鹅管状②。其粉沸汤点，或谓之金粉汤。

【注释】

　　①周匝：周围。

　　②肤：指地黄的皮。鹅管：鹅毛管。这里意为剩余的地黄中空，如同鹅毛管一样。

【译文】

　　截肥嫩地黄一二寸，用薄绵纸裹住两头，用生猪脑涂满外部，放在小盘子里。然后将它挂在通风处晾十多天，自会晾干。抖动它，抖出细黄粉，地黄的外皮变得像一根根鹅管了。把细黄粉放入沸汤中，又叫作金粉汤。

　　此法亦未经见。

【译文】

　　这种方法也没有见过。

茯苓

【题解】

　　茯苓是常见的中药材，主要功效是利水渗湿、健脾、宁心等，自古就被视为养生良药。不过，茯苓对眼睛有害的说法也由来已久，如《本草纲目·茯苓》引《日华子本草》云："凡用，去皮、心，捣细，于水盆中搅浊，浮者滤去之。此是茯苓赤筋，若误服饵，令人瞳子并黑睛点小，兼盲目。"苏轼文中的观点与此类似。但这种观点实际上并未有直接的证据证实，暂且只能是姑妄听之。

　　茯苓自是仙神上药①，但其中有赤筋脉，若不能去，服久不利人眼，或使人眼小。当削去皮，砍为方寸块，银石器中清水煮，以酥软、解散为度，入细布袋中，以冷水揉摆如作葛粉状②。澄取粉，而筋脉留袋中，弃去不用。用其粉以蜜和如湿香状，蒸过食之尤佳。胡麻但取纯黑，脂麻九蒸九暴，入水烂研，滤取白汁，银石器中熬，如作杏酪汤③，更入，去皮核，烂研枣肉，与茯苓粉一处搜和，食之尤奇。

【注释】

①上药：指仙药。

②揉摆：揉搓。葛粉：葛根磨成的粉。

③杏酪汤：以杏仁为主熬成的汤。

【译文】

　　茯苓是长生求仙的上药，但其中有赤筋脉，如果不去掉，长期服用对眼睛不利，可能使人眼变小。服用时应削去皮，截成一寸见方的块，放在银石器皿中，用清水煮，煮到酥软、解散为止，然后装入细布袋中，用冷水揉搓，像做葛粉一样。澄取粉，筋脉就留在袋子里了，筋脉丢弃不用。将粉用蜜调和成湿香状，蒸后服用更好。胡麻只用纯黑的，脂麻九蒸九晒，放入水中磨碎，滤取白汁，放在银石器皿中煮熬，如做杏酪汤，连续加入，去皮核，研碎枣肉，与茯苓粉一起调和，这样服用更有奇效。

　　此等制度①，方极精良。

【注释】

①制度：制作方法。

【译文】

这种制作方法，才称得上非常精良。

苍耳①

【题解】

　　此文主要分析了作为药材的苍耳的特性。苍耳是常用药材，分布极广，且价格便宜。虽是说明性文章，且包含的内容颇为丰富，不过有赖于苏轼叙事条理分明，用词精当，故此读来丝毫不觉枯燥，有娓娓道来之感。

　　药至贱而为世要用，未有若苍耳者。他药虽贱，或地有不产，惟此药不问南北夷夏，山泽斥卤②，泥土沙石，但有地则产。其花叶根实皆可食，食之则如药。治病无毒，生熟丸散，无适不可。愈食愈善，乃使人骨髓满，肌如玉，长生药也。主疗风痹、瘫缓、癃疝、疮痒③，不可胜言。尤治瘰金疮④。一名羊负来。《诗》谓之卷耳⑤，疏谓之枲耳⑥，俗谓之道人头。海南无药，惟此药生舍下，迁客之幸也⑦。

【注释】

①苍耳：一年生草本植物，可以蔬食，亦可入药，可以祛风，散热，除　湿，解毒。

②斥卤：无法耕种的盐碱地。

③风痹（bì）：手足麻木之症。瘫缓：疾病名称。即瘫痪。癃（lóng）：　疾病名。指小便不利。疝：疝症。疮痒：疮口发痒。

④瘿（yǐng）金疮：胫部肉瘤被割除后的疮口。

⑤《诗》：指《诗经·周南·卷耳》。

⑥疏：指唐孔颖达《毛诗正义》。

⑦迁客：因罪而流徙他乡的人。

【译文】

没有什么药能像苍耳那样价格低廉而被人常用的了。其他的药虽然价格低，可有的地方不生长，只有苍耳，不管南北、夷夏、山泽、盐碱地、泥土、沙石地，只要有地，就能生长。苍耳的花叶根果都能食用，食用就像药一样。这种药治病无毒，生、熟、丸、散什么都行。越吃越有好处，能使人骨髓饱满，皮肤如玉，是一种长生药。主治风痹、瘫痪、瘰疬、疮痒等数不清的病。对瘿金疮，效果更好。苍耳又叫羊负来。《诗经》称之为卷耳，注疏称之为枲耳，民间把它叫作道人头。海南没有药，只有这种药生在我的家中，这是我这个迁客的幸运。

益智①

【题解】

益智是一种常见的药材，人们往往认为"益智"之名源于其能使人聪明，增长智慧。而苏轼到了海南以后，由于当地出产此药，因此进行了近距离观察，从而有了自己的思考。他认为这种药其实与智慧并无直接关系，但是却能从其三节的成熟情况来对当年的农桑收成进行判断，因此他提出"其得此名者，岂以知岁邪"的大胆假设。苏轼的这种结论是否正确姑且不论，但是其大胆的怀疑精神与小心的求证精神，都是值得后人学习的。

海南产益智，花实皆作长穗，而分三节。其实熟否，以候岁之丰歉②。其下节以候蚕禾③，中、上亦如之。大凶之岁，则皆不实④。盖罕有三节并熟者。其药治气止水，而无益于智。智岂求之于药乎？其得此名者，岂以知岁邪⑤？今日见儋耳黎子云言，候之审矣。聊复记之，以俟后之好事注《本草》者。

【注释】

①益智：益智仁是我国四大南药之一。医家认为益智为脾经之药，能益脾胃，摄涎液，而脾主智，故云"益智"。

②丰歉：丰收和歉收。

③蚕禾：指农桑稼穑之事。

④不实：不结果实。

⑤知岁：了解岁收。

【译文】

海南出产益智，花和果实都是长穗，分为三节。其果实的成熟与否，标志着当年庄稼的好坏。它的下节标志着蚕禾的丰欠，中节和上节也是这样。大灾之年就都不结果实。很少见到三节都成熟的。作为药，它治气止水，但无法益智。智力难道能从药中求取吗？这种草以益智命名，可能是因为它能预示收成的好坏吧！现在听儋耳人黎子云所说，证明确实如此。姑且记下，等将来有心的人补注《本草》时收入。

脾主智，此物能益脾胃故也，与龙眼名益智义同。李时珍

【译文】

脾主智慧，此物能补益脾胃的缘故，与龙眼又叫益智的意思一样。李时珍

海漆

【题解】

苏轼取道广西藤州前往海南，沿途看到当地人所称倒黏子花夹道，苏轼为使后人能知其药效，为它取别名为海漆，并写文章"以贻好事君子"。文章虽然是记药物，但是文采斐然，描写生动，特别是对于倒黏子花形态和性味的描写，都活灵活现。关于倒黏子花，此前的本草书籍多不载，因此苏轼对这一药物的描述也多为后世所提及，如明代正德《琼台志》记云："野生，花如芍药，而皮溃为胶，可代柿油，东坡名曰海漆子，可酿酒。遁逃匿野者食之，又名逃军粮。"这也可以说是苏轼对于本草知识的一个贡献了。

吾谪居海南，以五月出陆至藤州①。自藤至儋，见野花夹道，如芍药而小，红鲜可爱，朴樕丛生②。土人云③："倒黏子花也④。"至儋则已。结子如马乳，烂紫可食，殊甘美⑤。中有细核，并嚼之，瑟瑟有声。亦颇苦涩，童儿食之，或大便难下。叶背白如石韦状⑥。野人夏秋病痢⑦，食其叶，辄已。海南无柿，人取其皮剥浸烂，杵之得胶，以代柿漆⑧，盖愈于柿也。吾久苦小便白浊，近又大病滑，百药不差。取倒黏子嫩叶，酒蒸之，焙燥为末，以酒糊丸，日吞百余，二疾皆平复。然后知其奇药也。因名之曰"海漆"，而私记之，以贻好事君子。明年子熟，当取子研滤，酒煮为膏以剂之，不复用糊矣。

【注释】

① 藤州：宋属广南西路，治所在今广西藤县。苏轼于绍圣四年（1097）五月与子由在此相会。

②朴樕（sù）：小灌木，小树丛。

③土人：当地人。

④倒黏子花：即桃金娘。果实可食用，头上有四叶如柿蒂。食者必
　捻其蒂，故谓之倒捻子。全株可供药用，有活血通络、收敛止泻等
　功效。

⑤殊：特别。

⑥石韦：多年生草本植物，群生于山坡岩石上，根茎长而横走，全草
　可供药用。

⑦野人：乡野之人。

⑧柿漆：指柿子未成熟的果实，经加工制成的胶状液。可以入药，具
　有平肝之效。

【译文】

　　我被贬谪到海南，五月离开陆地到了藤州。从藤州到儋州的路上，
野花夹道，野花长得像芍药而比芍药小，鲜红可爱，簇簇丛生。当地人
说："这是倒黏子花。"到了儋州就没有了。这种花的果实像马乳，成熟
至烂紫色时可以吃，味道特别好。果实中有小核，一并咀嚼时发出瑟瑟
的响声。也很苦涩，小孩儿吃了，有的大便难下。叶子背面是白色的，如
同石韦一样。乡野之民夏秋之季患痢疾，服用这种花的叶子就能止住。
海南没有柿子，人们剥这种果实的皮浸润至烂，捣取出胶，以代替柿漆，
比柿漆强。我长期苦于小便白浊，最近又患大便滑泻，吃了很多药都没
治好。后来把倒黏子的嫩叶用酒蒸过，焙干研成末，加酒糊成丸，每天
服百余粒，两种病都治好了。我这才知道倒黏子是奇药。于是叫它"海
漆"，私下记录下来，以便送给好事的君子。下一年倒黏子成熟后，我就
把它的果实研滤，用酒煮成膏制成剂，不再用糊了。

　　此则当载入《本草》。

【译文】

这则应当收录在《本草》书中。

苍术①

【题解】

苍术根茎可以入药,可燥湿健脾、祛风散寒、明目,用于脘腹胀满、泄泻水肿、脚气痿躄等;白术主要以根茎入药,具有多项药用功能:健脾益气、燥湿利水、止汗、安胎,多用于脾虚食少、腹胀泄泻、痰饮眩悸、水肿自汗、胎动不安等。苍术与白术都是药材,而且在古人看来,苍术还是长生药,比白术更具有价值。不过由于苍术易得,遍地都是,所以价格便宜,而白术由于不容易得到,故此价格高得令人咋舌。其实这种情况今天又何尝不是?许多人服食药物都只挑选价格高的,潜意识里觉得越贵药效就越好,这种认识显然是狭隘的,用药的关键在于对症,而不在于药物是否价值连城,是否名贵无双。

　　黄州山中,苍术至多,就野买一斤,数钱尔。此长生药也,人以为易得,不复贵重,至以熏蚊子。此亦可为太息②。舒州白术茎叶亦甚相似③,特华紫尔。然至难得,三百一两,其效止于和胃,去游风,非神仙上药也。

【注释】

①苍术:菊科植物,传统中药材,有燥湿健脾、祛风散寒等功效。

②太息:长叹。

③白术:多年生草本,根茎可入药,具有多项药用价值,主要为健脾益气、燥湿利水、止汗、安胎等。

【译文】

黄州的山里面,苍术极多,向当地人购买一斤,才数钱。苍术是长生药,人们因为容易得到,不珍视看重,竟至于用它熏蚊子。这可真令人叹息。舒州所产的白术茎叶与此也很相似,只是花是紫色的。但是却极难得到,一两要三百钱,其功效只是调和胃气,去游风,并非养生求仙的上药。

古方及《本经》^①,止言术,不分苍、白二种。苍术,茅山者良,气味辛烈,多膏,性主发^②,又能除恶气,弭灾沴^③,功用远胜白术。

【注释】

①《本经》:即《神农本草经》。

②发:发散。

③灾沴(lì):灾害。

【译文】

古代药方和《神农本草经》,只说术,并没有分苍术、白术两种。苍术,茅山所产最好,气味辛烈,多膏,性主发散,又能去除恶气,消除灾害,功用远胜于白术。

墓头回草

【题解】

这种名为"墓头回"的异草,是一种药材,我国南方地区分布较广,又叫地花菜、墓头灰、箭头风、九头鸟等,其根可以入药,具有燥湿止带、收敛止血、清热解毒等功效。文中对其描述虽然有夸大,但的确具有解毒的功能。

王屋山有异草①,制百毒②,能于鬼手夺命,故山中人谓此草"墓头回"。蹇葆光托吴远游寄来。吾闻兵无刃,虫无毒,皆不可任。若阿罗汉永断三毒③,此药遂无所施邪。

【注释】

①王屋山:是中条山的分支山脉,位于今河南、山西交界地带。

②制:克制。

③阿罗汉:即罗汉,佛教中指断绝了一切欲念修成正果的僧人。三毒:佛教称贪、嗔、痴为三毒。

【译文】

王屋山有一种奇特的草,能制服百毒,能从鬼的手中将人命夺回,因此山里的人都把这种草叫作"墓头回"。蹇葆光托吴远游给我寄来这种草。我听说兵器没有刃,虫没有毒,都不可用。如果阿罗汉永远断绝三毒,这种药就无处可用了。

菝草①

【题解】

杜甫有《除草》诗,其中描述了一种令人望而生畏,必欲除之而后快的毒草,并注云:"去菝草也。菝,音灟,山韭也。"苏轼以为杜甫诗中这种毒草便是四川人所说的毛琰,不过,毛琰与菝草究竟是否为一物,苏轼并未有更详细的解说,后世有人说或是荨麻,目前仍然存疑。不过,苏轼记载的用毛琰治疗风疼的方法应该是其亲耳听闻,倒更为实用,值得一记。

杜甫诗有《除菝草》②一篇,今蜀中谓之毛琰,毛芒可畏,触之如蜂虿③。然治风疼,择最先者,以此草点之,一身皆失去。叶背紫者入药。

【注释】

①蕨草：涵芬楼《仇池笔记》及苏轼文集通行本作蘝（qián）草。蘝草，一种山草，或为荨麻。

②《除蕨草》：按，杜甫诗名为《除草》："草有害于人，曾何生阻修。其毒甚蜂虿，其多弥道周。清晨步前林，江色未散忧。芒刺在我眼，焉能待高秋。霜露一沾凝，蕙叶亦难留。荷锄先童稚，日入仍讨求。转致水中央，岂无双钓舟。顽根易滋蔓，敢使依旧丘。自兹藩篱旷，更觉松竹幽。艾夷不可阙，疾恶信如仇。"

③蜂虿（chài）：都是有毒刺的螫虫。虿，蝎类的毒虫。

【译文】

杜甫有一首《除蕨草》诗，现在蜀中把这种草叫作毛琰，上面的毛刺令人生畏，碰上如遭蜂虿螫一样。然而这种草可治风疼，选择最开始发病的地方，用这种草点抹，全身的风疼就会全好。叶子背面紫色的可以入药。

艾人①

【题解】

端午挂艾草是我国亘古就有的民俗之一，至今有些地方端午仍保留门前插艾以辟邪的习俗。当然，艾的用途并不止于此，还有食用、沐浴、熏蒸等多种用途，而艾灸也可以防病治病，而且在宋代还颇为流行，不过可惜的是苏轼在这里并未就此展开，而是意在说明"艾人"未必一定要真像人，以意求之即可，展现出了其理性的一面。

端午日未出，艾中以意求似人者，辄撷之以灸②，殊有效。

幼时见一书中云尔,忘其为何书也。艾未有真似人者,于明暗间,苟以意命之而已。万法皆妄③,无一真者在,何疑耶?

【注释】

①艾人:即艾草形似人者。

②撷:摘下,取下。

③万法:佛教语。指一切事物。

【译文】

端午清晨太阳还未出来时,采撷觉得像人形的艾草,用它做灸法治疗,有特殊的效果。小时候看到一本书中这样说过,忘记这是一本什么书了。艾草没有真像人的形状的,只是在明暗之间觉得它像罢了。万物皆虚妄,没有一种是真实的,又何必怀疑呢?

偶然点破。

【译文】

无意中点破。

枲耳霜①

【题解】

本文约作于元符二年(1099),记录了苍耳霜的制作方法。所谓枲耳,即苍耳,看来苏轼对苍耳的功效十分推崇,故此除了前文《苍耳》外,又写了这篇《枲耳霜》作补充。虽然后世关于枲耳霜的记载并不多,但是苍耳的确可以治疗一些皮肤疾病,因此以苍耳制成的枲耳霜对于皮肤疾病有一定效果也并不会令人意外。

枲耳并根、苗、叶、实皆取，濯去砂土，悬阴干，净扫地上，烧为灰，汤淋，取浓汁泥，连二灶炼之。俟灰汁耗^②，即旋取旁釜中已滚灰汁益之。经一日夜，不绝火，乃渐得霜。干瓷瓶盛。每服，早、晚、临睡，酒调一钱匕^③。补暖，去风，驻颜，不可备言。尤治皮肤风，令人肤革滑净。每洗面及浴，取少许如澡豆用^④，尤佳。无所忌。昌图之父从谏，宜州文学^⑤，家居于邕^⑥。服此十余年，今八十，红润轻健，得此药力。

【注释】

①枲（xǐ）耳：即苍耳，又称卷耳。详见本书《苍耳》篇。

②耗：减损。

③钱匕：古代量取药末的器具。

④澡豆：供洗涤用，用豆末合诸药炼成，以洗手面，令皮肤光润。

⑤宜州：宋属广南西路，治今广西河池。文学：州县教官。

⑥邕（yōng）：邕州，宋属广南西路，治今广西南宁。

【译文】

枲耳连根、苗、叶、果实一起采取，洗去砂土，悬挂阴干，打扫干净地面，烧成灰，用水澄淋，取浓汁泥，用两个灶炉烧炼。等灰汁挥发，马上用另一灶上釜中已烧开的灰汁添加。经过一天一夜，不停火，就会慢慢结霜。然后装入干瓷瓶。每天早、晚、临睡时用酒调一匙服下。有补暖、去风、驻颜的功效，不可详说。对皮肤风病特别有效，能使人皮肤滑净。每次洗脸及洗澡时，取少量像澡豆那样使用，效果尤佳。没有什么禁忌。昌图的父亲从谏，是宜州文学，家住在邕州。服用此药十多年，今年八十了，面色红润，走路轻健，都是苍耳霜带来的功效。

徂徕煤①

【题解】

以煤入药听来有些不可思议，但确实存在。柳宗元在写给崔黯的书信中讲到有人用煤治疗腹部疾病。宋代名医张锐在《鸡峰普济方》中记载了用"补真丹"治疗血脏虚冷、崩中漏下等病，组方中其中一味便是煤。

徂徕珠子煤，自然有龙麝气②。以水调匀，以刀圭服，能已鬲气，除痰饮。专用此一味，阿胶和之，捣数万杵，即为妙墨，不俟余法也③。陈公弼在汶上作此墨④，谓之"黑龙髓"。后人盗用其名，非也。

【注释】

①徂徕：地名。位于今山东泰安。

②龙麝：龙涎香与麝香的并称。

③俟：等待。

④陈公弼：陈希亮，字公弼。曾任凤翔府知府，是苏轼的上司，苏轼曾写有《陈公弼传》。汶上：地名。今属山东。

【译文】

徂徕的珠子煤，天然地含有龙涎香和麝香的香气。用水调匀后，用刀圭服食，能治疗鬲气，去除痰饮。专用珠子煤，加上阿胶调和，捣上几万杵，便成为上佳的墨，不需要其他方法。陈公弼在汶上时曾制作此墨，称为"黑龙髓"。后人盗用了这个名字，实际上并不是。

流水

【题解】

在古代没有相关的仪器，自然无法检测不同状态下的水的区别，人们只能凭借经验来判断。在本文中，苏轼凭借实际观察得出了"流水"与"止水"的区别，结论足以令人信服。事实上，中医药对于服药的用水是颇为讲究的，水既是溶媒，也是药物。在《证类本草》《本草纲目》等许多本草著作里，水都是作为药物出现的，又根据季节、地域、环境等被分成很多种，如长流水、急流水、顺流水、逆流水、千里水、半天河水、春雨水、秋露水、雪花水、井花水、新汲水、无根水、菊英水、潦水、甘澜水、月窟水等，其性能与功用都存在一定差异。

孙思邈《千金方·人参汤》言："须用流水①，用止水即不验②。"人多疑流水、止水无别。予尝见丞相荆公喜放生，每日就市买活鱼，纵之江中，莫不洋然③。唯鳅鳝入江水辄死④。乃知鳅鳝但可居止水，则流水与止水果不同，不可不信。又鲫鱼生流水中，则背鳞白；生止水中，则背鳞黑而味恶。此亦一验也。

【注释】

①流水：流动的活水，如江、河等。

②止水：死水，停滞不流的水。

③洋然：舒缓自在的样子。

④鳅鳝：泥鳅和鳝鱼。

【译文】

孙思邈《千金方·人参汤》说："必须用流水，用止水就不灵验。"人们多怀疑流水和止水并无区别。我曾目睹丞相王荆公喜欢放生，每天在市场购买活鱼，放回江中，没有不舒缓自在游动的。唯有鳣鲔放入江水中立刻死去。于是知道鳣鲔只能够生活在止水中，那么流水与止水果然有区别，不可不信。另外鲫鱼生活在流水中，背部的鱼鳞是白色；如果生活在止水中，则背部鱼鳞黑色并且散发腥臭味。这也是一个验证。

取千里长流，以勺扬之，至万遍，名曰"甘烂水"。治腹中结滞。余尝用之，甚验。

【译文】

取千里长河的水，用勺子扬到上万遍，名叫"甘烂水"。可以治疗腹中结滞。我曾试用过，很有效验。

辨漆叶青黏散[①]

【题解】

本文作于绍圣四年（1097），是一篇考辨性文章，主要围绕《本草》中女萎、萎蕤二物的异同进行了分析。此前，关于女萎、萎蕤二草是否为一物，已经有分析，如陶弘景和苏恭的观点便不一致。有趣的是，苏轼不但从文献角度分析二物，而且还结合了陶弘景和苏恭的性格差异进行了分析，认为苏好标新立异，而陶素有精识博物之名，所以苏轼便以为陶论更为可信。从这篇文章可以看出苏轼不但熟悉本草书籍，还有着深入的思考，并能从多方面去论证，这在普遍对医药感兴趣的宋代士人中，也是比较少有的了。

按《嘉祐补注本草》女萎条[②]，注引陈藏器云[③]：女萎、

萎蕤二物同传。陶云同是一物^④，但名异耳。下痢方多用女
萎，而此都无止泄之说，疑必非也。按，女萎，苏又于中品之
中出之^⑤，云主霍乱、泄痢、肠鸣，正与陶注上品女萎相会。
如此即二萎功用同矣，更非二物。苏乃剩出一条。苏又云：
女萎与萎蕤不同，其萎蕤一名玉竹，为其似竹；一名地节，为
有节。《魏志·樊阿传》^⑥：青黏，一名黄芝，一名地节。此
即萎蕤，极似偏精。本功外主聪明，调血气，令人强壮。和
漆为散，主五脏，益精，去三虫，轻身不老，变白，润肌肤，暖
腰脚，惟有热不可服。晋嵇绍有胸中寒疾^⑦，每酒后苦唾，服
之得愈。草似竹，取根、花、叶阴干。昔华佗入山，见仙人服
之，以告樊阿，服之百岁。

【注释】

①漆叶：漆树叶，可入药。青黏：黄精的别名。

②《嘉祐补注本草》：宋仁宗于嘉祐年间命掌禹锡等人编撰的本草
　　书籍，故名《嘉祐补注本草》。女萎（wěi）：药材，是女萎草的茎，
　　主治泻痢脱肛、惊痫寒热、妊妇浮肿等。

③陈藏器：唐人，精医术，撰有《本草拾遗》，已佚。

④陶：即陶弘景，曾增补《神农本草经》，并著《本草经集注》。

⑤苏：即苏恭，唐高宗显庆年间曾受命修订《唐本草》。中品：《神农
　　本草经》将药物分为上、中、下三品。

⑥樊阿：汉末名医，华佗的弟子。

⑦嵇绍：字延祖。西晋时期名士、文学家，嵇康之子。

【译文】

《嘉祐补注本草》之女萎条，注释引陈藏器的话说：女萎、萎蕤二物
同传。陶弘景说：同是一物，只是名称不同罢了。治痢疾的药方多用女

蒌，而这些都没有止泄的说法，怀疑是搞错了。按，女萎，苏恭将其列入中品，说主治霍乱、痸疾、肠鸣，正好与陶注中上品女萎相合。这样，二萎功用相同，更不是两样东西。苏恭竟然剩下一条。苏恭又说：女萎与萎蕤不同，萎蕤又叫玉竹，因为它长得像竹子；又叫地节，因为茎上有节。《魏志·樊阿传》说：青黏又叫黄芝，又叫地节。这就是萎蕤，非常像偏精。本药外主聪明，调血气，能使人强壮。和漆制成散，主五脏，益精，去三虫，能使人轻身不老，变白，肌肤滑润，腰脚发暖，只是有内热不能服用。晋朝嵇绍胸中有寒病，每次饮酒后唾液发苦，服用此药后就痊愈了。此草像竹子，取它的根、花、叶阴干。从前华佗进山，见仙人服用，告诉给樊阿，樊阿服用活到百岁。

　　右予少时读《后汉书》《三国志》华佗传，皆云：佗弟子樊阿"从佗求可服食益于人者，佗授以漆叶青黏散：漆叶屑一升，青黏屑十四两，以是为率[1]。言久服去三虫[2]，利五脏，轻体，使人头不白。阿从其言，寿百余岁。漆叶处所皆有，青黏生于丰、沛、彭城及朝歌"[3]。《魏志》注引《佗别传》云："青黏一名地节，一名黄芝，主理五脏，益精气。本出于陕，入山者，见仙人服之，以告佗。佗以为佳，辄语阿，阿大秘之。近者人见阿之寿，而气力强盛，怪之，遂责阿所服，因醉乱误道之。法一施，人多服者，皆有大验。"而《后汉》注亦引《佗别传》，同此文，但"黏"字书"黏"字，"相传音女廉反[4]，然今人无识此者，甚可恨惜。"吾详此文"恨惜不识"之语，乃章怀太子贤所云也。吾性好服食，每以问，好事君子莫有知者。绍圣四年九月十三日，在昌化军借《嘉祐补注本草》，乃知是萎蕤。喜跃之甚，登即录之[5]。但恨陶隐居与苏恭二论未决。恭，唐人，今《本草》云唐本者，皆恭注也。详其所论，多立异，又殊喜与陶公相反几至于骂者。然细考之，陶未必非，恭未必是。予以谓隐居精识博物[6]，可信，当更以问能者。若青黏便是萎蕤，岂不一大庆乎？过当录此以寄子由，同讲求之。

【注释】

①率：标准。

②三虫：泛指人体内的寄生虫。

③朝歌：古地名。今河南淇县。

④反：古代的注音方法，即反切法，取上字声母和下字韵母声调为字注音。

⑤登即：当即。

⑥精识：见解精确。

【译文】

以上是我小时候读《后汉书》《三国志》之华佗传，都说：华佗的弟子樊阿"向华佗求服用能对人体有益的药物，华佗传给他漆叶青黏散：漆叶屑一升，青黏屑十四两，以此为准。说是长期服用，能去三虫，利五脏，使人体轻捷，头发不白。樊阿按华佗所说的方法服食，活了一百多岁。漆叶到处都有，青黏产于丰、沛、彭城及朝歌"。《魏志》注引《佗别传》说："青黏又叫地节，又叫黄芝，主理五脏，益精气。本产于陕，进山的人看到仙人服用，告诉给华佗。华佗认为效果很好，就告诉给樊阿，樊阿非常珍秘。经常与樊阿来往的人看到他长寿而气力强盛，很奇怪，就追问他服用了什么，樊阿酒醉后说出药方。方子一传出很多人服用，效果都很明显。"而《后汉书》注也引《佗别传》，与此文相同，但"黏"字写成"黏"字，"相传音女廉反，然而现在的人无人知道，很可惜"。我详查文中"恨惜不说"的话是章怀太子李贤说的。我生性喜欢服食，经常问好事的君子，没有人能知道。绍圣四年九月十三日，在昌化军借《嘉祐补注本草》，才知道是葳蕤。高兴之余，马上录写下来。只是遗憾陶隐居、苏恭二人不知谁说的正确。苏恭是唐代人，现在《本草》中说唐本的，都是苏恭所注。详细考查他的论点，多有异说，又特别喜欢与陶隐居作对甚至谩骂。细细考究，陶注未必不对，恭注也未必正确。我认为陶隐居精识博物，值得信赖，应当再询问有才能的人。如果青黏就是葳蕤，真是一件幸事，苏过应该把这个抄给子由，以便共同研讨。

　　女萎与葳蕤全别①。葳蕤，山草。女萎，蔓草也。《本经》上品朱书女萎却是葳蕤②，李时珍以为钞写之误是也。陈藏器以青黏即葳蕤，苏颂疑青黏是黄精，而黄精与葳蕤，性味功用大抵相近，故青黏一名黄芝，与黄精同名。一名地节，与葳蕤同名，则二物虽通用亦可。陶弘景曰：葳蕤根似黄精小异，服食家亦用之。

【注释】

①别：差别。

②朱书：用朱墨书写的文字。

【译文】

　　女萎与葳蕤有很大差别。葳蕤是山草，女萎是蔓草。《本经》上品用朱书所记的女萎却是葳蕤，李时珍以为是抄写错误。陈藏器以为青黏就是葳蕤，苏颂怀疑青黏是黄精，而黄精与葳蕤性味、功用大抵相近，所以青黏又叫黄芝，与黄精同名。又叫地节，与葳蕤同名，那么两种也可以通用。陶弘景说：葳蕤根像黄精但有细小不同，服食家也服用它。

四神丹①

【题解】

　　本文作于元符二年（1099）十一月。此文所述四神丹，是苏轼阅读《列仙传》时候发现的药方，以熟地黄、玄参、当归、羌活四味药为主。按照苏轼的介绍，这个方子后来被"洛下公卿士庶争饵之，百疾皆愈。药性中和，可常服"。不过客观而论，没有任何药物是适合所有病和所有人的，此方也不会例外，只是因为其药性较为中和，故此没有产生明显的副作用罢了。苏轼曾经大力宣扬过的"圣散子方"便是最为典型的一个教训。

　　熟地黄、玄参、当归、羌活各等分②。《列仙传》③："有山图者④，入山采药折足，仙人教服此四物而愈。因久服，遂度世。"余以问名医康师孟，大异之，云："医家用此多矣，然未有专用此四物如此方者。"师孟遂名之曰"四神丹"。洛下公卿士庶争饵之，百疾皆愈。药性中和，可常服。大略补虚益血，治风气，亦可名"草还丹"。己卯十一月八日，东坡居士儋耳书。

【注释】

　　①四神丹：方药名。古代以"四神丹"命名的丹药有多种，但具体配方不一。

　　②玄参：中药名。为玄参科多年生草本植物玄参的根。味苦咸，性微寒，无毒。主治身热、烦渴等。当归：中药名。植物当归的干燥根。具有补血活血、调经止痛、润肠通便之功效。羌活：中药名。植物羌活的干燥根。性温，可解表散寒、祛风湿。

　　③《列仙传》：旧题西汉刘向著。记述古代诸多传说中神仙人物的

　　事迹。

　　④山图:《列仙传》中所载仙人。

【译文】

　　用等量的熟地黄、玄参、当归、羌活制成。《列仙传》说:"有一个叫山图的人,进山采药,脚部受伤,仙人让吃这四种药治好了他的脚。于是长期服用,得以长寿。"我以此请教名医康师孟,他非常吃惊,说:"医生经常用这些药,但没有人专门像此方这样用这四种药的。"他于是称之为"四神丹"。洛阳城的公卿士族争相食用,百病痊愈。此药药性中和,可以经常服用。能补虚益血,治风气,也叫作"草还丹"。己卯十一月八日,东坡居士写于儋耳。

天麻煎①

【题解】

　　本文约作于元符二年(1099),记述了天麻煎的古方,并将四时加减之法也做了具体的说明,所述颇合医药之理。此方被《苏沈良方》收录,足见其价值所在。

　　世传四味五两天麻煎②,盖古方。本以四时加减③,世但传春利耳。春肝王多风④,故倍天麻;夏伏阴⑤,故倍乌头;秋多利下,故倍地榆;冬伏阳⑥,故倍玄参。当须去皮,生用治之。万捣乌头无复毒。依此常服,不独去病,乃保真延年,与仲景八味丸并驱矣⑦。

【注释】

　　①天麻煎:以天麻和其他药材煎煮而成的药汁。天麻,中药名。天

麻的根茎,味甘,性平,有息风、定惊之效。

②四味五两:即天麻、乌头、地榆、玄参四味药材共五两。乌头有散寒止痛之效;地榆性寒,味苦酸,有凉血止血、清热解毒、培清养阴、消肿敛疮之效;玄参味甘、苦、咸,性微寒,有清热凉血、滋阴降火、解毒散结之效。

③四时加减:根据四季加减药材。

④春肝王:中医认为春五行属木,五脏中肝亦属木,故春季肝主五脏。

⑤夏伏阴:中医认为夏季天热,寒凉之气伏于体内而致病。

⑥冬伏阳:中医认为冬季天寒,温热之气伏于体内而致病。

⑦仲景八味丸:东汉名医张仲景《金匮要略》所载处方,以地黄、山茱萸、山药、茯苓、泽泻、牡丹皮、桂枝、附子八味药材组成。是温补肾阳的经典方。

【译文】

世上流传的四味五两天麻煎是古方。此方本应根据四季时令加减,但只传下来利于春季用的方子。春天肝气旺盛又多风,所以天麻要加倍;夏天外热内寒,所以乌头要加倍;秋季多腹泻,所以地榆要加倍;冬天外寒内热,所以玄参要加倍。应该去皮生用。多多杵捣乌头就不再有毒。此方经常服用,不只能治病,竟有饱真延年的功效,与仲景八味丸可以并称啊。

偏头疼方

【题解】

萝卜是家常蔬菜,一般人群均可食用,品种极多,具有多种药用价值,李时珍在《本草纲目》中曾感慨萝卜"可菹可酱,可豉可醋,可糖可腊,可饭,乃蔬中之最有利益者,而古人不深详之,岂因其贱而忽之耶?抑未谙其利耶?"中医学认为,萝卜性平,味辛、甘,入脾、胃经,具有消积滞、化痰止咳、下气宽中、解毒等功效，主治食积胀满、痰嗽失音、吐血、衄血等。

　　苏轼在这里所记述的萝卜治疗偏头痛的方子是神宗皇帝亲自传给王安石的，并且实践中也很有效，后来《本草纲目》中也收录了这个偏方。近些年也有报道称该偏方治疗偏头疼有效果。有研究认为，白萝卜汁注入鼻孔的方法在治疗因为鼻塞或鼻窦炎以及外感风寒等引起的偏头痛方面有一定效果，其原理可能是白萝卜汁含有的某种成分，滴入鼻腔后被迅速吸收，起到通窍活血的效果，同时改善促进脑部血液循环，缓解偏头痛。不过，在取汁时一定要注意卫生，防止因萝卜汁受到污染而引起鼻腔、鼻窦感染的情况发生。

　　裕陵传王荆公偏头疼方^①，云是禁中秘方：用生萝卜汁一蚬壳许^②，注鼻中，左痛注左，右痛注右，或两鼻皆注亦可。虽数十年患，皆一注而愈。荆公与仆言之，已愈数人矣。

【注释】

①裕陵：宋神宗陵墓名。此处指宋神宗。

②蚬（xiǎn）壳：蚬的甲壳，可入药。这里用作量器。

【译文】

　　神宗皇帝传给王荆公治疗偏头疼的方子，说是宫中的秘方：用一蚬壳左右的生萝卜汁，注入鼻孔中，左边头痛就注入左鼻孔，右边头痛就注入右鼻孔，或者两个鼻孔都注入也可以。即便是患病几十年，都一注而愈。荆公告诉我，已经治好几个人了。

治内障眼①

【题解】

内障眼属于眼科疾病,用熟地黄、麦门冬、车前子配伍治疗堪称验方,在诸多医书中都有收录。

《本草》云:"熟地黄、麦门冬、车前子相杂,治内障眼有效。"屡试信然。其法:细捣罗,蜜为丸如桐子大。三药皆难捣罗,和合异常甘香,真奇药也。露蜂房、蛇蜕皮、乱发②,各烧灰存性,取一钱匕,酒服,治疮口久不合,亦大效。

【注释】

①内障眼:包括诸多眼科疾病,包括青光眼、白内障等。

②露蜂房:即蜂巢,味甘,性平,归肝、胃、肾经,有祛风、攻毒、杀虫、止痛等功效。蛇蜕皮:又叫蛇蜕,是蛇蜕之后留下的空壳,可以入药,有祛风、定惊、退翳、解毒的功效。

【译文】

《本草》说:"熟地黄、麦门冬、车前子合在一起,治疗内障眼有效。"屡次试验果然有效。制作方法如下:将三种药捣碎过罗,用蜂蜜制成桐子大小的药丸。三种药都不容易捣碎过罗,掺和后非常甘香,真是奇药。把露蜂房、蛇蜕皮、乱发各烧成灰保留药性,取一钱匕,以酒服下,对久不愈合的疮口有很好的疗效。

治暴下法①

【题解】

本文记载的是欧阳修治疗疾病的趣事,连御医都治疗不好的习惯性腹泻,居然被寻常的街头卖药人一味药就治好了,药方居然只是普通的车前子而已。车前子具有止泻功效是很多人都知道的,但或许因为它太平常了,所以御医或许根本看不上眼。由此可见,治疗疾病关键不在于药物多贵重,而在于对症。

欧阳文忠公常得暴下,国医不能愈②。夫人云:"市人有此药,三文一贴,甚效。"公曰:"吾辈脏腑,与市人不同,不可服。"夫人使以国医药杂进之,一服而愈。公召卖药者,厚遗之,求其方,久之乃肯传。但用车前子一味③,为末,米饮下二钱匕。云此药利水道而不动真气,水道利,则清浊分,谷藏自止矣④。

【注释】

①暴下:急性腹泻。

②国医:指御医。

③车前子:中药材名。车前草的成熟种子,性味甘寒,入肾、膀胱、肝、肺经,功能利水通淋、渗湿止泻、清肝明目、清热化痰,为常用药材。

④谷藏:指脾胃。《素问·灵兰秘典论》:"脾胃者,仓廪之官,五味出焉。"

【译文】

欧阳文忠公曾患急性腹泻,国医都治不好。夫人说:"市面上有治疗此病的药,三文钱一贴,很见效。"文忠公说:"我的内脏与一般人不同,不能服用。"夫人就把这种药混在国医的药中,他服用一次病就好了。文忠公叫来卖药者,以厚礼相赠,索求药方,要了好长时间,卖药的人才肯给。只用车前子一味药,研末,以米汤服下二钱匙。卖药人说此药利水道而不动真气，水道利，清浊就能分开，脾胃的疾病也就自然痊愈。

　　非文忠夫人，此方竟不传矣。

【译文】

没有文忠公夫人的话，这个方子就不会传下来。

泄痢腹痛方二则

【题解】

　　痢疾腹痛是常见的疾病，苏轼这里所搜集的两则方子都符合医理，具有一定价值。

　　宪宗赐马总治泄痢腹痛方①，以生姜和皮切碎，如粟米，用一大盏，并草茶相等，煎服之。元祐二年，文潞公得此疾②，百药不效。而余传此方，得愈。

【注释】

　　①宪宗：唐宪宗李纯，805—820年在位。马总：唐宪宗时大臣，曾任
　　　郓州节度使、检校右仆射等。
　　②文潞公：文彦博，字宽夫，号伊叟。北宋时期著名政治家、书法家。
　　　历仕仁、英、神、哲四朝，封为潞国公。

【译文】

　　宪宗赐给马总治疗痢疾腹痛的药方，把生姜连皮切碎，如粟米大小，用一大碗与相等的草茶煎服。元祐二年，文潞公曾患此病，服了许多药都不见效。我传给他此方，治好了他的病。

肉豆蔻，刳作瓮子^①，入通明乳香少许^②，复以末塞之。不尽，即用面少许，裹豆蔻煨，焦黄为度。三物皆碾末，仍以茶末对烹之。比前方益奇。

【注释】

①刳（kū）：剖挖。瓮子：本意是陶制盛器，这里意为将肉豆蔻剖挖成瓮子的形状。

②乳香：橄榄科常绿乔木的凝固树脂。

【译文】

将肉豆蔻剖挖成瓮子形状，放入少量通明乳香，再以豆蔻末塞住。不够的话，就用少许面裹着豆蔻煨烤，到焦黄为止。三样东西都碾成粉末，仍用茶末对烹。这个药方比前一个更妙。

枳枸汤^①

【题解】

苏轼此文被多部医方书籍所收录，如在《苏沈良方》中名为《治消渴方》，在《名医类案》中列入"消渴"卷。当然读完这则故事便明白文中患者被当作患消渴病误治不效，其实他是饮酒过度，类似于慢性酒精中毒，后来用麝香、枳椇配成的汤药治愈。枳椇子的解酒效果可见一斑，事实上，历代医学家确实常把枳椇用在解酒方中作为主药，而古代不少大户人家也往往会收存一些，准备在宴会后用于解酒。

眉山有杨颖臣者，长七尺，健饮啖，倜傥人也。忽得消渴疾，日饮水数斗，食常倍而数溺。消渴药服之逾年，疾日甚，自度必死，治棺衾^②，嘱其子询于人。蜀有良医张肱隐之子，不记其名，为诊脉，笑曰："君几误死矣。"取麝香当门子，以酒濡之，作十许丸。取枳椇子为汤，饮之遂愈。问其故，张生言："消渴消中，皆脾衰而肾败，土不能胜水，肾液不上溯，乃成此疾。今诊颖臣，脾脉极巨脉热而肾不衰[3]，当由果实与酒过度，虚热在脾，故饮食兼人而多饮水[4]，饮水既多，不得不多溺也，非消渴也。麝香能败酒，瓜果近辄不实[5]，而枳椇亦能胜酒。屋外有此木，屋中酿酒不熟，以其木为屋，其下亦不可酿酒。故以此二物为药，以去酒果之毒也。宋玉云[6]：'枳椇来巢。'枳音俱理切，椇音矩，以其实如鸟乳，故能来巢。今俗讹谓之'鸡椇子'，亦谓之'癞汉指头'，盖取其似也。嚼之如牛乳，小儿喜食之。"

【注释】

①枳（zhǐ）椇子：中药名。具有解酒毒，止渴除烦，止呕，利大小便之功效。

②治：整治，修治。

③脾脉极巨脉热而肾不衰：《苏沈良方》作"脾脉极热而肾不衰"。

④兼人：超过别人，一人顶两人。

⑤不实：不结果实。

⑥宋玉：战国时楚国文人，辞赋家，曾事楚顷襄王。此处所引诗句见于宋玉《风赋》："枳句来巢，空穴来风。"

【译文】

眉山人杨颖臣，高七尺，食量很好，是个潇洒之人。他忽然患了消渴病，一天能喝数斗水，饭量比平时成倍增加，小便频繁。他服用消渴药一年多，病情日益严重，自认为没有活的希望了，便准备了棺材寿衣，让他儿子咨询别人。蜀地良医张肱隐的儿子，记不得叫什么名字了，为他诊脉后，笑着说："你几乎耽误了。"他取来麝香当门子，用酒泡湿，制作了十多个药丸。以枳椇子为汤服下，治好了病。问他原因，张生说："消渴消中，都是因为脾衰肾败，土不能受水，肾液不能上行，于是得此病。今我为颖臣诊脉，他的脾脉极热而肾不衰，这是因为他吃瓜果过多，饮酒过度，虚热在脾，因此食量顶两个人，而多喝水，喝水多自然尿频，不是消渴。麝香能败酒，瓜果接近它就结不出果实，而枳椇也能败酒。屋外有此树，屋中就酿不熟酒，用这种木料盖房子，下面也不能酿酒。因此以这两样东西为药，能够排除酒和瓜果的毒素。宋玉说：'枳椇来巢。'枳音俱里切，椇音矩，因为它的果实很像鸟乳，所以能招来鸟儿筑巢。现在人们错把它叫作'鸡椇子'，又叫作'癫汉指头'，都是因为相似的缘故。嚼着枳椇的果实，口味如同牛奶，小孩儿喜欢吃。"

服姜

【题解】

姜不只是人们日常必备的调味品，还具有保健养生价值，民间素有"冬吃萝卜夏吃姜，不劳医生开药方""早吃三片姜，赛过喝参汤"等谚语，自古就被养生家视为保健养生和治疗疾病的良药。苏轼在多篇文章中都有关于服姜的记载，这则聪药王服姜则是其亲眼所见，自然更具有说服力。

予昔监郡钱塘①，游净慈寺，众中有僧号聪药王，年八十余，颜如渥丹②，目光炯然。问其所能，盖诊脉知吉凶如智缘者③。自言："服生姜四十年，故不老。"云姜能健脾温肾，活血益气。其法：取生姜之无筋滓者，然不用子姜④，错之，并皮裂，取汁贮器中。久之，澄去其上黄而清者，取其下白而浓者,阴干刮取,如面,谓之姜乳。以蒸饼或饭搜和,丸如桐子,以酒或盐米汤吞数十粒,或取末置酒食茶饮中食之,皆可。聪云:"山僧孤贫,无力治此,正尔和皮嚼烂,以温水咽之耳。初固辣,稍久则否,今但觉甘美而已。"

【注释】

①监郡钱塘:指苏轼第一次在杭州担任通判。

②渥丹:有光泽的朱砂。形容润泽鲜艳的红色。

③智缘:宋代僧人。善医。

④子姜:初生的嫩姜。

【译文】

我过去在钱塘郡做官时,一天去游净慈寺,寺中有一个僧人叫聪药王,年纪八十多,面容红润,目光炯炯。询问他的特长,能诊脉断知吉凶,如同智缘一样。他自己说:"服用生姜四十年,所以不老。"姜能健脾温肾,活血益气。方法是:取无筋、渣的生姜,但不用嫩姜,连皮一起捣磨取汁,放在容器中。过一段时间,去掉上面清而发黄的汁液,把下面的浓而发白的留下,阴干刮取,像面,叫作姜乳。用蒸饼或饭调和,制成桐子大小的药丸,以酒或咸米汤吞用数十粒,或者取末放入酒食茶饭中服下也行。聪药王说:"我孤独贫穷,没有能力这样做,只好把姜连皮嚼烂,用温水咽下。开始时当然辛辣,时间久了就不辣了,现在只觉得很甘甜。"

　　凡服药,以膏剂为最上。"姜乳"二字甚妙。

【译文】

各种服药方法中,膏剂效果最好。"姜乳"二字非常妙。

服黄连

【题解】

世人皆知黄连苦,正如俗话所云"哑巴吃黄连,有苦说不出",但黄连虽苦,实为应用很广的药材,有清热燥湿、泻火解毒之功效。苏轼在本文中介绍了一个有胆识的官员姚欢患严重的癣疥,后来通过服食黄连痊愈之事。按,从黄连的功效来看,应用于癣疥的治疗,是符合医理的。不过,由于黄连属于大寒之物,过量久服易伤脾胃,因此脾胃虚寒者忌用,即便是常人也不适合大量、长时间服用。正如李时珍在《本草纲目》中所言,黄连是"大苦大寒之药,用之降火燥湿,中病即当止,岂可久服?"

丙子寒食日,宝积长老昙颖言:惠州澄海十五指挥使姚欢守把阜民监①,熙宁中,赵熙明知州,巡检姓申者,与知监俞懿有隙②,吏士与监卒忿争,遂告监卒反。熙明为闭衙门,出甲付巡检往讨之。欢执梃立监门③,白巡检以身任。监卒不反,乞不交锋,巡检无以夺,为敛兵而止。是日微欢,惠州几殆。欢今年八十余,以南安军功迁雄略指挥使④,老于广州,须发不白。自言六十岁,患癣疥,周匝顶踵⑤,或教服黄连,遂愈。久服,故发不白。其法:以黄连去头,酒浸一宿,焙干为末,蜜丸如桐子大,空心,日午、临卧,酒吞二十丸。

【注释】

①阜民监:为铸钱监。在今广东惠州。

②有隙:有嫌隙。

③梃:棍棒。

④南安军:宋军名。属江南西路,治今江西大余。

⑤顶踵：头顶至足踵。比喻全身。

【译文】

丙子寒食那天，宝积长老昙颖说：惠州澄海十五指挥使姚欢守把阜民监，熙宁年间，赵熙明任惠州知州，一个姓申的巡检与知监俞懿有隔阂，吏士与监卒发生争执，就告发监卒谋反。赵熙明紧闭衙门，拿出战甲让巡检前往征伐。姚欢执杖在监门站立，告诉巡检自己的使命。监卒没有谋反，请求不要交锋，巡检无奈，只好收兵。这一天如果没有姚欢，惠州就危险了。姚欢今年八十多岁了，他因南安军功任雄略指挥使，晚年在广州，须发不白。他自己说六十岁时，曾患癣疥，满身都是，有人让他服用黄连，随即痊愈。长期服用，头发不白。方法是：把黄连去头，用酒泡一晚上，焙干研成末，加蜜制成桐子大小的药丸，中午或临睡前空腹以酒服二十丸。

只止兵一事，多寿不足云报矣①。

黄连非久服之药，李时珍辨之甚详。然陶弘景言道方久服长生，《神仙传》载封君达、黑穴公②，并服黄连五十年得仙，岂人之脏腑有不同？抑别有秘传，不可知耶。

【注释】

①报：福报。

②封君达：汉魏间道士。通晓医术及养生。常骑青牛，故号青牛道士。黑穴公：传说中的仙人。

【译文】

只止兵一事，多寿不足以说是福报。

黄连不是能够久服的药，李时珍辨别得很详细。然而陶弘景说道方久服长生，《神仙传》中记载封君达、黑穴公一起服黄连五十年成仙，难道人的脏腑有不同？或者有另外的秘传，没办法知道。

服葳灵仙①

【题解】

此文虽短,但将为什么要服葳灵仙、怎样服葳灵仙、如何挑选道地的葳灵仙、使用葳灵仙时的注意事项说得全面而又专业,足见苏轼的医药功底深厚。

服葳灵仙有二法。其一净洗阴干,捣罗为末。酒浸牛膝末②,或蜜丸,或为散,酒调。牛膝之多少,视脏腑之虚实而增减之。此眉山一亲知③,患脚气至重,依此服半年,遂永除。其一法,取此药粗细得中者④,寸截之。七寸予作一帖,每岁作三百六十帖,置床头。五更初,面东细嚼一帖,候津液满口,咽下。此牢山一僧,年百余岁,上下山如飞,云得此药方。

【注释】

①葳灵仙:中药名。为植物葳灵仙的根茎,可以入药,有祛风湿、通经络的作用。

②牛膝:中药名。苋科植物牛膝的干燥根,能够逐瘀通经,强筋骨。

③亲知:指亲戚朋友。

④得中:中等。

【译文】

服用葳灵仙有两种方法。一种方法是:将葳灵仙洗净阴干,捣成末筛过。用酒浸牛膝末,或者制成蜜丸,或者制成散,用酒调制。用牛漆末的多少,视内脏的虚实而定。这是眉山的一位亲友,患有严重的脚气病,依此法服用半年,脚气病得以根除。另一种方法是:取粗细合适的葳灵仙，截成寸长。七寸为一帖，每年作三百六十帖，放在床头。五更初，面东细嚼一帖，等津液满口时就咽下。这是牢山一僧人，一百多岁了，上山下山，步履如飞，据他说，就是得此药力。

二法皆以得真为要。真者有五验：一，味极苦；二，色深翠；三，折之脆而不韧；四，折之有微尘，如胡黄连状①；五，断处有白晕，谓之鸲鹆眼②。无此五验，则藁本根之细者耳。又须忌茶。以槐角、皂角牙之嫩者，依造草茶法作。或只取《外台秘要》代茶饮子方③，常合服乃可。

【注释】

①胡黄连：中药名。与黄连名称相似，且均为苦寒清热燥湿之品，但二者在药性、药理上有一定区别。

②鸲鹆（qú yù）眼：指圆形斑点，形如八哥之眼，外有晕。鸲鹆，鸟名，俗名八哥。

③《外台秘要》：唐王焘所撰方书。汇集了唐以前诸多医药著作中的内容，载方六千多。

【译文】

两种方法都以真药为关键。有五种方法可以检验真否：一是味道极苦；二是颜色深翠；三是折之脆而不韧；四是折之有微尘，如同胡黄连的样子；五是折断处有白晕，叫作鸲鹆眼。没有这五种标志，就是细藁草根。服用此药还必须忌茶。用嫩槐角、嫩皂角牙，依作草茶法那样作。或者只用《外台秘要》中的代茶饮子方，常常合服才行。

先生与人书云：二物等分，空心服，肿痛拘挛皆可已。久乃有走及奔马之效。

【译文】

先生给人写信说：二物等分，空腹服用，可以治疗肿痛拘挛。长时间服食会有捷如奔马的效果。

着饭吃衣

【题解】

这是一篇有趣的小品文，通常人们说"吃饭穿衣"，而这里则反而行之，是"穿饭吃衣"，而且还解释得头头是道，足见苏轼的谐智。文中提到的养生方法属于服绢养生，苏轼除了此文外，在其他的文章中也曾提及，并云"医官张君传服绢方"，看来是从一名医官那里听到的养生方法。

无糊绢①，以桑灰水煮烂，更以清水煮脱灰气，细研如粉，酒煮面糊，丸如桐子大，空心酒下三五十丸，治风壮元②，此所谓着饭吃衣者也。或问："饭非可着，衣非可吃。"答云："所以着饭，不过为穷；所以吃衣，不过为风。"正与孙子荆枕流漱石作对③。或人未喻，曰："夜寒藁荐④，岂非着饭也耶？"

【注释】

①绢：一种丝织品。

②元：元气。

③孙子荆：孙楚，字子荆。西晋官员、文学家。枕流漱石：孙楚与同郡人王济关系很好，孙楚年少时想隐居，对王济说："我要枕石漱流。"错说成"漱石枕流"，王济说："流水不可枕，石头不可漱。"孙楚说："之所以用流水为枕，是要洗耳；之所以用石头漱口，是要

砥砺牙齿。"

④藁（gǎo）荐：草席。

【译文】

用桑灰水将无糊绢煮烂，再换清水煮去灰气，细研成粉末，以酒煮成面糊，做成桐子大小的药丸，空腹以酒服下三五十九，能治风疾壮元气，这就是所谓的穿饭吃衣。有人说："饭不能穿衣不能吃。"回答说："穿饭是因为穷，吃衣是因为风。"正好和孙子荆所说的"枕流漱石"对仗。有人不明白，我说："夜寒盖上稻草席，难道不是穿饭吗？"

跋南唐《挑耳图》

【题解】

本文是一则题跋文，一名《跋王晋卿藏挑耳图》，亦称《王齐翰勘书图跋》。《挑耳图》描述的是三扇大屏风右侧，一位士大夫身着白衣，敞开衣襟，裸脚倚在凳子旁，作剔耳状。此图先为苏轼好友、画家王晋卿所有，后转入朝奉大夫王定国手中，后经宋徽宗赵佶御题命为《勘书图》。此图现有流传，但关于其真伪尚存在争议。虽名为跋文，但本文其实只在结尾一句提到了此图，此外都是在回忆与王晋卿交往中一件治疗耳聋的趣事。其实苏轼所出并非治病的方法，而是劝其要安心，不要过于担忧，不过对于患病之人而言，心情调节确实也非常重要。

王晋卿尝暴得耳聋①，意不能堪，求方于仆。仆答之云："君是将种②，断头穴胸当无所惜③，两耳堪作底用，割舍不得？限三日疾去，不去割取我耳！"晋卿洒然而悟④。三日，病良已，以颂示仆云："老坡心急频相劝，性难只得三日限。我耳已效君不割，且喜两家总平善。"今见定国所藏《挑耳图》，云得之晋卿，聊识此。

【注释】

①王晋卿：王诜，字晋卿。出身贵族，后为驸马，北宋著名画家，与苏
　轼友善。暴：突然。

②将种：将门之后。

③穴胸：穿胸。

④洒然：欣然。

【译文】

王晋卿曾突然患耳聋，觉得不堪忍受，向我求问医治方法。我回答
他说："您是将门之后，断头穿胸也应当无所顾惜，两只耳朵有什么用处，
就割舍不得？限三天疾病离去，若不离去，就割了我的耳朵。"晋卿欣然
而悟。过了三天，病就好了，作了一篇颂请我看："老坡心急频相劝，性难
只得三日限。我耳已效君不割，且喜两家总平善。"现在看到定国所收
藏的《挑耳图》，说是由晋卿处得到的，姑且记下这件事。

奇方，名医所不能用也。

【译文】

奇方，即便名医也不能想得出来。

目忌点洗①

【题解】

本篇系苏轼于元祐年间作于汴京。一名《治眼齿》。张耒说"治目
当如治民，治齿当如治军"，并由治民、治军说到曹参治齐之法与商鞅治
秦之法，可谓由此及彼，通过形象类比而使人颖悟治国之理。苏轼留心

记下了这段珍言。

前日，与欧阳叔弼、晁无咎、张文潜同在戒坛^②。余病目昏，数以热水洗之。文潜云："目忌点洗，齿便漱琢。目有病，当存之；齿有病，当劳之，不可同也。治目当如治民，治齿当如治军。治民当如曹参之治齐^③，治兵当如商鞅之治秦^④。"此颇有理，退而记之。

【注释】

①点洗：点抹洗涤。

②欧阳叔弼：欧阳棐，字叔弼。欧阳修的第三个儿子。曾登进士，历知襄州、潞州、蔡州等，广览博记，颇善文辞。晁无咎：晁补之，字无咎。少即聪颖强记，举进士，试开封府及礼部别院，皆第一。以礼部郎中出知河中府，后知达、泗二州。为"苏门四学士"之一。张文潜：张耒，字文潜。熙宁年间举进士。"苏门四学士"之一。戒坛：僧徒传戒之坛。

③曹参之治齐：曹参是汉高祖刘邦之重要僚臣。佐刘邦灭项羽，封平阳侯。任齐丞相。他主张以"清静无为"为治齐之术。相齐九年，齐国振兴，国人誉为贤相。

④商鞅之治秦：商鞅，姓公孙，名鞅，以封于商而称商鞅。相秦，辅助秦孝公变法，使秦变得富强。但商鞅治秦，刑政苛严少恩，恰与曹参之治齐相反。

【译文】

前些天，我和欧阳叔弼、晁无咎、张文潜一同在戒坛。我患有目昏病，经常用热水洗眼睛。张文潜说："眼睛忌清洗，牙齿适宜洗涤。眼睛有病，应该让眼睛修养；牙齿有病，应该多使用，不能一概而论。治眼病就像治理百姓，治牙齿就像治理军队。治理百姓应该像曹参治理齐国那样，治理军队应该像商鞅治理秦国那样。"我觉得颇有些道理，所以把这段话记录下来。

琅琅可诵，名言也。

【译文】

琅琅可诵，真是名言啊。

饮酒说

【题解】

东坡爱酒，但是酒量并不大，虽然常写自己酒醉，但其实大多时候是微醺而已。因此，虽然他常常以把盏为乐，但似乎并未患上文中所言之酒病。至于他停服热药、减少饮酒，按照常理，对于健康而言应该是有益无害的，他之所以身体不适，或许是其他原因引发，或许是身体尚处于适应期也未可知。

嗜饮酒人，一日无酒则病。一旦断酒，酒病皆作。谓酒不可断也，则死于酒而已。断酒而病，病有时已^①；常饮而不病，一病则死矣。吾平生常服热药^②，饮酒虽不多，然未尝一日不把盏。自去年来，不服热药。今年饮酒至少，日日病，虽不为大害，然不似饮酒、服热药时无病也。今日眼痛，静思其理，岂或然耶！

【注释】

①已:停止发作。

②热药:热性药物。

【译文】

嗜好饮酒的人,一天没有酒就发病。一旦断了酒,酒病都会发作。认为酒不能断,则死于酒而已。断酒而生病,病总会痊愈;经常饮酒而不生病,生一次病会死去。我平生常服热药,饮酒虽然不多,但也不曾哪一天不饮酒的。从去年以来,我没有服热药。今年饮酒特别少,天天有病,虽然没有大的妨害,但也不如饮酒服热药而无病的好。今天我的眼睛疼痛,静想一下其中的道理,或许真可能这样!

记道人戏语

【题解】

这是一则戏谑文字。道人所卖的禁方只是一个噱头,不过也并非没有道理,只是说说容易,世人往往不容易做到罢了。

绍圣二年五月九日①,都下有道人坐相国寺卖诸禁方②。缄题其一曰③:"卖赌钱不输方。"少年有博者,以千金得之。归,发视其方,曰:"但止乞头④!"道人亦黠术矣⑤,戏语得千金,然亦未尝欺少年也。

【注释】

①绍圣二年:公元1095年。绍圣,宋哲宗年号(1094—1098)。

②都下:京都。

③缄题:指信函的封题。

⑤乞头：讨取在赌博中抽头得到的钱。这里指赌资。

④鬻（yù）术：卖弄本领。

【译文】

绍圣二年五月九日，京城内有一个道人在相国寺售卖各种禁方。其中一个信封上写着："卖赌钱不输方。"有个爱赌博的年轻人，花千金买了。回穿打开一看，写着："以后不再赌博！"道人也是在卖弄，一句戏语便赚到千金，然而也没有欺骗少年。

谚云："说真方，卖假药。"这道人却是假方真药。

【译文】

谚语说："说真方，卖假药。"这个道人却是假方真药。

烧炼药①

【题解】

苏轼一生结交的方士很多，其中颇多奇人异士，文中的僧人便是其中一个。他虽然与苏轼见面后，数日没说过一句话，但临走时却以珍贵的烧炼药相赠，可谓是药非其人不传了。至于说苏轼被贬海南身体无恙靠此药之功，则可谓是无稽之谈了，因为苏轼在海南时身体遭受诸病困扰，又缺医少药，如何能说是"无恙"呢？

子瞻在黄州，术士多从之游。有僧相见，数日不交一言②。将去，怀中取药两贴，如莲蕊而黑色，曰："此烧炼药也，有缓急服之③。"后谪海岛无恙，疑得此药之力。

【注释】

①烧炼：指道教徒烧炉炼丹。

②交：交谈。

③缓急：意为危难之时。

【译文】

　　子瞻在黄州时，很多术士和他有交往。有一个僧人来相见，几天也没有说过一句话。后来，和尚将要离开的时候，从怀中取出两帖药，形状像莲蕊却是黑色的，说："这是烧炼药，有疾病的时候吃了它。"后来贬谪海岛而身体无恙，或许便是服了此药的原因。

　　僧亦异人，谓谪居得此药力，恐亦未然。

【译文】

　　僧人也是一个异人，说苏轼谪居得此药力相助，恐怕未必是这样。

施大风方①

【题解】

　　古代由于知识的局限，往往将疾病归于鬼神作祟，不论是晋侯梦到二竖，还是李子豫用赤丸治病，乃至于文中钱子飞的噩梦，都是这种观念下的产物。苏轼当然也受到这种观念影响，但他有献身精神，表示"苟病者得愈，愿代受其苦"，有这种舍己为人的精神，即便真有鬼神作祟，又有什么可畏惧的呢？

　　王 元龙言："钱子飞有治大风方极验，常以施人。一日梦人自云：'天使己以此病人②，君违天怒，若施不已，君当得此病，药不能愈。'子飞惧，遂不施。"仆以为天之所病不可疗耶,则药不应服有效。药有效者,则是天不能病。当是病之祟③,畏是药而假天以禁人耳。晋侯之病为二竖子④,李子豫赤丸亦先见于梦⑤,盖有或使之者。子飞不察,为鬼所胁。若余则不然,苟病者得愈,愿代受其苦。家有一方,以傅皮肤,能下腹中秽恶,在黄州试之,病良已。今当常以施人。

【注释】

①大风方:治疗麻风病的药方。

②天使已以此病人:老天叫我用麻风病来使人患病。

③祟:指鬼神制造的灾祸。

④晋侯之病为二竖子:晋侯曾经做梦,梦到二竖子对话。事见《左传·成公十年》:"公梦疾为二竖子,曰:'彼良医也,惧伤我,焉逃之?'"

⑤李子豫赤丸亦先见于梦:据《搜神后记》记载,李子豫为晋代医生,善于治疗心腹痛疾。他治好了豫州刺史许永之弟长达十余年的心腹痛。病人在遇到李子豫前夜,曾听到屏风后有鬼与自己的腹中鬼对话:"何不速杀之? 不然,李子豫当以赤丸打汝,汝即死矣。"

【译文】

王竫元龙说:"钱子飞手里有治疗麻风病的方子,非常有效,常常以此救人。一天,钱子飞做梦,梦里有人对他说:'上天让我把麻风病加在人们身上,你违背天意使上天发怒,如果还不停止救人,你就会患此病,无药可以医治。'钱子飞感到害怕,从此不再救治了。"我认为,上天降下来的病如果真是不可治疗的,那么那药方就不会奏效。既然用药有效,则上天也不会使人生病。这可能是病鬼作祟,害怕了钱子飞的药,所以假借上天的名义禁止钱子飞救人吧。晋侯生病的时候,梦见两个小人;李子豫用赤丸治病也曾被提前梦见,大概是受指使托梦吧。钱子飞不察,被鬼所威胁。换成是我不会这样,如果病者能痊愈,我愿意替他受苦。我家里有一个方子,傅在皮肤上,能消除腹中秽恶,我曾经在黄州试过这个方子,病就好了。今后会经常用这个方子来救人。

可谓信道不惑者矣。王圣俞

【译文】

可以说是信道不迷惑的人啊。王圣俞

圣散子叙

【题解】

苏轼有收集各类药方的习惯,他一生中记载、收录的医方非常多,但是若论影响最大的,恐怕要首推"圣散子方"了。

圣散子方是苏轼从他的老乡巢谷那里获得的,苏轼曾借助它在黄州疫病流行时活人无数,从而送给名医庞安常,并大力向世人推荐。庞安常在其著作《伤寒总病论》中附了此方,并有《圣散子方》一卷流传,以后被收入《苏沈良方》中。由于苏轼的巨大威望,此方一度"天下通行",但据宋人叶石林《避暑录话》记载:"宣和后,此药盛行于京师,太学诸生信之尤笃,杀人无数。"甚至于到了明代,"弘治癸丑年(1493),吴中疫疠大作,吴邑令孙磬令医人修合圣散子,遍施街衢,并以其方刊行,病者服之,十无一生。率皆狂躁昏瞀而卒。"(《续名医类案》)

为什么同样的方子,在苏轼手里可以活人无数,而到了后世却杀人无数?其中巨大的反差令人反思。许多人借此怀疑苏轼是否在夸大其词,或者说苏轼实际上根本不懂医学等等,这样的怀疑实际上很难站住脚。因为苏轼是个坦然无欺的君子,人品高尚,他在临终时曾经自信地对亲人说:"吾生无恶,死必不坠。"此外,苏轼在各地为官时官声极佳,加之他又深受佛教影响,以不杀生为务,这些都是众所周知的。那么圣散子谜团的原因只能是两个:一时圣散子方在流传过程中出现了偏差,与原方不一致,导致了悲剧;另一个是疫病复杂,种类较多,圣散子方可能对苏轼黄州时遇到的疫病有效,而后世的疫病与之有异,药不对路。

《圣散子叙》写于黄州,苏轼发现它有奇效之后,写文大力推荐,当此之时,他无论如何不会想到此方在后世所造成的风波。好心却办了坏事,这样的事情历史上屡见不鲜,由此也不由感慨:医道之微,可不慎乎!

　　昔尝览《千金方》三建散①,云"风冷痰饮,症癖痃疟,无所不治"。而孙思邈特为著论,以谓此方用药节度不近人情②,至于救急,其验特异。乃知神物效灵,不拘常制,至理开惑③,智不能知。今仆所蓄圣散子,殆此类耶?自古论病,惟伤寒最为危急④,其表里虚实、日数证候、应汗应下之类⑤,差之毫厘,辄至不救。而用圣散子者,一切不问。凡阴阳二毒,男女相易⑥,状至危急者,连饮数剂,即汗出气通,饮食稍进,神守完复,更不用诸药,连服取差⑦。其余轻者,心额微汗,正尔无恙⑧。药性微热,而阳毒发狂之类,服之即觉清凉,此殆不可以常理诘也⑨。若时疫流行,平旦于大釜中煮之⑩,不问老少良贱,各服一大盏,即时气不入其门。平居无疾,能空腹一服,则饮食倍常,百疾不生。真济世之具,卫家之宝也。其方不知所从出,得之于眉山人巢君谷⑪。谷多学好方,秘惜此方,不传其子,余苦求得之。谪居黄州,比年时疫,合此药散之,所活不可胜数。巢初授予,约不传人,指江水为盟。余窃隘之,乃以传蕲水人庞君安时⑫。安时以善医闻于世,又善著书,欲以传后,故以授之,亦使巢君之名,与此方同不朽也。

【注释】

①三建散:方剂名。又名登仙酒、芫花散等。孙思邈《千金要方》中有收录。

②节度:规则,分寸。

③至理:最深奥的道理。

④伤寒:中医所说的伤寒实际上是一切外感病的总称。

⑤汗:指中医治疗方法的汗法,又称解表法,是开发肌腠,疏散外邪,用以解除表证的治疗方法,如熏蒸、熨烙、针刺、砭射、导引、按摩等都属于汗法。下:指中医治疗的下法,又称泻法,是运用具有泻下作用的药物,通泻大便,逐邪外出的方法。

⑥男女相易:意为男女不分,交叉传染,形容疾病危重之深。

⑦差(chài):病愈。

⑧正尔:将要,即将。

⑨诘:追问。

⑩平旦:平日,平时。

⑪巢君谷:即巢谷,字元修。苏轼兄弟的同乡。苏辙有《巢谷传》一文,叙述甚详。

⑫庞君安时:即名医庞安常。

【译文】

过去曾翻阅《千金方》三建散,说:"风冷痰饮,症癖痎疟,无所不治。"孙思邈特地加以说明,说此方用药分寸不符合常情,至于救急使用,异常灵验。于是知道神物效灵,不拘泥于常规,极高妙的道理开解疑惑,一般人的智识难以了解。现在我所藏的圣散子,大概也是属于这类吧?自古以来论疾病,惟有伤寒病最危险急迫,其表里虚实、时间症候、应该用汗法或下法之类,稍微有些差错,就会导致死亡。而使用圣散子,这些都不用考虑。只要是阴阳二气之毒，男女交叉传染，病状危急的情况，连着服用数剂，就会出汗，气机通畅，稍稍进些饮食，精神便恢复，更不用各种药，连续服用达到痊愈。其余症状较轻者，心口额头微微冒汗，即将无恙。药性微热，但是阳毒发狂之类的病症，服用了圣散子立刻觉得清凉，这大概不能用常理来推究。如果遇到时疫流行，平时在大锅中熬煮圣散子，不管老少良贱，各自服用一大杯，疫气就不会进门。平时居处没有疾病，如果空腹服用，则饮食会比平时多一倍，百病不生。真是济世良方，卫家之宝。圣散子方不知道是谁发明的，我从眉山人巢谷那里得到。巢谷博学，喜欢方药，秘藏此方，连儿子都不传，我苦求才得到。我在黄州时，每年时疫流行的时候，配置好圣散子散发，所救治的人不可胜数。巢谷当初传给我的时候，约好不传给别人，并让我指江水盟誓。我私下里认为这样太狭隘了，就传给了蕲水的庞安时。安时以医技闻名于世，又长于著书，想要传给后世，所以将圣散子传给他，也使得巢谷的名声，能够与圣散子方一起流传不朽。

宣和后，此药盛行，太学诸生信之尤笃，后至杀人，始废不用。

【译文】

宣和之后，圣散子方盛行，太学诸生尤其笃信，后来竟因此死了不少人，才废除不用。

记与欧公语[①]

【题解】

本文是苏轼的回忆文章，记录的是他与欧阳修关于"医者意也"的一段有趣对话。"医者意也"，出自《后汉书·郭玉传》：郭玉是汉代的名医,他说了一句话:"医之为言意也,腠理至微,随气用巧,针石之间,毫芒即乖。"意思是医家治病,没有定法,常需要根据病人的具体情况而辨症施治。这句话体现了医者面对患者时的慎重与用心,而非凭主观想象,治病随心所欲。欧阳修从医家的用药中,体会到了"医者意也"的道理,而苏轼则是风趣幽默之人,他顺着欧阳修的思路开起了玩笑,虽然明知荒诞,却一时也不好反驳,只好大笑而已。

欧阳文忠公尝言:有患疾者,医问其得疾之由,曰:"乘船遇风,惊而得之。"医取多年柂牙②,为柂工手汗所渍处,刮末,杂丹砂、茯神之流,饮之而愈。今《本草》注引《药性论》云:"止汗,用麻黄根节及故竹扇为末服之③。"文忠因言:"医以意用药多此比,初似儿戏,然或有验,殆未易致诘也。"予因谓公:"以笔墨烧灰饮学者,当治昏惰耶④? 推此而广之,则饮伯夷之盟水⑤,可以疗贪;食比干之馂余⑦,可以已佞;砥樊哙之盾⑧,可以治怯;嗅西子之珥⑧,可以疗恶疾矣。"公遂大笑。元祐三年闰八月十七日,舟行入颍州界,坐念二十年前见文忠公于此,偶记一时谈笑之语,聊复识之。

【注释】

①欧公:指欧阳修,谥号"文忠",故世称欧阳文忠公。

②柂牙:舵板。

③故:旧的。

④昏惰:昏昧懈怠。

⑤伯夷之盟水:苏轼文集通行本"盟水"为"盥水"。指伯夷洗手的水。伯夷,商朝末年孤竹国君的儿子,和弟弟叔齐在周武王灭商以后,不愿吃周朝的粮食,一同饿死在首阳山。

⑥比干之馂（jùn）余：比干剩下的食物。比干，商纣王的叔父，与微子、箕子被称为殷之"三仁"。

⑦砥：苏轼文集通行本作"舐"。樊哙之盾：樊哙的盾牌。樊哙，刘邦手下猛将，以勇武著称。

⑧西子之珥：美女西施的耳环。

【译文】

欧阳文忠公曾说过：有人生了病，医生问他是怎么得病的，他回答说："坐船时遇上刮大风，惊恐害怕，然后就病了。"医生就在使用了多年、被舵工手上出的汗水浸透了的舵板上，刮下一些碎屑来，加上丹砂、茯神一类的药，泡水给他喝了，病就好了。现在《本草》注引《药性论》上说："治疗出汗多的毛病，可以用麻黄的根节和旧竹扇打成碎末让病人服用。"欧阳公就说："医生凭借自己的理解配药大都像这样，初看好像儿戏，但有时还真有效，恐怕不容易招致责难吧。"我就对欧阳公说："把毛笔、墨锭拿来烧成灰给学生喝，能够治疗愚蠢和懒惰吗？推而广之，那么，喝了伯夷的洗手水，就可以治疗贪心；吃了比干吃剩下的饭菜，就可以改掉谄媚的毛病；舔一舔樊哙用过的盾牌，就可以医治胆小的毛病；嗅一嗅西施的耳环，就可以治好天生的丑怪残疾啦。"欧阳公听了我的话，大笑起来。元祐三年闰八月十七日，坐船进入颍州地界，想起二十年前在这里拜见欧阳公，偶然回忆起当年一番笑谈，姑且把它记了下来。

　　谈锋飙起。

【译文】

谈锋迅猛而起。

求医诊脉

【题解】

本文在《苏沈良方》中又名《脉说》,阐述了一个很重要的问题:医患关系。患者求医问诊是自然的事情,疾病又纷繁复杂,而医生的水平则参差不齐,因此医患之间的配合十分重要。但实际生活中,不少人虽然是去看病,却不乐意先介绍病情,而想让医生靠诊脉来确定疾病情况,从中判断医生水平高低,这实在是错误的方式。正如苏轼文中所言"脉之难明,古今所病也",没有医生不愿意治愈患者的疾病,但是诊病需要患者配合,四诊合参,而不是故意藏着掖着,甚至故意考验医生的水平。在这方面,苏轼的态度无疑是客观而公允的。

脉之难明,古今所病也。至虚有实候①,而太实有羸状②,差之毫厘③,疑似之间,便有死生祸福。此古今所病也。病不可不谒医④,而医之明脉者,天下盖一二数。骐骥不时有⑤,天下未尝徒行;和、扁不世出⑥,病者终不徒死。亦因其长而护其短耳。士大夫多秘所患而求诊,以验医之能否,使索病于冥漠之中,辨虚实、冷热于疑似之间。医不幸而失⑦,终不肯自谓失也,则巧饰遂非以全其名。至于不救,则曰:"是固难治也。"间有谨愿者⑧,虽或因主人之言,亦复参以所见,两存而杂治,以故药不效。此世之通患而莫之悟也。

【注释】

①至虚有实候:中医学术语。即真虚假实证,是指病机的本质为"虚",但表现出某些"实"的临床假象。

②太实有赢状：即真实假虚证，是指病机的本质为"实"，但表现出某些"虚"的临床假象。

③毫厘：极微小的数量。

④谒医：看医生。

⑤骐骥：千里马的别称。

⑥和、扁：指医和、扁鹊，都是春秋时期的名医。

⑦失：失手。

⑧谨愿：谨慎、诚实。

【译文】

脉象难以明了，是自古以来的难题。至于真虚假实证，真实假虚证，都是差之毫厘，疑似之间，就会有生死祸福的区别。这是古今的难题。患病不可不求医，而医生中能明察脉象的，全天下都很少。骏马不常有，天下的人也没有都步行；医和、扁鹊那样的名医没有时时出现，患病的人也没有不医而死。医生们都是以长处掩盖欠缺。很多士大夫求医时不说出自己的病，来验证医生医术的高低，使得医生在诊病时无所参照，辨别虚实、冷热时似是而非。医生一旦失误，自己也不愿说是失误，就巧言辩解掩饰错误以保全自己的名声。如果治不好，就说："这病本来就难治。"偶尔有谨慎、老实的医生，虽然依据患者自述，同时也加入了自己的判断，综合在一起对疾病进行治疗，因此，开药没有效果。这是世上的通病，而没有人能够明白。

吾平生求医，盖于平时默验其工拙①。至于有疾而求疗，必先尽告以所患，而后求诊，使医者了然知患之所在也②，然后求之诊。虚实、冷热先定于中，则脉之疑似不能惑也。故虽中医③，治吾疾常愈。吾求疾愈而已，岂以困医为事哉？

【注释】

①工拙：工巧和朴拙。

②了然：清楚。

③中医：中等水平的医生。

【译文】

我平生找医生看病，都是平时就默默地判断医生水平高低。如果有了病需要求诊，就一定先把所有病情都告诉医生，而后求诊，使他清楚了解疾病所在，再请他诊断。医生对虚实、冷热心中有数，就不会被难以判断的脉象所迷惑。因此，虽然是一般的医生，也常常能治好我的病。我但求治好疾病，哪里是想为难医生找事呢？

开心见诚用人，便是大英雄事。王圣俞

【译文】

真诚用人，便是大英雄之事。王圣俞

化金方

【题解】

此文实际上是苏辙所写，收录在《龙川略志》中。化金方当然是许多人都梦寐以求的，但是有人拼命追求却得不到，即便侥幸得到，又容易招致祸患。而像苏轼这样无心尝试却轻易得到，这或许就是苏轼时常所说的"定分"吧。值得一提的是，苏轼在凤翔为官时，正是年少气盛之时，而陈希亮正是其上司，又同苏家祖上有交情，因此对苏轼要求比较严格。当时的苏轼对此颇不以为然，因此两人相处并不算和睦，苏轼在诗文之中，每多讥刺之语。这些在这篇苏辙所写的文章中也可略窥一二。而到了晚年以后，苏轼则开始怀念起陈希亮的好处，还为其写过传记文，有不少溢美之词,真可谓造化弄人。

予兄子瞻尝从事扶风①。开元寺多古画②,子瞻往往匹马入寺看画。有二老僧出揖,曰:"小院在近,可一相访?"子瞻欣然从之。僧曰:"贫道好药术,有一方,能以朱砂化淡金为精金。当传人,而患无可传者,知公可传,故欲一见。"子瞻曰:"吾不好此术。虽得之,不能为。"僧曰:"此方知而不可为,公若不为,正当传矣。"是时,陈希亮少卿守扶风,溺于黄白③,尝于此僧求方,不与。子瞻曰:"陈卿求而不与,何也?"僧曰:"贫道畏其得方不能不为耳。贫道尝以方授人矣,有为之即死者,有遭丧者,有失官者,故不轻以授人。"即出一卷书,曰:"此中皆名方,其一则化金方也。如陈卿,慎勿与。"子瞻许诺。归视其方:每淡金一两,视其分数,不足一分,以丹砂一钱益之,杂诸药入甘锅内煅之,镕即倾出,金砂俱不耗,但其色深浅斑斑相杂④,当再烹之,色匀乃止。

【注释】

①从事扶风:苏轼刚出仕时,任签书凤翔判官。

②开元寺:位于今陕西凤翔,建于唐开元年间,寺中有王维、吴道子的壁画。

③溺于黄白:沉溺于黄白之术。

④斑斑:明显的样子。

【译文】

我的兄长子瞻曾经在扶风为官。当地开元寺中有很多古画,子瞻往往一个人骑着马去寺中欣赏壁画。有两个老僧出来作揖,说:"我的小院在旁边,能去坐坐吗?"子瞻欣然同意了。老僧说:"贫道喜欢药术,有一个方子,能用朱砂将淡金化为精金。想传授别人,却担心没有可传之人,我知道您是可以传授之人,所以想见面。"子瞻说:"我不好此术。就是得到了方子,也不会去尝试。"老僧说:"这个方子是不可以轻易尝试的,您若不愿意尝试,正应当传授给您。"当时,陈希亮少卿任扶风太守,沉溺于黄白之术,曾经向这个老僧求过方子,而老僧没有给他。子瞻问:"陈卿求方,而你不给,为什么?"老僧说:"我害怕他得到方子做不到不尝试啊。我曾传给过别人,有试了就死的,有遇到丧事的,有丢官的,所以不轻易授人。"便拿出一卷书,说:"这里面都是名方,其中一个便是化金方。如陈卿,千万不要给他。"子瞻答应了。回家以后看化金方的方法是:每一两淡金,根据其重量,不足一分的,辄用一钱丹砂加上,夹杂各种药加入甘锅内煅烧,镕化后就倒出来,金砂都不会消耗,如果颜色深浅错杂明显,应当再次煅烧,颜色均匀了才停止。

　　后偶见陈卿,语及此,陈惊曰:"君何由得之?"子瞻具道僧不欲传人之意[1],陈固请,试之良验。子瞻始悔曰:"某不惜此方,惜负此僧耳。公慎为之。"未几,坐受邻郡公使酒[2],以赃败去。子瞻疑其以金故,深恨。

【注释】

①具道:详细地说。

②坐受邻郡公使酒:指陈希亮补指控将邻州馈送的公使酒据为私有。

【译文】

　　后来偶然遇见陈卿,说到此事,陈卿惊讶地说:"你怎么得到的?"子瞻详细讲述了老僧不想传人的意思,陈不停地恳求,按照方子尝试,果然良验。子瞻开始感到后悔，对陈说："我没有珍惜化金方，辜负老僧了。您要谨慎从事。"没多久，陈因为被控将邻州赠送的公使酒占为己有，被免职离开。子瞻怀疑他是因为金子的缘故，非常懊悔。

谪居黄州，陈公子憶在黄，子瞻问曰："少卿昔竟为此法否？"憶曰："**吾父既失官，至洛阳无以买宅，遂大作此**①。"然竟病指痈而没，乃知僧言诚不妄也。后十余年，余谪居筠州。有蜀僧仪介者，师事克文禅师②。文所至，辄修造，所费不赀，而莫知所从来。文秘其术，不以告人。介与省聪禅师善，密为聪道其方，大类扶风开元僧所传③。然介未尝以一钱私自利，故能保其术而无患。

【注释】

①作此：指按照方子炼金之事。

②克文禅师：北宋临济宗黄龙派高僧。俗姓郑，号云庵。因机锋锐利，人称"文关西"。

③大类：非常像。

【译文】

　　子瞻谪居黄州时，陈希亮的公子陈憶也在黄州，子瞻问："少卿过去曾试过化金方没有？"陈憶说："我父亲失官以后，到了洛阳没有钱买宅子，就炼了很多金子。"但是陈卿竟然因患了指痈去世的，才知道老僧的话确实不错。十余年之后，我谪居筠州。有蜀地的僧人叫仪介，师事克文禅师。不管克文到了哪里，都大力修造，花费了很多钱，但是没有人知道钱是怎么来的。克文保守秘密，不告诉别人。仪介与省聪禅师关系很好，偷偷告诉他方法，非常像是扶风开元僧传授的。但是仪介没有把钱私自用在自己身上，所以能保有其术，却无祸患发生。

世患不得方耳。得之而不可为,奈何? 曰:"为少卿所不恤也。"

【译文】

世人担心得不到炼金方。得到了方子却不能尝试,有什么办法呢? 却说:"这是陈少卿所不顾念的。"

第三卷　居止

静常斋记

【题解】

《静常斋记》是否为苏轼所作早就存在争议，正如王如锡在本文注中明言："或云此非先生作，时与地亦无可考。"可见，在明代人们就已经对此文的作者存有疑问。本文虽然名为"静常斋记"，但文中看不到对斋的客观环境、布局等的描述，全篇几乎都在围绕"静常"二字进行富有哲理的阐述。作者对于静、常内涵的理解或可以归于道家一派。

　　虚而一，直而正，万物之生芸芸①，此独漠然而自定，吾其命之曰静②。泛而出，渺而藏，万物之逝滔滔，此独且然而不忘③，吾其命之曰常。无古无今，无生无死，无终无始，无后无先，无我无人，无能无否，无离无着④，无证无修。即是以观，非愚则痴。舍是以求，非病则狂。昏昏默默，了不可得。混混沌沌，茫不可论。虽有至人⑤，亦不可闻，闻为真闻，亦不可知，知为真知，是犹在闻知之域，而不足以仿佛。况缘迹逐响以希其至，不亦难哉！既以是为吾号，又以是为

吾室，则有名之累，吾何所逃？然亦趋寂之指南，而求道之
鞭影乎⑥？

【注释】

①芸芸：众多的样子。

②命：取名。

③且然：一本作"介然"。

④着：附，接触。

⑤至人：指超凡脱俗，达到无我境界的人。

⑥鞭影：马鞭的影子，借指鞭策自己的事物。

【译文】

清虚而纯一，平直而方正，世间万物都在生长，它却默然自定，所以我称之为静。泛滥而出，飘渺而藏，世间万物都匆匆逝去，它独介然而不忘，所以我称之为常。无所谓古也无所谓今，无所谓生也无所谓死，无所谓开始也无所谓终结，无所谓后也无所谓先，无所谓自我也无所谓他人，无所谓能也无所谓不能，无所谓剥离也无所谓粘着，无所谓修行得道也无所谓修行学道。用这种态度来观察万物，不是蠢人就是傻子。不用这种态度来观察万物，不是有病就是癫狂。昏昏沉沉，心中就一无所获。浑浑噩噩，迷茫之中不可言说。即使是有圣贤之人，也无法听到他的高论，这种听才是真听，听了之后什么也不知道，这种知才是真知，它还停留在听闻和了解之间，还不足以用所听所闻指导自己。何况看到脚印听到响声，就希望有人到来，这不也太难了吗？我已经把静常当作自己的名号，如今又以静常作为自己的斋名，如此说来，名给我带来的累赘，我怎样才能逃脱呢？但也是追求寂静的指南，求取至道的鞭影吧？

或云此非先生作，时与地亦无可考。然余特有取义焉，遂首存之。

【译文】

有人说此篇不是先生所作，时间和地点也没办法考证。但是我觉得此文很有深意，所以将其放在第一篇。

喜雨亭记

【题解】

喜雨亭建造于苏轼到凤翔的第二年，此时的苏轼，刚刚二十多岁，仕途顺利，正春风得意，尚未遭遇政治的磨难。因此这篇《喜雨亭记》，字里行间洋溢着快乐的气息。全文围绕着"喜雨"层层推进，结构极为清楚，先总说"亭以雨名，志喜也"。然后写建"亭"的过程，再写旱后"喜雨"，并把"喜雨"与"亭成"联系起来，表明"乐于此亭者，皆雨之赐也"，最后以"从而歌之"的喜庆场面结尾。笔法多变，充分体现了苏轼散文行云流水、变化莫测的风格。

实际上，苏轼修建的喜雨亭与老百姓并没有直接关系，但作者却能将"久旱逢甘霖"的欣悦之情与亭子的建造巧妙地联系在一起，与百姓"忧""喜"相关，表现了苏轼丰富的想象力，同时也表现了他关心民生疾苦，与民同忧、与民同乐的文人情怀。"与民同乐"的思想自是源于儒家，苏轼自小饱读儒家经典，深受其影响，治国平天下是他一贯的理想，如今终于登上了政治舞台，有了施展自己抱负的机会，因此其行文处事，处处都透露出儒家的风范。

亭以雨名，志喜也①。古者有喜，则以名物，示不忘也。周公得禾，以名其书②；汉武得鼎，以名其年③；叔孙胜狄，以名其子④。其喜之大小不齐，其示不忘一也。

【注释】

①志：记载，记录。

②周公得禾，以名其书：据《尚书·微子之命》记载，周成王的同母
　弟唐叔得到两苗合生一穗的谷子，献给成王，成王转送给周公，周
　公为此作文《嘉禾》。今佚。

③汉武得鼎，以名其年：公元前116年夏，山西汾阴发现宝鼎，武帝
　迎鼎至甘泉宫，改年号为元鼎。

④叔孙胜狄，以名其子：《左传·文公十一年》记载，狄人入侵鲁国，
　叔孙得臣击败狄军，获其首领长狄侨如，为记其功，叔孙得臣将其
　子宣伯改名侨如。

【译文】

　　亭子以雨命名，是为了记载喜庆之事。古代逢到喜事，就以此命名
事物，以示不忘。周公得禾，以《嘉禾》为文章篇名；汉武帝得宝鼎，便以
元鼎作为年号；叔孙得臣打败狄人，俘获其首领侨如，便用"侨如"为儿
子命名。这些用以命名的喜事虽大小不同，表示不忘的用意是一样的。

　　余至扶风之明年，始治官舍①。为亭于堂之北，而凿池
其南，引流种树，以为休息之所。是岁之春，雨麦于岐山之
阳②，其占为有年③。既而弥月不雨，民方以为忧。越三月乙
卯，乃雨，甲子又雨，民以为未足。丁卯大雨，三日乃止。官
吏相与庆于庭，商贾相与歌于市，农夫相与抃于野④，忧者以
乐，病者以愈，而吾亭适成。

【注释】

①治：修整。

②雨（yù）麦：下麦雨。岐山之阳：岐山的南面。岐山位于今陕西宝鸡

境内。

③有年：丰年。年，年成，收成。

④抃（biàn）：拍手，鼓掌。

【译文】

我到扶风的第二年，开始修整官舍。在厅堂北面筑了一座小亭，在南面凿了池塘，引水种树，作为休息的场所。这年春天，在岐山的南面下了麦雨，占卜后是丰年之兆。接着，整月没有下雨，百姓开始担忧。到了三月乙卯日，才下雨，甲子日又下雨，老百姓认为雨水还不够。丁卯下大雨，三天才停止。官吏们在庭院中一起庆贺，商人在街市上一起歌唱，农民在田间一起拍手，曾经担忧的人高兴，患病的人痊愈，而我的亭子恰巧在这时造成。

于是举酒于亭上以属客①，而告之曰："五日不雨，可乎？"曰："五日不雨，则无麦。""十日不雨，可乎？"曰："十日不雨，则无禾。"无麦无禾，岁且荐饥②，狱讼繁兴，而盗贼滋炽。则吾与二三子，虽欲优游以乐于此亭，其可得耶！今天不遗斯民，始旱而赐之以雨，使吾与二三子得相与优游而乐于此亭者，皆雨之赐也。其又可忘耶！

【注释】

①属（zhǔ）客：劝客饮酒。

②荐饥：屡屡发生饥荒。荐，一再。饥，饥荒。

【译文】

于是在亭中设酒宴并向客人劝酒，对他们说："如果五天不下雨，可以吗？"客人回答："五天不下雨，麦子会没有收成。""十天不下雨可以吗？"客人回答："十天不下雨，稻子会没有收成。"没有麦子，没有稻子，就要频频发生饥荒,讼案会增加,而盗贼纷起。这样,我和诸位即使想在这座亭中悠闲地游玩,可以做得到吗?现在上天不遗弃子民,一开始旱,然后便赐雨,使我与诸位能够在这个亭中悠闲地玩乐,这都是雨的恩赐啊。怎么可以忘记呢?

既以名亭,又从而歌之,曰:"使天而雨珠①,寒者不得以为襦②;使天而雨玉,饥者不得以为粟。一雨三日,繄谁之力③?民曰太守,太守不有。归之天子,天子曰不然。归之造物④,造物不自以为功。归之太空,太空冥冥⑤。不可得而名,吾以名吾亭。"

【注释】

①雨珠:下珍珠。

②襦(rú):短袄,短衣。

③繄(yī):句首助词,无义。

④造物:创造万物。这里指造物主,创造万物的自然界。

⑤冥冥:高远,深远。

【译文】

确定了亭名,又作歌颂唱这件事:"假使上天下的是珍珠,受寒的人不能用作短袄穿;假使上天下的是宝玉,饥饿的人不能当饭吃。如今一连下了三天雨,是谁的力量?百姓说是太守,太守并没有。归功于天子,天子说否。归功于造物主,造物主不自居有功。归功于太空,太空高远无际。这些都不能用来命名,我用来命名我的亭子。"

倒景生情,公之文,好为滑稽。茅鹿门

【译文】

倒景生情,苏公的文章,喜欢作滑稽之语。茅鹿门

读《道藏》①

【题解】

苏轼自小好道,而《道藏》作为集道教典籍大成的大型丛书,自然对苏轼有着莫大的吸引力。他在凤翔时,曾专门前往藏有《道藏》的太平宫浏览,并写诗纪其事,苏辙后亦和有《和子瞻读道藏》诗。

嗟予亦何幸,偶此琳宫居②。宫中复何有?戢戢千函书③。

盛以丹锦囊,冒以青霞裾④。王乔掌关钥,蚩尤守其庐。

乘闲窃掀搅⑤,涉猎岂暇徐。至人悟一言,道集由中虚⑥。

心闲反自照,皎皎如芙蕖⑦。千载厌世去,此言乃籧篨⑧。

人皆忽其身,治之用土苴⑨。何暇及天下,幽忧吾未除。

【注释】

①《道藏》:道教经籍的总集,包括周秦以下道家子书及汉魏六朝以来道教经典。

②琳宫:仙宫。这里指道观。

③戢戢:密集的样子。

④霞裾:霞衣。

⑤掀搅:翻腾搅扰。

⑥中虚:这里指虚无的心境。

⑦皎皎:洁白光明的样子。芙蕖:荷花。

⑧籧篨(qú chú):粗竹席。

⑨人皆忽其身,治之用土苴(zhǎ):《庄子·让王篇》:"道之真以治
　　身,其绪余以为国家,其土苴以治天下。"土苴,渣滓,糟粕。比喻
　　微贱的东西。

【译文】

感叹我是多么幸运,居然能够在这个道观居住。道观中有些什么?
这里有密密麻麻的数千函书籍。

装在红色的锦囊中,用青色的霞衣覆盖。王乔掌管着钥匙,蚩尤守
护着这间房屋。

我乘着有空私下来翻书,广泛涉猎哪里有空暇的时间。至人领悟到
至理真言,大道凝于虚无的心境。

用平静心去反照自己,洁白如同荷花。活了很久的人厌世而去,这
句话和粗竹席一样。

人们都忽视自身,用微贱的东西来修身。哪里有空关注天下呢,我
过度忧劳都还没有消除。

　　终南县上清太平宫有《道藏》,先朝所赐。先生将往读
书,有和子由诗。

【译文】

终南县上清太平宫中有先朝所赐的《道藏》。先生将前往观览,有和
子由的诗。

答杨济甫

【题解】

这封书信是苏轼在京城时写给朋友的,描写的是其日常的起居,"块
然独处,无与为乐"一语透露出苦闷、孤独的愁绪。

　　某近领腊下教墨①,感服眷厚②,兼审起居佳胜。某此与贱累如常③。舍弟差入贡院,更半月可出。都下春色已盛,但块然独处④,无与为乐。所居厅前有小花圃,课童种菜⑤,亦少有佳趣。傍宜秋门,皆高槐古柳,一似山居,颇便野性也。渐暖,惟千万珍重。

【注释】

①腊:腊月。教墨:对他人书信的敬称。

②眷厚:爱重,器重。

③贱累:谦称自己的妻子儿女。

④块然:独处的样子。

⑤课童:督促童仆。

【译文】

最近收到您腊月的来信,感谢厚爱,得知生活安好。我与家眷一切照旧。我弟弟被差调入贡院,再有半月可以出来。京城春色已浓,但我寂寞独居,无以遣怀。我住的厅前有一小花圃,督促童仆种植菜蔬,倒也略有雅趣。邻近宜秋门,到处是高槐古柳,全然如同山居,很适合我狂放之性。天气渐暖,千万保重。

　　时先生方除丧还朝,其介特之况乃尔①。

【注释】

①介特:孤高。

【译文】

当时先生刚除丧还朝,其孤高之况就是这样。

超然台记

【题解】

《超然台记》这篇记写于宋神宗熙宁九年（1076），当时苏轼担任密州知州。何谓"超然"？就是超脱尘世，乐天知命，与世无争。金圣叹在《天下才子必读书》中说："台名超然，看他下笔便直取'凡物'二字，只是此二字已中题之要害。便以下横说竖说，说自说他，无不纵心如意也。须知此文手法超妙，全从庄子《达生》《至乐》等篇取气来。"

苏轼写这篇文章时已经在官场浮沉多年，由于他秉性正直耿介，每每直言抗上，也因此屡屡受到打压，可谓仕途坎坷，此时的他已经不是那个当初一心想着"致君尧舜"、踌躇满志的年少书生，而是仕宦之路上的失意者，郁闷压抑是他在密州时的真实心境。然而苏轼有办法摆脱这种压抑苦闷："余之无所往而不乐者，盖游于物之外也。"

令人感慨的是，当时的苏轼恐怕并没有想到，此时的挫折和起伏比起他后来所遭遇的一连串厄运来说，根本算不了什么。对于苏轼而言，人生的大起大落，四十岁其实才刚刚开始。

凡物皆有可观①。苟有可观，皆有可乐，非必怪奇玮丽者也②。餔糟啜醨③，皆可以醉；果蔬草木，皆可以饱。推此类也，吾安往而不乐！

【注释】

①可观：值得观赏的地方。

②玮丽：华美。

③餔（bū）糟：吃酒糟。醨（lí）：气味淡薄的酒。

【译文】

但凡事物都有可观赏的地方。如有可观赏的地方，就都会有令人快乐之处，不必一定是怪异奇特、珍奇瑰丽之景。吃酒糟喝薄酒，都可以使人醉；果蔬、草木，都可以使人饱。以此类推，我到哪儿会不快乐呢？

　　夫所为求福而辞祸者^①，以福可喜而祸可悲也。人之所欲无穷，而物之可以足吾欲者有尽^②。美恶之辨战乎中^③，而去取之择交乎前，则可乐者常少，而可悲者常多。是谓求祸而辞福。夫求祸而辞福，岂人之情也哉？物有以盖之矣^④。彼游于物之内，而不游于物之外。物非有大小也，自其内而观之，未有不高且大者也。彼挟其高大以临我，则我常眩乱反覆^⑤，如隙中之观斗，又乌知胜负之所在？是以美恶横生，而忧乐出焉。可不大哀乎！

【注释】

①辞祸：躲避灾祸。

②有尽：有限制，有尽头。

③中：指内心。

④盖：蒙蔽。

⑤眩乱反覆：头晕目眩，反复不定，难以辨别真假是非。

【译文】

人们求福避祸，是因为福分使人欢喜，灾祸使人悲伤。人的欲望是无穷的，而能满足我们欲望的外物却是有尽的。美丑之辨，在内心争论不已；取舍的抉择，又在面前交织，那么使人欢乐的事物就会很少，而使人悲伤的事物就会很多。这叫作求祸避福。追求灾祸，逃避幸福，难道是人之常情？这是外物蒙蔽人啊！他们游心于事物之内，而不能超脱于事物之外。事物本无大小之别，如果人拘于其内来看，那么没有一物不是高大的。它以高大的形象压制着我，那么我常常会头晕目眩、反复不定,就好像在隙缝中看人争斗,又哪里知道谁胜谁负？因此,美好和丑恶横生,就会有忧愁与快乐产生。这不是巨大的悲哀吗!

　　余自钱塘移守胶西^①,释舟楫之安,而服车马之劳;去雕墙之美,而庇采椽之居^②;背湖山之观,而行桑麻之野^③。始至之日,岁比不登^④,盗贼满野,狱讼充斥,而斋厨索然^⑤,日食杞菊。人固疑余之不乐也。处之期年^⑥,而貌加丰,发之白者,日以反黑。余既乐其风俗之淳,而其吏民亦安予之拙也。于是治其园圃,洁其庭宇,伐安丘、高密之木,以修补破败,为苟完之计。而园之北,因城以为台者旧矣,稍葺而新之。时相与登览,放意肆志焉^⑦。南望马耳、常山,出没隐见,若近若远,庶几有隐君子乎？而其东则庐山,秦人卢敖之所从遁也^⑧。西望穆陵^⑨,隐然如城郭,师尚父、齐桓公之遗烈^⑩,犹有存者。北俯潍水,慨然太息,思淮阴之功^⑪,而吊其不终。台高而安,深而明,夏凉而冬温。雨雪之朝,风月之夕,余未尝不在,客未尝不从。撷园蔬,取池鱼,酿秫酒^⑫,瀹脱粟而食之^⑬,曰:"乐哉游乎!"

【注释】

①胶西:汉代置胶西国,后改胶西郡,治所在今山东高密。这里指代密州,苏轼曾任密州太守。

②采椽(chuán):栎木或柞木椽子。《汉书·艺文志》:"茅屋采椽,是以贵俭。"颜师古注:"采,柞木也。"

③桑麻之野:桑麻丛生的荒野。指密州。

④登:谷物成熟,收成。

⑤索然:空乏的样子。

⑥期(jī)年:亦作"朞年",一年。

⑦放意肆志:纵情,任意。

⑧卢敖:即卢生,秦代方士。曾为秦始皇寻求长生仙药,秦始皇赏赐甚厚,进为博士。

⑨穆陵:位于山东沂水一带,古为南北通衢。传说周穆王宠妃盛姬患病而逝,葬于山上,此地遂有"穆陵"之称。

⑩师尚父:即姜尚(姜子牙),周武王尊称其为尚父。

⑪淮阴:指淮阴侯韩信。西汉开国功臣,杰出的军事家,"汉初三杰"之一。曾先后为齐王、楚王,后贬为淮阴侯。

⑫秫(shú)酒:用秫酿成的酒。秫,黏高粱,可以做烧酒。

⑬瀹(yuè):煮。脱粟:去壳的糙米。

【译文】

我从钱塘转任密州,舍去坐船的安逸,而承受坐车骑马的劳累;离开雕绘墙壁的精美住宅,而蔽身在粗木造的简陋屋舍;离开湖光山色的景观,而行走在桑麻丛生的荒野之地。刚到这里的时候,连年收成不好,到处都是盗贼,案件多不胜数,而厨房内空乏无物,每天只能吃些野菜。人们一定都怀疑我会不快乐。来这里一年后,我变得丰腴了,白发也一天天变黑。我喜欢这里的风俗淳厚,而这里的官吏百姓也安于我的笨拙。于是修整花园、菜圃,打扫庭院屋宇,砍伐安丘、高密的树木,来修补破败之处,作为苟且求安的法子。而园子北面,依着城墙而造的高台已经很破旧了,稍稍修葺使它焕然一新。我常常与众人一起登台观赏,纵情游玩。向南望去,马耳、常山时隐时现,有时似乎很近,有时又似乎很远,或许有隐士在那里居住吧?台的东面则是庐山,秦人卢敖就从那里隐遁。向西望见穆陵,隐约像城邑,姜尚、齐桓公的英雄业迹,仍有留存。向北俯视潍水,不由慨然叹息,想到韩信的赫赫战功,又哀悼他不得善终。台高而安稳,幽深而明亮,夏凉而冬暖。雨落雪飞的早晨,风清月明的夜

晚,我没有不在那里的,客人也没有不跟随而来的。采摘园子里的时令
蔬菜,钓取水池里的鱼,酿高粱酒,煮糙米饭而食用,赞叹道:"多么快活
的游乐啊!"

方是时,余弟子由适在济南,闻而赋之^①,且名其台曰
"超然",以见余之无所往而不乐者,盖游于物之外也。

【注释】

①闻而赋之:苏辙作有《超然台赋》,收录于《栾城集》。

【译文】

这个时候,我的弟弟子由恰好在济南任职,听说这件事,写了一篇
赋,并为这个高台取名"超然",以说明我之所以到哪儿都快乐,大概是
我能超脱事物之外吧。

只"游物之外"一语,前发论,而后叙其事与景。

【译文】

只"游物之外"一句,前面发议论,其后叙述事情与风景。

山堂铭并叙

【题解】

熙宁九年(1076)夏天,一场大雨过后,在密州东武故城的沟壑中,
冲出一堆乱石,苏轼令运回州署,并依州署北墙堆成了五列假山,在上面
种植树木。又建了一间北向的厅堂,起名曰"山堂"。山堂风景赏心悦
目,别有情趣,成为苏轼在密州的会友赋诗之地,苏轼为此写了这首《山
堂铭》。

熙宁九年夏六月，大雨。野人来告，故东武城中沟渎圮坏^①，出乱石无数。取而储之，因守居之北墉为山五^②，成列，植松柏桃李其上，且开新堂北向，以游心寓意焉^③。其铭曰：

谁哀斯坚^④，土伯所储^⑤。潦流发之^⑥，神以畀予^⑦。因庑为堂^⑧，践城为山。有乔苍苍^⑨，俯仰百年^⑩。

【注释】

①东武城：古地名。为战国时赵邑，位于今河北故城。沟渎：沟渠、水道。圮（pǐ）坏：毁坏，坍塌。

②墉：高墙。

③游心寓意：放心寄意。《庄子·德充符》："夫若然者，且不知耳目之所宜，而游心乎德之和。"

④哀（póu）：聚集。斯坚：此指乱石。

⑤土伯：神话中后土手下的侯伯，阴间幽都的看守。

⑥潦流：地面流动的积水。

⑦畀（bì）：给予。

⑧庑：堂下周围的走廊、廊屋。

⑨有乔：乔木。此指松柏桃李。

⑩俯仰百年：谓度过一生。俯仰，低头和抬头。

【译文】

熙宁九年夏六月，大雨滂沱。有乡野之人来告知说故东武城里的沟河堤岸都已损坏，冲出了许多乱石。我命人把它们收取储备起来，沿着州署北墙堆成五座石山，一字排列，并在山上种植了松柏和桃李树，又新建了一间厅堂，面向北，用来观赏对面的景致，怡养性情。为此写了一篇铭文：

是谁堆积了这些坚石，那是土伯储备的。洪水将它们冲出，山神把它们赐给我。借着旧廊建成新堂,依着城墙列成山丘。山上的树木郁郁苍苍,它们会在这里度过一生。

与温公①

【题解】

本文作于熙宁十年(1077),苏轼当时在徐州任上。苏轼对司马温公历来尊敬,二人文字交往也很频繁,这些在文中皆有清楚的反映。

　　某再启。《超然》之作②,不惟不肖附托以为宠,遂使东方陋州③,为不朽之盛事,然所以奖与则过矣。久不见公新文,忽领《独乐园记》④,诵味不已,辄不自揆⑤,作一诗,聊发一笑耳。彭城佳山水,鱼蟹侔江湖⑥,争讼寂然⑦,盗贼衰少,聊可藏拙。但朋游阔远⑧,舍弟非久赴任,益岑寂矣。

【注释】

①温公:指司马光。卒赠温国公,故称。

②《超然》之作:指司马光的《超然台寄子瞻学士》。

③陋州:指密州。

④《独乐园记》:司马光创作的一篇散文。独乐园是司马光修建的私人园林,因司马光在此编著《资治通鉴》而闻名。

⑤不自揆(kuí):不自估量自己的能力而冒昧地采取了某种行动。自谦语。

⑥侔(móu):相等。

⑦寂然:沉静无声的样子。

⑧朋游:亲朋故友。

【译文】

某再启。《超然》之作，不只使我这愚拙无能的人得以托附而荣耀，而且能使这个东方简陋的小州城，传为千古不朽的美谈，然而您对我太过奖了。很久没读到您的新作，忽然读到您的大作《独乐园记》，诵读玩味，爱不释手，我不自量力，冒昧写一诗呈上，聊引您笑笑罢了。我现任的徐州这个地方，山水皆美，鱼鳖虾蟹和江湖上一样多，打官司告状的少，盗贼也不多，似可适合我这个笨人来做官。所惜者，朋友异地，我弟苏辙不久也要赴任，这就使我更加寂寞了。

　　熙宁十年二月，子由留彭城百余日。将赴南都，与先生会宿逍遥堂，各赋诗而别。

【译文】

熙宁十年二月，子由在彭城停留了一百多天。将要赴南都时，与先生同聚宿于逍遥堂，各自赋诗告别。

月夜与客饮酒杏花下

【题解】

此诗作于元丰二年（1079）二月，苏轼当时在徐州任上。这首诗描绘了春天月夜清美绝俗的景色，以及诗人在杏花下置酒待客的殷切情意，并在"洞箫声断月明中"的良辰美景中，发出了惟恐人生好景不长的叹息，具有超越时空的清逸之气。

　　杏花飞帘散余春①，明月入户寻幽人②。
　　褰衣步月踏花影③，炯如流水涵青蘋④。

花间置酒清香发，争挽长条落香雪⑤。

山城薄酒不堪饮，劝君且吸杯中月⑥。

洞箫声断月明中，惟忧月落酒杯空。

明朝卷地春风恶，但见绿叶栖残红⑦。

【注释】

①飞帘：飞扑帘幕。余春：暮春，残春。

②幽人：幽隐之人。

③褰（qiān）衣：用手提起衣裳。

④炯（jiǒng）：光明貌。青蘋：一种生长于浅水中的植物。

⑤长条：长枝条。香雪：这里指杏花片。

⑥吸：饮。

⑦栖：附身。

【译文】

杏花片片飞扑帘幕暮春将尽，明月照入门户寻找幽居之人。

提起衣裳在月下漫步踏着摇曳花影，月色下的花影空明如同流水中的青蘋。

在杏树下陈设酒席杏花清香流溢，客人争攀枝条花片如纷纷香雪落下。

山城酒薄喝起来没有味道，劝各位不如吸取映入杯中的明月。

清越的洞箫声在这月明之夜停下吹奏，我只愁明月落下，酒杯空空。

明朝可恶的春风卷地刮起，只看到绿叶丛中点缀着点点残红。

　　本是常意，宛转点缀，断送得别飘飘然①，余韵无惹绊②。
刘须溪

　　仆在徐州，王子立、子敏皆馆于官舍，而蜀人张师厚来过③。二王方年少，吹洞箫饮酒杏花下。明年，余谪居黄州，对月独饮，尝有诗云："去年花落在徐州，对月酧歌美清夜。今年黄州见花发，小院闭门风露下。"盖意与二王饮时也。张师厚久已死，今年子立复为古人④。哀哉！黄州自记。

【注释】

①断送：结束。

②惹绊：牵扯，羁绊。

③过：探望。

④为古人：去世的委婉说法。

【译文】

本来是寻常的意趣，经过宛转点缀，结束得轻盈无拘无束，不尽的韵致自在流转。刘须溪

我在徐州时，王子立、子敏在官舍寓住，而蜀人张师厚也来拜访。二王还年少，在杏花树下吹洞箫、饮酒。第二年，我谪居黄州，对月独自饮酒，曾写诗："去年花落在徐州，对月酧歌美清夜。今年黄州见花发，小院闭门风露下。"想到的便是与二王对饮的时光。现在张师厚已死了很久，今年子立也去世了。哀哉！黄州自记。

九日黄楼作①

【题解】

此诗作于元丰元年（1078）重阳节，系苏轼在徐州任上，水灾过后，兴建黄楼完工以后所写。之所以名为黄楼，是因为楼阁临于泗水之滨，五行当中，土能克水，五色当中，黄色属土，故起名叫"黄楼"。苏轼在诗中追述去年今日的水灾之肆虐，欣喜今日的佳节之欢庆，两相对比，将两

个重阳节迥异的心情刻画得淋漓尽致。后来，苏辙、秦观等也都曾登临黄楼，写诗作文，以颂功德。王如锡在选录本篇时，特意将苏辙所写《黄楼赋》的叙言的一部分收录，交待了本诗的写作背景。

去年重阳不可说②，南城夜半千沤发③。

水穿城下作雷鸣，泥满城头飞雨滑。

黄花白酒无人问④，日暮归来洗靴袜。

岂知还复有今年，把盏对花容一呷⑤。

莫嫌酒薄红粉陋⑥，终胜泥中千柄锸。

黄楼新成壁未干，青河已落霜初杀。

朝来白露细如雨⑦，南山不见千寻刹。

楼前便作海茫茫，楼下空闻橹鸦轧⑧。

薄寒中人老可畏⑨，热酒浇肠气先压。

烟消日出见渔村，远水鳞鳞山齾齾⑩。

诗人猛士杂龙虎，坐客三十余人，多知名之士。楚舞吴歌乱鹅鸭。

一杯相属君勿辞，此境何殊泛清霅⑪。

【注释】

①黄楼：位于徐州城上，系苏轼在任时修建。

②不可说：无从说起。

③沤：积水。

④黄花白酒：指过重阳节。重阳节习俗要赏菊、喝酒，故以黄花白酒代指重阳节。

⑤呷（xiā）：小口饮用。

⑥红粉：指在座陪酒、献唱的歌妓。

⑦白露：一本作"白雾"。

⑧鸦轧：象声词。摇橹声。

⑨薄寒中（zhòng）人：人中了轻微的寒气。

⑩礧礧（yà）：形容山峰参差起伏。

⑪霅（zhá）：水名。即流入太湖的霅溪。

【译文】

去年的重阳无从说起，南城半夜的时候大洪水袭来。

洪水穿过城下像雷鸣一样，雨中的城头上到处都是泥浆极为湿滑。

重阳节的黄花白酒没人再问，晚上回来都在洗靴和袜。

哪里想到还会有今年，可以这样悠闲地呷酒赏花。

不要嫌弃酒薄、歌女不美，总胜过在泥中拿着锸劳作。

黄楼新建成墙壁都还没有干，青河的水回落已经开始有霜降下。

早上的白雾如同细雨蒙蒙，连南山的千寻高的宝刹也看不见。

楼前如同海上一样水雾茫茫，楼下只听到摇橹声。

微寒中人老了可要谨慎，喝杯热酒先压一压寒气。

等到烟消日出能看到渔村了，远处的水波光鳞鳞山峰参差耸立。

诗人、猛士中不乏龙虎一样的俊杰之士，坐客三十余人中，有很多知名之士。楚舞、吴歌的欢声扰乱了池中的鹅与鸭。

敬酒一杯你千万不要推辞，此情此景和在清澈的霅溪上泛舟有什么区别呢？

熙宁十年七月，河决澶渊①，余兄子瞻适为彭城守。九月戊申，水及城下，有二丈八尺，水皆自城际山②。雨昼夜不止，子瞻衣制履屦③，庐于城上，调急夫发禁卒以从事。水既洄，乃请增筑徐城相水之冲，以木堤捍之，于是即城之东门

为大楼焉。垩以黄土④，曰："土实胜水。"徐人相与劝⑤，成之。苏子由

【注释】

①澶（chán）渊：古湖泊名。也叫繁渊。故址在今河南濮阳西。

②际：接近，靠近。

③履屦：粗鞋。

④垩（è）：涂抹，粉饰。

⑤劝：出力，有力。

【译文】

熙宁十年七月，澶渊决堤发大水，我的兄长子瞻正好为彭城太守。九月戊申，洪水到了城下，有二丈八尺深，水都自城淹到了山边。大雨昼夜不停，子瞻穿衣着鞋，住在城上，调动急夫、遣发禁卒抵御洪水。洪水退了以后，便请在徐城正对水的地方增加建筑，用木堤防御，于是就在城的东门建造了高楼。外表涂上黄色的土，说："土能克水。"徐州人都一起帮忙，最后终于完工。苏子由

答吕熙道

【题解】

苏轼在这封给吕熙道的回信中，回忆起了在南都相见甚欢的情景。元丰二年（1079）三月初，苏轼以祠部员外郎、直史馆知徐州，改知湖州。十日后，苏轼到了南都，拜谒张方平，因病在南都住了半月之久。在此期间，苏轼不但和苏辙相会，而且还和新朋旧知聚会言欢，留下了极为美好的回忆。

南都住半月①，恍然如一梦耳。思企德义②，每以怅然。

舍弟朴讷寡徒③，非长者轻势重道，谁肯相厚者④？湖州江山风物，不类人间，加以事少睡足，真拙者之庆。有干不外。

【注释】

①南都：宋代时的商丘被称为南都。

②思企：古代书信常用客套语。犹想念。

③寡徒：没有私党同伙。

④厚：厚待。

【译文】

住在南都的半个月，竟恍然如同一梦。想起您的高德大义，我每每怅惘不已。我弟弟拙讷寡徒，如果不是像您这样轻权贵重道义的长者，谁肯厚待他呢？湖州的山水风物，不似人间应有，加上事务稀少休息充足，真值得我等愚拙之人庆幸。我因有事无法外出相见。

他语人能道之，加"睡足"二字，便不同。王圣俞

【译文】

其他话别人也能写出来，加上"睡足"两个字，便完全不一样了。王圣俞

赴诏狱

【题解】

元丰二年（1079）三月，苏轼调任湖州知州。到任后，苏轼依惯例写了《湖州谢上表》，结果被人断章取义，指责他莽撞无礼，对皇帝不忠。诋毁他的人又从他的诗文中找出所谓的"讥刺"文字，认为他谤讪新政。苏轼上任才三个月，就被御史台的吏卒逮捕。此即"乌台诗案"。他此

文所写的便是入狱前与家人告别的情景。当此生离死别、抱头痛哭之际，东坡只能强颜欢笑，说些笑话宽慰家人，家人虽然失笑但也是笑中带泪，读来真令人心酸不已。

　　真宗东封①，访天下隐者，得杞人杨朴②，能诗。及召对，自言不能。上问："临行有人作诗送否？"朴曰："惟臣妻有一首云：'且休落魄耽杯酒，更莫猖狂爱咏诗。今日捉将官里去，这回断送老头皮③。'"上大笑，放还。余在湖州，坐作诗追赴诏狱，妻子送余出门，皆哭。无以语之，但顾老妻曰："子独不能如杨处士妻作诗送我乎？"老妻不觉失笑，余乃去。

【注释】

①东封：指宋真宗东行封泰山之事。

②杞：今河南杞县。杨朴：北宋人，一生未做官，著有《东里集》。

③断送老头皮：意为被斩首。

【译文】

　　真宗去泰山封禅，遍寻天下隐者，得知杞人杨朴，能作诗。真宗把他召来问话的时候，他自己说不会作诗。真宗问："你临来的时候有人作诗送给你吗？"杨朴说："只有我的妻子作了一首：'且休落魄耽杯酒，更莫猖狂爱咏诗。今日捉将官里去，这回断送老头皮。'"真宗大笑，放他回家。我在湖州的时候，因为作诗被抓去诏狱，妻子儿子送我出门，都大哭。我不知如何安慰，便回头对妻子说："你能不能学杨处士的妻子作诗送给我？"妻子不觉失笑，我才离开。

　　正尔洒洒有致。陆君启曰：此处见人品。

【译文】

正是如此潇洒有风致。陆君启说：从此处可以看出人品。

御史台四首

【题解】

众所周知，"乌台诗案"是苏轼一生的重要转折点。苏轼坐牢一百多天，几次濒临被砍头的境地。在众多朝臣的营救下，苏轼才算躲过一劫，被贬为黄州团练副使，本州安置，受当地官员监视。《御史台四首》都作于狱中，虽然描述的是榆树、槐树、竹子、柏树四种普通的植物，但由于作者此时所处的环境之险恶和情绪之低沉，四首诗当然不会是普通的咏物之作，而是托物以抒怀，曲折而隐讳地表达了内心的波澜。比如《榆》诗，描述了他对于对榆树态度前后的转变：此前苏轼很讨厌榆树，但在监狱中里看到榆树时，却歌颂了榆树不惧风霜，傲然挺立，散发生气的品格。其余三首诗也都类似，都是表面咏物，实则是在抒发一己之胸怀。

榆

我行汴堤上①，厌见榆阴绿②。千株不盈亩，斩伐同一束。

及居幽囚中，亦复见此木。蠹皮溜秋雨③，病叶埋墙曲。

谁言霜雪苦，生意殊未足④。坐待春风至，飞英覆我屋⑤。

【注释】

①汴堤：汴河的堤岸。

②厌见：不喜欢，厌倦。

③蠹皮：指树皮被虫所蠹。

④生意：生机。

⑤飞英:指飞舞的榆树花。

【译文】

我在汴河堤上行走,不喜欢榆树绿荫。上千株也占不了一亩地,斩伐都是同一捆。

等到被关在牢房里,又一次看到了榆树。秋雨从被虫蛀的树皮上落下,病枯的叶子埋在了墙根。

谁说霜雪苦寒,榆树特别没有生气? 等到来年春风吹过,榆树花定会覆盖在我屋之上。

槐

忆我初来时,草木向衰歇。高槐虽惊秋①,晚蝉犹抱叶。
淹留未云几②,离离见疏荚③。栖鸦寒不去,哀叫饥啄雪。
破巢带空枝,疏影挂残月。岂无两翅羽,伴我此愁绝。

【注释】

①惊秋:一本作"经秋"。

②淹留:停留。

③离离:繁盛的样子。

【译文】

记得我刚来的时候,草木快要枯萎衰落。高大的槐树虽然经过秋天的洗礼,晚蝉仍然抱着槐树的叶子。

停留不知道多长时间了,茂盛的叶子中能够看见稀疏的槐荚。栖息在树上的乌鸦在寒冷天还不离开,饿了就哀叫着啄落雪。

残破的鸟巢挂在空枝上,稀疏的树枝上挂着一轮残月。难道是没有一双翅膀离开此地,而陪着我承受此极端之忧愁。

竹

今日南风来,吹断庭前竹。低昂中音会①,甲刃纷相触。
萧然风雪意②,可折不可辱。风霁竹亦回③,猗猗散青玉④。
故山今何有,秋雨荒松菊。此君知健否,归扫三径绿⑤。

【注释】

①中(zhòng):符合。

②萧然:空寂的样子。

③霁(jì):雨雪停止,天放晴。

④猗猗(yī):美盛的样子。《诗经·卫风·淇奥》:"瞻彼淇奥,绿竹
猗猗。"

⑤三径:晋赵岐《三辅决录·逃名》:"蒋诩归乡里,荆棘塞门,舍中
有三径,不出,唯求仲、羊仲从之游。"后因以"三径"指归隐者的
家园。

【译文】

今天南风吹来,把庭前的竹子都吹断了。风吹着竹林发出低昂的声
音,如同甲刃相碰发出的声响。

风雪中看上去很萧条,可以折断但不能被羞辱。风停后竹子又回复
正常,美盛而又青翠。

故乡的山水如今怎么样了,想来秋雨摧残了松树与菊花一片荒芜。
这位君子是否依然康健?待我归来后清扫家园的落叶。

柏

故园多珍木,翠柏如蒲苇①。幽囚无语乐②,百日看不已。
时来拾流肪,未忍践落子。当年谁所种,少长与我齿。
仰视苍苍干,所阅固多矣。应见李将军,胆落温御史③。

【注释】

① 蒲苇:香蒲和芦苇,指很普通的草木。

② 无语:苏轼诗集通行本作"无与"。

③ 应见李将军,胆落温御史:《旧唐书》记载:"李祐自夏州入,拜金吾,违制进马一百五十四。造正衙弹奏,祐股战汗流。祐私谓人曰:'某夜逾蔡州城擒吴元济,未尝心动,今日胆落于温御史。吁,可畏哉!'"李将军,指唐代李祐,早年为淮西吴少阳家族割据将领,曾任横海节度使,平定德州、沧州等地的叛乱。温御史,指唐代温造,字简舆。少隐王屋山,后出仕,曾任御史大夫,故被称"温御史",以有胆识著称,曾平定地方叛乱。

【译文】

故园之中有很多珍贵的树木,青翠的柏树如同蒲苇一般众多。我这个罪囚没有什么可以感到欢乐的,看了上百天也没有停止。

不时地拾取流下的树胶,不忍心踩踏落下的柏子。当年不知道谁种的柏树,估计和我年纪差不多。

抬头仰视苍苍的树干,阅历肯定很多吧。应该见过胆识过人的李将军和温御史吧。

先生临钱塘郡日,同刘景文泛舟西湖。酒酣,顾视湖山,意颇欢适。谓景文曰:"某今日余生,皆裕陵之赐也①。"景文请其说。云:"某初逮系御史狱,狱具奏上②。是夕昏鼓既毕,某方就寝,忽见二人排闼而入③,投箧于地,即枕卧之。至四鼓,某睡中觉有撼体而连语云:'学士贺喜者。'某徐转仄问之,即曰:'安心熟寝。'乃挈箧而出④。盖初奏上,舒亶之徒力抵上前⑤,必欲置之死地,而裕陵初无深罪之意,密遣小黄门至狱中⑥,视其起居状。适某昼寝,鼻息如雷,即驰以闻。裕陵顾谓左右曰：'朕知苏轼胸中无事者。'于是即有黄州之命。"

【注释】

①裕陵：指宋神宗赵顼，葬于永裕陵。

②狱具：指罪案已定。

③排闼（tà）：推门。

④挈（qiè）：带着。

⑤舒亶：字信道，号懒堂。治平二年（1065）试礼部第一，授临海尉。
后任监察御史里行，与李定同劾苏轼，酿成"乌台诗案"。抵：诋毁。

⑥小黄门：泛指宦官。

【译文】

先生在钱塘郡的时候，和刘景文在西湖上泛舟游玩。酒酣之际，四顾环视湖山美景，心情非常愉悦。于是对景文说："我现在这条命，都是裕陵的恩赐。"景文请他说详情。先生说："我刚被关在御史狱的时候，罪案确定后上奏给了皇上。这天黄昏更鼓敲过之后，我刚睡下，忽然看到两人推门进来，把行李放在地上，就枕着睡下了。到了四鼓天，我睡梦中忽然觉得有人推我，而且对我说：'学士贺喜。'我慢慢转身询问，那人却说：'安心好好睡觉。'然后便拿着行李走了。原来在开始的奏章中，舒亶等人拼命诋毁我，想要置我于死地，而裕陵皇帝开始并没有过分怪罪我的意思，便悄悄派小黄门到狱中，探视我的起居状况。正好碰上我白天睡觉，鼻息如雷，便赶回去报告。裕陵皇帝对左右人说：'我本来就知道苏轼胸中没有亏心事。'接着便有将我贬谪到黄州的诏命下达。"

到黄州谢表^①

【题解】

神宗元丰二年（1079）七月，苏轼因"乌台诗案"被关押在御史台狱。十二月二十九日结案，责授黄州团练副使，本州安置，不得签书公事。元丰三年（1080）二月一日到达黄州。依宋时惯例，大臣到任后要向皇帝写谢表。苏轼到黄州后便写了这封谢表。从谢表中来看，经过"乌台诗案"的打击之后，严酷的现实使苏轼清醒了许多，表中充满了认罪的自责和对皇帝天恩的感恩戴德，此外还有痛改前非、将功补过的决心和信心。虽然在当时的情境下，苏轼在谢表中也只能表达这样的情感，但是这种情感态度，显然也是合乎常理的。正如袁桷《清容居士集·跋东坡黄州谢表》所言："昌黎公《潮州谢表》，识者谓不免有哀矜悔艾之意。坡翁《黄州谢表》，悔而不屈，哀而不怒，过于昌黎多矣。"

臣轼言。去岁十二月二十九日，准敕^②，责授臣检校尚书水部员外郎充黄州团练副使，本州安置，不得签书公事^③。臣已于今月一日到本所讫者。狂愚冒犯，固有常刑。仁圣矜怜^④，特从轻典。赦其必死，许以自新。祗服训辞^⑤，惟知感涕。中谢^⑥。

【注释】

①谢表：旧时臣下感谢君主的奏章。

②准敕：遵照皇帝的命令。

③不得签书公事：不得在公文上署名。意即不能处理公务。

④矜怜：怜悯，垂怜。

⑤祗（zhī）服：恭敬地顺从。

⑥中谢：古代臣子上谢表的套语，表示谦恭。

【译文】

臣苏轼陈述。去年十二月二十九日，依照敕令，责授臣检校尚书水部员外郎，充任黄州团练副使，在本州安置，不得处理公务。臣已于本月一日到达黄州。臣狂傲愚笨冒犯了圣上，本来应当照常例判刑。仁圣矜怜臣，特意从轻发落。免了臣的死罪，准许改过自新。臣恭顺听从教诲，只知感动流泪。中谢。

伏念臣早缘科第①，误忝缙绅②。亲逢睿哲之兴，遂有功名之意。亦尝召对便殿，考其所学之言；试守三州③，观其所行之实。而臣用意过当，日趋于迷。赋命衰穷④，天夺其魄；叛违义理，辜负恩私⑤。茫如醉梦之中，不知言语之出。虽至仁屡赦，而众议不容。案罪责情，固宜伏斧锧于两观⑥；推恩屈法，犹当御魑魅于三危⑦。岂谓尚玷散员⑧，更叨善地⑨。投畀麋鹿之野⑩，保全樗栎之生⑪。臣虽至愚，岂不知幸。此盖伏遇皇帝陛下，德刑并用，善恶兼容。欲使法行而知恩，是用小惩而大诫。天地能覆载之，而不能容之于度外；父母能生育之，而不能出之于死中。

【注释】

①缘：通过。

②忝（tiǎn）：有愧于。用作谦词。缙绅：士大夫。

③试守：犹试用。谦词。三州：苏轼贬官黄州之前做过密州、徐州、湖州三个地方的知州。故曰"试守三州"。

④赋命：天赋的命运。

⑤恩私：恩惠。

⑥斧锧（zhì）：斧子和砧板。行刑时置人于砧板上以斧砍之。两观：宫门外的两座高台。

⑦魑魅（chī mèi）：传说山林中的鬼怪。三危：古代西部边疆山名。这里指荒远之地。

⑧散员：有官名无具体职掌的官员。苏轼虽被授以黄州团练副使的官职，但不得"签书公事"，故称散员。

⑨叨：叨扰。

⑩投畀（bì）：放逐。麇（jūn）：獐子。鼯（wú）：一种鼠。俗称飞鼠。

⑪樗（chū）栎：原指两种不成材的树。樗就是臭椿，栎为麻栎。后用以比喻才能低下，多作为自谦之词。

【译文】

念及臣早年通过科举及第，错误地愧居于士大夫行列。亲逢聪敏圣明的皇帝继位当政，于是有了功名之念。也曾召唤臣在便殿对答，考查臣所学的内容；在密州、徐州、湖州任上试用臣，观察臣办事的实际本领。而臣用意失当，一天天地走入迷途。天赋的命运已衰竭穷尽，上天夺走了臣的魂魄；臣违背了义理，辜负了圣上的恩宠。茫茫然像在醉梦中一样，不知都胡说了些什么。虽然最仁德的圣上多次免罪，然而朝野非议不容。审查所犯罪过究其实情，本来应当在两观斩首；圣上广施恩德不惜枉法，也应当将臣流放到边远地区以御边寇。难道说让臣充任闲散官员还玷污了臣，还要叨扰圣上给臣安置个好的地方吗？把臣投置在獐鼠出没的郊野，目的在保全樗栎般不成材的生命。臣虽然特别愚昧，但岂有不知道圣上恩宠的？这大概是臣正好赶上皇帝陛下德化与刑治并用，善人与恶人兼容的好时候。既想让法令畅行而又让臣懂得感恩，是通过小的惩罚而达到大的警诫的目的。天地广大能覆载万物，却不能容许在限度以外；父母能生臣养臣，却不能把臣从死亡中救回来。

伏惟此恩，何以为报？惟当蔬食没齿①，杜门思愆②。深悟积年之非，永为多士之戒。贪恋圣世，不敢杀身；庶几余生，未为弃物。若获尽力鞭棰之下③，必将捐躯矢石之间。指天誓心，有死无易。

【注释】

①没齿：指一辈子，终身。语出《论语·宪问》："没齿无怨言。"

②杜门思愆（qiān）：闭门思过。

③鞭棰：鞭打。

【译文】

圣上这大恩大德，臣将拿什么来报答呢？只有一辈子吃粗糙饭菜，闭门思过。深深觉悟到了臣多年积累下来的错误，这些错误将永远使百官引以为戒。贪恋圣明的时代，不敢轻视自己的生命；希望自己后半生有所作为，不至于成为废物。如果获得在圣上严厉鞭策之下竭尽心力的机会，一定要为国征战不惜牺牲自己。指天发誓剖白心迹，即使死了也不改变。

温恭笃至，气韵沉涵，他人不能袭取。

【译文】

温良恭敬到了极点，气韵沉涵，别人是无法袭夺效法的。

黄州上文潞公书①

【题解】

《黄州上文潞公书》是苏轼被贬谪黄州期间，写给元老重臣文彦博的书信。苏轼在书信中除了感谢文彦博的关照之外,特意提到一件事,他在徐州时曾写过一篇治理徐州盗贼的文章,但还没来得及上报朝廷,就离开了徐州。他觉得此文涉及问题对于徐州的治理很重要,因此,决定寄给文彦博,请他看看是否有可取之处。苏轼此时是放逐之臣,而且他早已不在徐州为官,于公于私都可以对徐州的事置之不理,但人不在其位,可心在谋其政,苏轼的济世为民之心并不因为地位的变化而减少。当然,从其叮嘱文彦博读完"即烧之而已"之句亦可以看出他此时的谨慎心态。

　　轼再拜。孟夏渐热[2],恭惟留守太尉执事台候万福。承以元功,正位兵府,备物典册,首冠三公。虽曾孙之遇[3],绝口不言;而金縢之书[4],因事自显。真古今之异事,圣朝之光华也。有自京师来转示所赐书教一通,行草烂然[5],使破甑敝帚,复增九鼎之重。

【注释】

①文潞公:即文彦博,曾被封为潞国公,故称其文潞公。

②孟夏:夏季第一个月,指农历四月。

③曾孙之遇:曾孙指周成王,《诗经·小雅·信南山》:"曾孙田之。"孔颖达疏:"成王继文武之后,为太平之主,特异其号,故《诗经》通称成王为曾孙也。"曾孙之遇在这里喻文彦博当初首发拥立英宗之事,《宋史·文彦博传》中记载宋英宗曾称赞文彦博"朕之立,卿之力也",苏轼以此称颂文彦博有大功于国,而不居功。

④金縢之书:相传周武王病重时,周公向神祇祈祷,请求以自身代替武王而死。并把祝词写在典册上,放入金质的丝带(金縢)捆束的匣子之中。这里喻指文彦博忠君之心。

⑤烂然：鲜明灿烂的样子。

【译文】

轼再拜。孟夏天气渐热，恭祝留守太尉执事台候万福。您因为大功，就任兵府，备物典册，在三公中居首位。虽有拥立这样的大功，但绝口不言；而像金縢之书一样的忠心，在各种事情中得以彰显。这真是自古以来的异事，圣朝的光华。我收到您从京师转来的一封教导书信，行草烂然，照耀得破甑和敝帚，都仿佛如九鼎那样显荣。

轼始得罪，仓皇出狱①，死生未分，六亲不相保。然私心所念，不暇及他。但顾平生所存，名义至重，不知今日所犯，为已见绝于圣贤，不得复为君子乎？抑虽有罪不可赦，而犹可改也？伏念五六日，至于旬时，终莫能决。辄复强颜忍耻，饰鄙陋之词，道畴昔之眷②，以卜于左右③。遽辱还答，恩礼有加。岂非察其无他，而恕其不及，亦如圣天子所以贷而不杀之意乎④？伏读洒然，知其不肖之躯，未死之间，犹可以洗濯磨治，复入于道德之场，追申徒而谢子产也⑤。

【注释】

①仓皇：惊慌狼狈的样子。

②畴昔：此前，旧时。

③卜：犹言打听消息。左右：这里指文彦博。

④贷：宽恕。

⑤追申徒而谢子产：意为自己虽然已是被贬之人，依然希望得到文彦博的眷顾。申徒，指申徒嘉，系《庄子·德充符》中的人物，曾受刖足之刑，和子产一起拜伯昏为师。子产以貌取人，因为申徒嘉身体残缺而轻视。此处以申徒自喻。子产，郑子产，郑国执宰。此喻

文彦博。

【译文】

我刚得罪的时候,仓皇出狱,生死未卜,六亲也都没法相保。然私心已经没空去管其他事了。只是回望平生所珍惜的,名和义至关重要,不知道现在所犯之罪,已经被圣贤所弃绝,不能够重新做君子了吗?也许我虽有罪不可恕,却依然可以改过呢?私下里想了五六日,一直到十日,也终究没能判定。又强忍着耻辱,借着粗鄙的文辞,诉说着往日的情分,向您打探消息。您马上就给予答复,可谓恩礼有加。难道不是考察我没有其他罪行,宽恕我做的不够好的地方,就如同是圣明的天子宽恕我不杀我的意思一样吗?恭敬地读完轻松了许多,知道不肖如我得以免死罪后,仍可以洗濯打磨,重新进入道德之场,追寻申徒嘉而得到子产的眷顾。

轼始就逮赴狱,有一子稍长,徒步相随。其余守舍①,皆妇女幼稚。至宿州,御史符下②,就家取文书。州郡望风③,遣吏发卒,围船搜取,老幼几怖死。既去,妇女恚骂曰:"是好著书,书成何所得,而怖我如此!"悉取烧之。比事定,重复寻理④,十亡其七八矣。

【注释】

①守舍:留守在家里。

②符:命令。

③望风:听到风声。这里意为接到命令。

④寻理:寻找清理。

【译文】

我刚被捕入狱时,有一个儿子稍微年长,徒步跟从。其他留在家里的,都是妇女和儿童。到了宿州,御史下了指令,让回家取文书。州郡的人接到命令,派遣吏卒将我们的船围起来四处搜查,老老少少几乎要被吓死。等他们离开之后,我妻子怒骂:"这就是喜欢写书的结果,书让你得到了什么呢,把我们吓成这样!"于是把它们都拿来烧掉了。等到事情大致安定下来,重新寻找梳理,十中有七八都已经丢失了。

到黄州,无所用心,辄复覃思于《易》《论语》①,端居深念,若有所得,遂因先子之学②,作《易传》九卷。又自以意作《论语说》五卷。穷苦多难,寿命不可期。恐此书一旦复沦没不传,意欲写数本留人间。念新以文字得罪,人必以为凶衰不祥之书,莫肯收藏。又自非一代伟人不足托以必传者,莫若献之明公③。而《易传》文多,未有力装写,独致《论语说》五卷。公退闲暇,一为读之,就使无取,亦足见其穷不忘道,老而能学也。

【注释】

①覃思:深思。《文心雕龙·杂文》:"扬雄覃思文阔,业深综述。"

②先子:去世的父亲,指苏洵。

③明公:对文彦博的敬称。

【译文】

到了黄州,没什么需要用心的事情,就重新对《周易》《论语》进行研究,端居深思,好像有些收获,于是就走上我父亲的治学之路,写了《易传》九卷。又按自己的兴趣写了《论语说》五卷。困厄艰难,也不知道自己能活多久。我担心此书有一天会埋没无法流传,就想要多写几本留在这人世间。我又想到新近因文字获罪,人们一定会认为这些是凶衰不祥之书,没有人愿意收藏。我又不是一代伟人,不值得被视为必需流传,还不如献给明公。而《易传》文字多,没有财力装写,先单送《论语说》五卷。您闲暇之时，可以读一读，即使没什么可取之处，也足以了解我困厄不忘道，老而能学。

轼在徐州时，见诸郡盗贼为患，而察其人多凶侠不逊[1]，因之以饥馑，恐其忧不止于窃攘剽杀也[2]。辄草具其事上之。会有旨移湖州而止。家所藏书，既多亡轶，而此书本以为故纸糊笼箧[3]，独得不烧，笼破见之，不觉惘然如梦中事，辄录其本以献。轼废逐至此，岂敢复言天下事，但惜此事粗有益于世，既不复施行，犹欲公知之，此则宿昔之心扫除未尽者也。公一读讫，即烧之而已。

【注释】

①不逊：不谦恭，没有礼貌。

②剽杀：劫杀。

③笼箧：竹箱。大的称笼，小的称箧。

【译文】

我在徐州时，见到诸郡有盗贼作乱，观察那些人大多凶猛任侠不驯，如果加上饥荒，担心不止偷摸抢杀了。于是将此事草拟了奏折向上呈报。恰巧当时皇上下旨将我调到湖州任职，这件事就搁置下来了。家里所藏的书籍文章，大多都已经散佚，而这篇文章本来是被当作旧纸用以糊竹箱了，因此独没有被烧，箱子破了看见它，不觉恍然如梦，于是抄录下来献给您。我被废逐到黄州这个地方，哪里还敢再谈论天下之事，只是可惜这件事略微于世有益，就算不能施行，仍希望您知道，这也是我往日为国为民之心尚未泯灭吧。您读完之后，烧了即可。

黄州食物贱，风土稍可安[1]。既未得去，去亦无所归，必老于此。拜见无期,临纸於邑②。

【注释】

①风土:指风土人情。

②於(wū)邑:愁闷。

【译文】

黄州食物便宜,风土慢慢可以习惯。既不能离开,离开了也没有地方去,必定终老于此吧。后会无期,对着书信感到愁闷。

呜咽。然亦情悃洒然①。茅鹿门

【注释】

①情悃(kǔn):诚恳,诚挚。

【译文】

充满呜咽之情。但也确实诚恳洒脱。茅鹿门

与章子厚书

【题解】

苏轼与章惇是多年老友,二人同年进士,后来又同在陕西路为官,章惇任商洛令,苏轼任凤翔府节度判官,两地相邻,时常一同游历,结下了深厚的友谊。"乌台诗案"中,当时担任翰林学士的章惇挺身而出,在神宗面前反驳王珪,为苏轼仗义执言。并在苏轼被贬放至黄州后,又主动去信表达慰问之情。对于落难中的苏轼而言,自然是无比感激,于是便有了这封情深意长的回信。

轼顿首再拜子厚参政谏议执事。去岁吴兴①,谓当再获接奉,不意仓卒就逮②,遂以至今。即日,不审台候何似? 某自得罪以来,不敢复与人事③,虽骨肉至亲,未肯有一字往来。忽蒙赐书,存问甚厚,忧爱深切,感叹不可言也。恭闻拜命与议大政,士无贤不肖,所共庆快。然某始见公长安,则与相识云:"子厚奇伟绝世,自是一代异人。至于功名将相,乃其余事。"方是时,应某者皆怃然④。今日不独为足下喜朝之得人,亦自喜其言之不妄也。

【注释】

①吴兴:湖州古称。

②就逮:指在湖州被逮捕入狱。

③人事:指人世间的事。

④怃然:惊愕的样子。

【译文】

　　轼顿首再拜子厚参政谏议执事。去年在湖州,以为会再度相见,不料突然被收捕,便到了现在。近来不知贵体如何? 我自从获罪以来,不敢再与人交往,即使是骨肉至亲,也没有一字书信来往。忽然承蒙您来信,慰问之情如此深厚,关怀爱护之意如此真切,令我感叹而难以用言语表达。听说您被授命委以大任,士人无论良莠,都为之庆贺快慰。然而我起初在长安见到您时,就对熟人说:"子厚奇伟绝世,肯定是一代不同凡响之人。至于功名将相,只是捎带的事。"在那时,听到我话的人都感到惊愕。现在不单为朝廷得到足下这样的栋梁之材高兴,也为当初自己没有说错而高兴。

　　某所以得罪,其过恶未易以一二数也①。平时惟子厚与子由极口见戒②,反覆甚苦,而某强狠自用,不以为然。及在圄圄中,追悔无路,谓必死矣。不意圣主宽大,复遣视息人间,若不改者,某真非人也。来书所云:"若痛自追悔往咎,清时终不以一眚见废③。"此乃有才之人,朝廷所惜。如某正复洗濯瑕垢,刻磨朽钝,亦当安所施用,但深自感悔,一日百省。庶几天地之仁,不念旧恶,使保首领④,以从先大夫于九原足矣⑤。某昔年粗亦受知于圣主,使少循理安分,岂有今日。追思所犯,真无义理,与病狂之人蹈河入海者无异。方其病作,不自觉知,亦穷命所迫,似有物使。及至狂定之日,但有惭耳。而公乃疑其再犯,岂有此理哉?然异时相识,但过相称誉,以成吾过,一旦有患难,无复有相哀者。惟子厚平居遗我以药石⑥,及困急又有以收恤之,真与世俗异矣。

【注释】

①过恶:所犯的罪过。

②极口见戒:指拼命规劝。

③眚(shěng):眼病,指眼睛生翳。这里指过失。

④首领:脑袋。

⑤九原:九泉,人死后居住的地方。

⑥平居:平时,平素。

【译文】

我之所以被治罪,所犯罪过实在是不少。平时只有子厚和子由极力劝诫,反反复复费尽苦心,而我却倔强刚愎自用,不以为然。等到了监牢中,追悔莫及,自料必死无疑了。不想圣明的君主宽大为怀,又让我苟活人间,如再不改过,我就真不是人了。来信所说:"如若痛加追悔自己以往的过错,现在的清明时代终究不会因一点缺点把一个人废弃不用。"这对于有才能、朝廷所爱惜的人是如此。像我这种人正应该改正错误,克服缺点，应当安心于对我的处置安排，只有深深地自我追悔，一天自省百遍。这样也许以皇上的仁慈，不追究我以前的过错，使我能够保全性命以终天年，到九泉之下去追随先父，我便愿望已足了。我从前也曾多少被圣上赏识，假使能够循规蹈矩安分守己，怎么会有今天。回想所犯错误，真是没有道理，和疯子跳河投海的行为没有区别。当犯了毛病的时候，自己觉察不到，也是倒霉的命运所驱使，好像是鬼使神差。等到发狂过后，只感到羞惭而已。而您却怀疑我会再犯错误，哪有这个道理呢？然而以前的熟人朋友，只会过分夸赞吹捧，以致酿成我的过错，一旦患难，再也没有怜惜你的人。只有子厚平时对我帮助挽救，等到了急难时又能容纳体恤我，真正是与世俗之人不同啊。

　　黄州僻陋多雨，气象昏昏也①。鱼稻薪炭颇贱，甚与穷者相宜。然某平生未常作活计②，子厚所知之。俸人所得，随手辄尽。而子由有七女，债负山积，贱累皆在渠处③，未知何日到此。见寓僧舍，布衣蔬食，随僧一餐，差为简便，以此畏其到也。穷达得丧，粗了其理，但禄廪相绝④，恐年载间遂有饥寒之忧，不能不少念。然俗所谓水到渠成，至时亦必自有处置，安能预为之愁煎乎？

【注释】

①昏昏：昏暗模糊。

②活计：生计。

③渠处：他那里。这里指苏辙处。

④禄廪：指官俸和用作官俸的粟米。

【译文】

黄州偏僻落后天气多雨，景象昏暗模糊。鱼虾柴米比较便宜，穷人住在这儿很合适。然而我平生不曾有积蓄，这您是知道的。领到的薪俸，随手就花光了。而子由有七个女儿，负债如山，我的家眷都在他那里，不知他们何时到这儿。现在我住在僧舍里，布衣素食，跟僧人随便凑合一顿，我一个人还较方便，因此真怕他们到这儿来。穷达得失，我也粗通其道理，但停发了俸禄，恐怕一年半载之内，就会有饥寒的忧患，不能不有所考虑。然而俗话所谓水到渠成，到时候也一定会自有办法，怎么能预先为此发愁煎熬呢？

　　初到，一见太守，自余杜门不出①。闲居未免看书，惟佛经以遣日，不复近笔砚矣。会见无期，临纸惘然。冀千万以时为国自重。

【注释】

①自余：此外。

【译文】

　　刚来时，拜见过一次太守，此外就闭门不出。平时闲着不免看看书时，也只是以佛经打发日子，不再接近笔砚了。不知何时才能相见，写到此处心中怅惘。希望千万顺应时序为国家保重。

　　要知子瞻交章惇①，为惇所困。子瞻明知之，与惇书款曲周至②，毫无伪饰。交道中自有此一段情理，难与今人道。

锺伯敬

　　合《潞公书》读之③，二公品格已被先生笔端写出。

【注释】

①要知：须知。

②款曲：殷勤应酬。

③《潞公书》：见上文《上文潞公书》。

【译文】

须知子瞻与章惇交往，却被章惇所构陷。子瞻明知这样，在写给章惇的信中心意诚挚，十分周到，毫无伪饰。交往中原来有这一段情理，很难和现在的人讲了。钟伯敬

将此书和《上文潞公书》一起品读，两人的品格，已经被先生笔端写得很清楚。

与温公

【题解】

这是写给司马光的书信，从中可知，苏轼虽然如他所言，"谪居穷僻"，但依然关心着朝中的情势。特别是对于因为他而被牵连的司马光等人，更是感到无比的遗憾和难过，如同芒刺在背。

谪居穷僻①，如在井底，杳不知京洛之耗②，不审迩日寝食何如③？某以愚昧获罪，咎自己招，无足言者。但波及左右，为恨殊深。虽高风伟度，非此细故所能尘垢，然某思之，不啻芒背尔④。寓居去江无十步，风涛烟雨，晓夕百变，江南诸山在几席⑤，此幸未始有也。虽有窘乏之忧，亦布褐、藜藿而已⑥。瞻晤无期⑦，临书惘然，伏乞以时善加调护。

【注释】

①穷僻：贫穷偏僻。

②杳：无影无声。京洛：泛指都城。耗：消息。

③迩日：近日，近来。

④芒背：如芒刺在背。

⑤几席：几和席，都是坐卧所凭靠的器具。

⑥布褐：粗布衣。藜藿：野菜。形容饭菜粗劣。

⑦瞻晤：会见，见面。

【译文】

我降职居住在偏僻的此地，就像生活在井底，丝毫不知京城的消息，不晓得您近来吃饭睡觉情况如何？我因愚昧获罪，灾祸是自己招来的，无话可说。但使您受到牵连，让我无比痛悔。虽然您高风亮节，气度惊人，不会因为受到一点连累就失去光辉，然而我每一想到这点，就仿佛背上有针刺一样。我住处离江边没十步远，风卷涛声，烟雨蒙蒙，一日内气象万千，江南岸群山就仿佛在面前的几席上，这种幸运过去不曾有。虽然有困窘穷乏的忧愁，也不过穿的吃的粗劣而已。拜见会晤无期，写到这不免怅惘，敬盼依照时序好好调护。

按：乌台诗案收苏轼，有讥讽文字，王巩以下共二十九人。舒亶言："驸马都尉王诜辈，公为朋比①。如盛侨、周邠固不足论，若司马光、张方平、范镇、陈襄、刘挚，皆略能诵说先王之言，而所怀如此②，可置而不诛乎？"帝不从。弟辙及诜，但坐谪贬，张方平、司马光、范镇等二十二人，俱罚铜③。

【注释】

①朋比：结成私党。

②所怀：指内心的想法。

③罚铜：纳铜赎罪。

【译文】

按：乌台诗案收押苏轼，被认为有讥讽文字的，包括王巩以下共二十九人。舒亶说："驸马都尉王诜等人，公然结党营私。其中如盛侨、周邠本不值得谈论，但像司马光、张方平、范镇、陈襄、刘挚等，都是能诵说先王之言的大臣，而内心居然有这样的想法，可以放过而不杀吗？"宋神宗没有听他的话。苏轼的弟弟苏辙和王诜都被牵连谪贬，张方平、司马光、范镇等二十二人都罚铜赎罪。

答言上人^①

【题解】

元丰二年（1079）苏轼在湖州时，曾与言上人交往。这封书信写于元丰三年七月。书信中主要描写了在贬谪地黄州的生活，认为与杭州的生活比，都难论优劣。这当然是言不由衷的，但也体现了诗人洒脱豪放的性格和随遇而安的人生态度。

去岁吴兴仓卒为别^②，至今耿耿^③。谪居穷陋，往还断尽，远辱不遗，尺书见及，感怍殊深^④。比日法体佳胜！札谕愈精健^⑤，诗必称是，不蒙见示，何也？雪斋清境^⑥，发于梦想，此间但有荒山大江，修竹古木，每饮村酒，醉后曳杖放脚^⑦，不知远近，亦旷然天真^⑧。与武林旧游^⑨，未见议优劣也。何时会合一笑，惟万万自爱！

【注释】

①言上人：指释法言。上人是对僧人的敬称。

②去岁：指元丰二年（1079）。

③耿耿：心中挂怀的样子。

④感怍：感愧。

⑤札谕：书信。

⑥雪斋：言上人杭州居室之东轩。

⑦曳杖：拄着手杖。放脚：放开脚步行走。

⑧旷然：豁达开朗的样子。

⑨武林：指杭州。杭州有灵隐山又称武林山，故以武林代杭州。

【译文】

去年吴兴仓卒离别，到现在还不能忘怀。我被贬谪在这穷乡僻壤，和亲戚朋友完全断了来往，蒙您不弃从远处寄来书信，使我深深感动和惭愧。近日身体健康吧！书信笔墨越来越精健，想必诗作一定也是如此，没有寄给我是为什么呢？雪斋之清境，时时出现在梦中，这里虽然只有荒山大江，修竹古木，但每饮村酒，醉后拄着手杖漫步，不论远近，也觉心情开朗，无拘无束。同过去在武林时所游览的地方相比，也不见得有优劣之分。不知什么时候能相会一起谈笑，请万万自己珍重！

不商优劣更佳。王圣俞

【译文】

不评定优劣其实更好。王圣俞

与王庆源①

【题解】

这封书信虽然很短，但境界却很宏大，特别是苏轼对于寓居官亭环境的描绘："俯迫大江，几席之下，云涛接天，扁舟草屦，放浪山水间"，寥寥数语，便有海阔天空的气概跃然而出。

窜逐以来②,日欲作书为问。旧既懒惰,加以闲废,百事不举,但惭怍而已。即日体中何如,眷爱各佳。某幼累并安③。但初到此,丧一老乳母,七十二矣,悼念久之,近亦不复置怀。寓居官亭,俯迫大江,几席之下,云涛接天,扁舟草屦,放浪山水间④。客至,多辞以不在,往来书疏如山,不复答也。此味甚佳⑤,生来未尝有此适。知之,免忧。

【注释】

①王庆源:初名群,字子众,后改名淮奇,字庆源。曾在雅州为官。
　与苏轼交往密切,有多封书信来往。

②窜逐:放逐。这里指被贬官。

③幼累:指子女。

④放浪:放纵,行为不加检束。

⑤此味:指这种心境、状态。

【译文】

被放逐以来,常想去信问候。我素来懒惰,加上闲废,因此诸事都不做,只有深感惭愧罢了。近来贵体怎样,家眷都好吧。我一家平安。只是刚到此地,就有一位七十二岁的老乳母去世了,我悼念许久,近日才不再挂怀。所居住的官亭,俯望大江,几席之下,便是云涛接天的景象,常乘着扁舟,穿着草鞋,放浪于山水之间。倘有人来访,总是答以不在家,来信堆积如山,我也不去回复。这种感觉非常好,有生以来不曾如此舒心。您已知晓,请勿挂念。

快甚。

【译文】

非常畅快。

与王元直①

【题解】

　　王元直是苏轼妻弟,弱冠能文,深为苏轼所爱,两人关系非常密切。元丰三年(1080)九月,王元直从蜀地专门派人去黄州看望问候苏轼,苏轼写了这封信。既是写家信,当然要说真话,虽然信很短,说的也多是家长里短的琐碎之事,但从字里行间,不难看出苏轼谪居黄州时精神上的压抑、苦闷、孤独和无奈,在此地的不得意和思念故乡的真实感情跃然纸上。

　　黄州真在井底,杳不闻乡国信息②,不审比日起居何如? 郎娘各安否③? 此中凡百粗遣④,江上弄水挑菜,便过一日。每见一邸报⑤,须数人下狱得罪。方朝廷综核名实⑥,虽才者犹不堪其任,况仆顽钝如此,其废弃固宜。但犹有少望,或圣恩许归田里,得款段一仆⑦,与子众丈、杨宗文之流⑧,往来瑞草桥⑨,夜还何村,与君对坐庄门,吃瓜子、炒豆,不知当复有此日否? 存道奄忽⑩,使我至今酸辛,其家亦安在? 人还,详示数字。余惟万万保爱。

【注释】

　　①王元直:王箴,字元直。苏轼的妻弟。

　　②乡国:家乡。

　　③郎娘:男性晚辈称郎,女性长辈称娘。

④粗遣：意谓以疏略之心加以排除。

⑤邸报：古时地方长官设邸于京城，邸中传抄诏令、奏章等文件报告地方政府，邸中所抄朝廷文件称为邸报。

⑥综核：综合考察官员的职别和政绩是否相符。

⑦款段：行走迟缓的劣马。

⑧子众丈：即王淮奇，字庆源，又字子众。

⑨瑞草桥：位于眉州西部。

⑩存道：即杨存道。治平四年（1067）进士，以学行称于乡，年四十九卒。奄忽：倏忽，比喻死亡。

【译文】

　　我在黄州真如同在井底，在这里完全听不到家乡一点消息，不知近来是否安好？郎娘们都还好吧！这里一切都还勉强过得去，到江边弄点水、挑点菜，就过了一天。每次见到邸报，总有几人获罪入狱。朝廷正在进行考核，即使是有才能的人尚且不能胜任其职，何况我这样愚昧鲁钝，被朝廷废弃也是应该的。但犹有一个小愿望，或许承蒙圣主之恩，让我回到故乡，我就骑着行走迟缓的劣马带着一个仆人，和子众丈、杨宗文等人，往来于瑞草桥，夜归何村，和你在村庄门口面对面坐着，吃瓜子、炒豆，不知将来还会不会再有这样的日子？存道去世，我到今天还感到悲伤，他的家人现在安好吗？来人回来时，请多写点把情况告诉我。其他只希望好好保重。

　　入俚语，有真趣。王圣俞

【译文】

文中加入了俚语，很有真趣。王圣俞

与子安兄

【题解】

　　此信写于元丰五年（1082）苏轼在黄州时。苏轼所称呼的子安兄，是其伯父苏涣少子苏不危，比苏轼年长三四岁，关系非常亲密。在这封信中，苏轼提及了家中亲友环绕、团聚过年的情景："老兄嫂团坐火炉头，环列儿女，坟墓咫尺，亲眷满目。"苏轼以为，这便是"人间第一等好事"，还有什么值得羡慕的！清张廷玉在《澄怀园语》评论道："读苏公此数语，觉家庭友爱至情，溢于笔墨间。然非至诚质朴，浑然天理，不能知此乐，亦不能为此言也！"

　　近于城中得荒地十数亩，躬耕其中①。作草屋数间，谓之东坡雪堂。种蔬接果，聊以忘老。有一大曲寄呈②，为一笑。为书角大，远路，恐被拆，更不作四小哥、二哥及诸亲知书，各为致下恳。

【注释】

①躬耕：亲自耕种。

②大曲：古代歌曲之一种。由汉、魏至唐、宋间渐渐发展而成的一种大型歌舞乐曲。唐大曲多以诗篇配乐叠唱，而宋大曲的歌词则以词为主。

【译文】

　　近日我在城中得到十几亩荒地亲自耕种。盖了几间草屋，叫作东坡雪堂。种些蔬菜瓜果，聊以忘记老去。作了一篇大曲寄给您，以博一笑。因为信封太大，路途遥远，恐怕被人偷拆，不再另外给四小哥、二哥及亲友们写信，请代为致意。

巢三见在东坡安下①,依旧似虎,风节愈坚②。师授两小儿极严。常亲自煮猪头,灌血脂,作姜豉菜羹,宛有太安滋味。此书到日,相次岁猪鸣矣③。老兄嫂团坐火炉头,环列儿女,坟墓咫尺,亲眷满目,便是人间第一等好事,更何所羡?可转此纸呈子明也④。近购获先伯父亲写《谢蒋希鲁及第启》一通,躬亲褾背题跋,寄与念二⑤,令寄还二哥。因书问取。

【注释】

①巢三:即巢谷,字元修。因排行第三,故称"巢三"。安下:安歇。

②风节:风骨节操。

③岁猪:岁暮供祭的猪。

④子明:即苏不疑,字子明。苏轼伯父苏涣之子,苏轼堂兄。

⑤念二:苏轼伯父苏涣的长孙。

【译文】

巢谷现在东坡安居,身体依旧健壮,气节更加坚定。教育我两个儿子非常严格。常常亲自煮猪头,灌制血肠,做姜豉菜汤,宛然有太安的滋味。这封信送到您那儿,紧接着就到年底,可以听见杀猪的嚎叫了。老兄嫂双双坐在火炉边,儿孙满堂,祖先坟墓近在咫尺,亲戚都在眼前,这便是人间最为快乐的事,还有什么可羡慕的呢?您可以把这封信也转给子明看。近日我买到了先伯父亲笔所写的《谢蒋希鲁及第启》一份,亲自装裱题跋,已寄给念二,让他寄还给二哥。您可去信向他要。

巢三,名穀,字元修,改名谷。绍圣初,先生与子由复被谪,谷自眉山万里步行见子由于循①,时年七十有三矣。将复渡海见先生,至新州,病死。先生简守者使修治旅殡②。又遣人呼其子蒙来迎丧。子由为作传。

【注释】

①循：指循州。

②简：写信。旅殡：灵柩暂时安放于外地等待归葬。

【译文】

巢三，名穀，字元修，后改名谷。绍圣年初，先生与子由又一次被贬，巢谷从眉山不远万里步行前往循州与子由相见，当时已经七十三岁了。他还准备渡海见先生，到新州的时候病故。先生写信请人临时安排灵柩。又派人叫巢谷的儿子巢蒙来迎丧。子由为其写了传文。

与毛维瞻

【题解】

风雨之夜，灯火昏暗，一般人在这样的情境中多半会生出凄凉之感，而东坡却常从此中得到一些"佳趣"，或许这便是东坡与常人的不同处吧。

岁行尽矣，风雨凄然。纸窗竹屋，灯火青荧①。时于此间得少佳趣。无缘持献②，独享为愧。想当一笑也。

【注释】

①青荧：指油灯光线闪烁。

②无缘持献：意为无法将"佳趣"献上。

【译文】

将近年终，风雨凄迷。纸窗竹屋，灯火闪烁。我常从此中觅得一些乐趣。无法拿去送您，只能惭愧独享。聊发一笑吧。

白云不堪赠人^①，佳趣如何持献？但手此数语，讽咏一过，便觉幽倩之味，人人可以分尝。

【注释】

①白云不堪赠人：化用自陶弘景《诏问山中何所有赋诗以答》诗，原诗为："山中何所有？岭上多白云。只可自怡悦，不堪持赠君。"

【译文】

白云无法赠人，佳趣又如何能献？只是随手写下这几句，讽咏上一次，便觉幽倩之味，也是人人都可以分享感受的。

与滕达道

【题解】

此信写于苏轼贬官黄州期间。苏轼的朋友滕达道要从安州前往京城，苏轼想在岐亭跟他见一面，到黄陂后，滕达道已经取道信阳出发了。回到黄州后，正好接到滕达道的信，遂写了这封回信。态度诚恳，语言朴实，体现了二人真挚的情谊。

某到黄陂^①，闻公初五日便发，由信阳路赴阙^②。然数日如有所失也，欲便归黄州，又雨雪间作。向僧房中明窗下，拥数块熟炭，读《前汉书·戾太子传赞》^③，深爱之。反复数过，知班孟坚非庸人也^④。方感叹中，而公书适至，意思豁然。稍晴暖，当阳罗江上放舟还黄也。

【注释】

①黄陂：地名。位于今湖北武汉黄陂区。

②阙：指京城。

③戾太子：即刘据。汉武帝刘彻嫡长子，因卷入巫蛊之祸，拒绝被捕

　　受辱，自杀身亡。谥号为"戾"。

④班孟坚：班固，字孟坚。东汉大史学家、文学家，修撰《汉书》。

【译文】

　　我到黄陂，听说您初五日便启程了，经信阳一路去京城。但这几天我像失去了什么似的，想要回黄州，又不时雨雪交加。在僧房中明亮的窗下，烤着几块熟炭，读《前汉书·戾太子传赞》，非常喜欢。反复读了几次，知班孟坚非等闲之辈。正感叹中，而您的来函到了，心情变得开朗。等待天稍晴暖，当从阳罗江上乘舟回黄州。

　　是穷厝大行径①。

【注释】

①穷厝（cuò）大：旧时称穷困的读书人（含轻蔑意）。也作"穷醋大"。

【译文】

　　正是穷读书人的行为。

定惠院海棠

【题解】

　　本诗作于元丰三年（1080）苏轼刚到黄州不久。在苏轼临时寓住的定惠院中，有一株海棠花，苏轼极为喜爱，便写了此诗赞美。此诗前半部分细致描绘海棠娇艳无双的各种风姿，后半部分则借咏海棠感叹自身的遭遇。按《王直方诗话》所记，苏轼对于这首《定惠院海棠》非常喜爱，曾云"吾平生最得意诗"，而黄庭坚也称这首诗"追古今绝唱也"（《跋所书苏轼海棠诗》）。

寓居定惠院之东,杂花满山,有海棠一株,土人不知贵也。

江城地瘴蕃草木①,只有名花苦幽独②。

嫣然一笑竹篱间③,桃李满山总粗俗。

也知造物有深意,故遣佳人在空谷④。

自然富贵出天姿,不待金盘荐华屋⑤。

朱唇得酒晕生脸⑥,翠袖卷纱红映肉⑦。

林深雾暗晓光迟,日暖风轻春睡足。

雨中有泪亦凄怆,月下无人更清淑⑧。

先生饱食无一事,散步逍遥自扪腹⑨。

不问人家与僧舍,拄杖敲门看修竹。

忽逢绝艳照衰朽,叹息无言揩病目。

陋邦何处得此花⑩,无乃好事移西蜀⑪。

寸根千里不易到,衔子飞来定鸿鹄⑫。

天涯流落俱可念,为饮一樽歌此曲。

明朝酒醒还独来,雪落纷纷那忍触。

【注释】

①江城:指黄州。黄州位于长江北岸,故有此称。瘴:瘴气。蕃:繁育。

②名花:这里指海棠。

③嫣(yān)然:笑容美好的样子。

④佳人:杜甫《佳人》诗:"绝代有佳人,幽居在空谷。"这里作者以
　花拟人。

⑤荐:献进。

⑥朱唇得酒晕生脸:形容海棠花的娇艳之态。

⑦翠袖:指绿叶。

⑧清淑：清秀美好。

⑨扪（mén）腹：摸肚子。

⑩陋邦：僻陋之地。这里指黄州。

⑪好（hào）事：好事者。移西蜀：由西蜀移来。蜀地盛产海棠，有"香海棠国"之称。

⑫鸿鹄：即天鹅。常用来比喻志向远大。

【译文】

我寓居在定惠院的东边，山上长满杂花，有一株海棠，当地人不知道它的名贵。

江城黄州瘴气笼罩，滋生旺盛的草木，一株名贵的海棠生长在这里，多么幽寂孤独。

如同美女嫣然一笑绽开在竹篱之间，桃花李花漫山遍野和她一比总显得有点粗俗。

也知道这是造物者有深深的用意，有意把这株仙子般的海棠安排在这空旷的山谷。

这名花本身就很富贵自然又天姿高洁，不需要把它托在金盘之上献进高堂华屋。

花朵娇艳像美人酒后一团微红浮泛脸上，绿叶衬托着红花又像佳人的肌肤上蒙着一层嫩绿。

树林幽深浓雾笼罩晨光来得迟，天晴日暖和风拂煦春天里海棠睡得满足。

雨后花瓣上滴下的水珠像美人泪流凄凉悲怆，月光下如果旁边无人她就显得更清秀娇淑。

我饱食终日清闲自在，摸着胸腹逍遥散步。

不问是人家或是庙堂僧舍，拄杖敲门去观赏那修长的绿竹。

忽然遇见这绝艳的海棠光彩照着我这老朽，叹息连连沉默不语拭抹已病的双目。

这鄙陋的地方哪来这名贵的海棠花儿？莫非是好事之徒移植于那西蜀？

寸根从千里之外极难引来，如果衔着海棠子飞来定是那鸿鹄。

海棠和我同是天涯漂泊命运都很可怜，为此我满饮一樽并歌咏这首诗歌。

明天酒醒后我还独自前来，等到花儿像雪一般纷纷落下时我哪忍再触碰！

赋物语不须多，妙在情思曲折隐映，海棠千年，不复有此，可以愧叹。刘须溪

【译文】

描写事物语言不须多，妙处在于情思曲折隐映，海棠千年，也不会再有这样的好诗，为此惭愧叹息。刘须溪

峨眉雪水

【题解】

《峨眉雪水》一文作于苏轼在黄州时。黄州位于长江边，而苏轼的家乡眉州正好位于长江上游的支流岷江旁边。峨眉山上的雪水融化流入长江，苏轼说长江水的一半来自峨眉山融化的雪水，自是文学的夸张，只是借此表达对故乡的思念之情。但他的通脱与潇洒是一般人难以企及的，"江山风月，本无常主，闲者便是主人"，正是这种处处为家的胸襟支撑他度过了艰难的流放岁月。须知，自从父亲苏洵去世，他和弟弟苏辙扶柩回故乡，并守丧三年，于1069年回朝之后，此后几十年，他再也没有机会回到故乡。1101年苏轼卒于常州，次年埋葬于汝州小峨眉山。

　　临皋亭下不十数步①,便是大江,其半是峨眉雪水,吾饮食沐浴皆取焉,何必归乡哉! 江山风月,本无常主,闲者便是主人。问范子丰新第园池②,与此孰胜? 所不如者,上无两税及助役钱尔③。

【注释】

①临皋亭:位于黄州长江边上的一座驿站。

②范子丰:苏轼的亲家。

③两税:农民要交的夏税和秋税。助役钱:宋神宗熙宁三年(1070)初行免役法,凡应当出役的人户,分五等出钱,用以招募别人充役。这样就使原来享受免役特权的豪绅、官吏、僧道等也得出钱助役,称助役钱。

【译文】

　　临皋亭往下走没有十多步,便是长江,江水的一半是来自峨眉山融化的雪水,我饮食、沐浴都从这里取用,何必非要回到故乡呢! 江山风月,本来就没有永恒的主人,悠闲的人便是它们的主人。想问范子丰新建的屋宅园池,与此相比哪一个更好呢? 所不如的,只有不用交两税和助役钱罢了。

　　极善领取。

【译文】

　　非常善于获取。

书临皋亭

【题解】

这篇短文体现了苏轼小品文的特点:信手拈来、漫笔写成、富于情理见识,体现了作者经历磨难而放旷豁达的人生态度及富有生活情趣的心灵。

东坡居士酒醉饭饱,倚于几上①,白云左缭②,清江右洄③。重门洞开,林峦坌入④。当是时,若有思而无所思,以受万物之备。惭愧!惭愧!

【注释】

①几:古人席地而坐时有靠背的坐具。

②缭:缭绕。

③洄:水回旋而流。

④坌(bèn)入:涌入。

【译文】

东坡居士酒醉饭饱,倚在几上,白云在身左缭绕,清江从身右流去。双重的门户洞开,山林纷纷映入眼帘。当此之时,若有所思而又无所思,受着万物的供养。惭愧啊!惭愧啊!

不是人间受用。

【译文】

不是人间的享受。

西斋①

【题解】

这首诗写于苏轼任职密州期间。虽然题为《西斋》,但主要描述的是西斋所在的西园的景物和作者的闲居生活。诗歌首先用"病夫""昏昏""踽踽"等词汇表现苦闷不适的情绪,但当诗人走出斋门,深处竹翠花香、鸠鸣莺啼的西园时,大自然的勃勃生机似乎感染到了他,他似乎焕发了活力,陶醉在美景之中。而在赏景之余,善于思考的诗人又回视了自己的经历,感叹万物都各安其时,只有自己是彷徨不安的。这首诗视角多变,移步换景,曲折波澜,又给人以哲理美的体验,可谓是一首情景交融的佳作。

西斋深且明,中有六尺床②。病夫朝睡足③,危坐觉日长④。
昏昏既非醉,踽踽亦非狂⑤。褰衣竹风下⑥,穆然濯微凉⑦。
起行西园中⑧,草木含幽香。榴花开一枝,桑枣沃以光。
鸣鸠得美荫,困立忘飞翔⑨。黄鸟亦自喜⑩,新音变圆吭⑪。
杖藜观物化⑫,亦以观我生⑬。万物各得时,我生日皇皇。

【注释】

①西斋:苏轼在密州的书斋名。苏轼钟爱该处,撰写文章、诗赋、会客等,多在于此。

②六尺床:成年人所睡之床。

③病夫:患病的人。这里是自称。

④危坐:犹端坐。坐时臀部压着脚掌,腰身端正。

⑤踽踽(jǔ):孤独的样子。

⑥褰(qiān):揭起。

⑦穆然:沉静的样子。

⑧西园:位于密州署西北,超然台南侧,西斋位于其中。

⑨困:疲惫,劳累。

⑩黄鸟:即黄莺,善鸣,其声婉转。系林中益鸟。

⑪圆吭:形容黄鸟鸣声圆润而清亮。

⑫杖藜:拄着藜杖行走。物化:万物的变化。

⑬我生:我的一生。

【译文】

西斋幽深而明亮,中间安放着六尺大床。我早晨睡得很满足,危坐觉得白天很漫长。

头脑昏昏并没有醉酒,孤单一个人也不狂悖。竹林吹来的风掀起了衣角,我沉静的身体感受到了些许清凉。

起身来到西园中漫步,草木散发出幽幽的香味。石榴花开满了枝头,桑枣油润泛着光泽。

鸠鸟在绿荫中休憩,困倦地站在那里忘了飞翔。黄鸟也自得其乐,新发的声音圆润又清亮。

拄着藜杖遍观万物变化,也在纵观我的人生。万物各得其时,只有我每天都彷徨不安。

　　渊明云①:"偶爱闲静,开卷有得,便欣然忘食。见树木交荫,时鸟变声,亦复欢然有喜。"

【注释】

①渊明云:此处所引出自陶渊明《与子俨等疏》。

【译文】

　　渊明说:"偶爱闲静,开卷有得,便欣然忘食。见树木交荫,时鸟变声,便又欢然有喜。"

南堂

【题解】

此诗作于元丰六年（1083），为《南堂五首》之一。通过描写南堂昼眠的清闲生活，反映了作者自得其乐的生活情趣。诗中不仅描述了壮美的自然环境，也寓寓了诗人悠闲自得的心境，是情景交融的佳作。

扫地焚香闭阁眠[①]，簟纹如水帐如烟[②]。

客来梦觉知何处[③]，挂起西窗浪接天。

【注释】

①阁（gé）：侧门，小门。

②簟（diàn）纹如水：纹理细密的竹席清凉如水。常用以形容夏夜的清凉。簟，竹。

③客：指苏轼自己。

【译文】

扫净地，焚好香，关上小门在南堂中安眠，纹理细密的竹席清凉如水，帐子轻柔如烟。

我从睡梦中醒来，不知身在何方，但见西窗之外，波浪起伏，水天相连。

此诗东坡尝题余扇，山谷初读以为刘梦得所作[①]。邢敦夫[②]

【注释】

①刘梦得：即唐代大诗人刘禹锡，字梦得。

②邢敦夫：即邢居实，字敦夫。与苏轼、黄庭坚等人为忘年交。

【译文】

东坡曾将这首诗题写在我的扇子上,黄山谷开始以为是刘梦得所写。邢敦夫

东坡八首 并叙,删二首

【题解】

这组诗写于苏轼贬谪黄州期间。苏轼贬官黄州两年来,生活越来越贫困。老友马正卿为他请得了废营地数十亩,使他得以耕种谋生。营地荒废已久,荆棘丛生,瓦砾遍地,而又遇上大旱,开垦荒地非常辛苦,苏轼累得筋疲力尽,放下农具感叹,写下了这组诗。这里所选是其中六首,诗人用质朴、无华的语言倾述了在东坡的生活,充满了生活的情趣,颇有陶渊明的田园诗味道。这八首诗,不仅记载了苏轼谪居黄州期间躬耕东坡的事实,而且表明他对陶渊明生活方式的认同;他从此自号“东坡”,以此向世人宣告,他在未来人生道路和价值观上做出了新的选择。

余至黄二年,日以困匮,故人马正卿哀予乏食,为于郡中请故营地数十亩,使得躬耕其中。地既久荒为茨棘瓦砾之场①,而岁又大旱,垦辟之劳,筋力殆尽。释耒而叹②,乃作是诗,自愍其勤,庶几来岁之入以忘其劳焉。

【注释】

①茨棘:蒺藜与荆棘。泛指杂草。语出《诗经·小雅·楚茨》:“楚楚者茨,言抽其棘。”

②耒:农具。

【译文】

我到黄州两年，一天比一天穷困，故人马正卿哀怜我吃不饱饭，为我从郡里面请得了几十亩废营地，让我耕种谋生。由于营地荒废已久，荆棘丛生，瓦砾遍地，而又遇上大旱，开垦荒地非常辛苦，累得筋疲力尽。不由放下农具感叹，写了这些诗，怜悯自己的勤劳，希望来年的收入能够让我忘记劳作之苦。

　　废垒无人顾[1]，颓垣满蓬蒿。谁能捐筋力，岁晚不偿劳。
　　独有孤旅人，天穷无所逃。端来拾瓦砾[2]，岁旱土不膏。
　　崎岖草棘中，欲刮一寸毛。喟焉释耒叹，我廪何时高[3]。
　　其一

【注释】

①废垒：废弃的营地。

②端来：特来。

③廪（lǐn）：粮仓。

【译文】

废弃的营垒瞧都没人瞧，荒颓的墙垣长满了蓬蒿。谁肯付出力气，而不希望到了年终有所收获呢？

只有孤苦无援、流落异乡的人，老天注定穷困，想逃也无法逃。特来收拾残砖破瓦，天旱土瘦，收成难料。

在高低不平、荒草丛生的东坡，想要开出一块耕地，即使很小。不由放下农具长声叹息，仓中的粮食什么时候才能增高？

　　其一

　　荒田虽浪莽[1]，高卑各有适[2]。下隰种粳稻[3]，东原莳枣栗[4]。

江南有蜀士⑤,桑果已许乞。好竹不难栽,但恐鞭横逸⑥。
仍须卜佳处,规以安我室。家童烧枯草,走报暗井出。
一饱未敢期,瓢饮已可必。

其二

【注释】

①浪莽:宽广的样子。

②高卑:高处和低处。

③隰(xí):低湿处。

④莳(shì):种植。

⑤蜀士:指住在武昌的蜀人王文甫。

⑥鞭:竹根。

【译文】

荒田虽然宽广,但是高处和低处都有适合种植的作物。低矮的湿地种植粳稻,东边的平原可以种植枣栗。

住在武昌的蜀人,已经答应给我桑树的种子。好竹子栽种不难,怕的是竹根四处乱长。

还是要选一个好地方,来修整安置自己的住所。僮仆烧枯草时发现了被杂草掩盖的水井,高兴地跑来报告。

饱餐还不敢期望,拿着瓢饮水是没问题的了。

其二

自昔有微泉①,来从远岭背。穿城过聚落②,流恶壮蓬艾③。
去为柯氏陂④,十亩鱼虾会。岁旱泉亦竭,枯萍粘破块⑤。
昨夜南山云,雨到一犁外⑥。泫然寻故渎⑦,知我理荒荟。
泥芹有宿根,一寸嗟独在。雪芽何时动⑧,春鸠行可脍。

蜀人贵芹芽脍，杂鸠肉作之。

其三

【注释】

①自昔：从前。

②聚落：聚居的村落。

③流恶：水冲秽物。

④陂（bēi）：池塘。

⑤破块：干裂的土块。

⑥犁：量词。表示雨量相当于一犁入土的深度。

⑦故渎：旧日的沟渠。

⑧雪芽：芹菜接近根部的一段，色白，故称。

【译文】

从前有细小的泉水，从远处山岭背后流出。穿过城市流过村落，冲走秽物催生了茂密的蓬艾。

流到柯氏的池塘，很多鱼虾都在这块十亩的鱼塘中相会。今年天旱泉水也枯竭，枯干的浮萍粘着干裂的土块。

昨天晚上从南山飘来乌云，暴雨下了有一犁多深。雨水沿着过去的沟渠流淌，仿佛知道我正在整理荒地。

芹菜上还长有旧根，可叹只有一寸长。芹菜的嫩根不知何时生长，春天的斑鸠很快便可以作脍了。蜀人很喜欢芹芽脍，用鸠肉杂芹菜根来烹饪。

其三

种稻清明前，乐事我能数。毛空暗春泽①，针水闻好语②。蜀人以细雨为雨毛。稻初生时，农夫相语稻针水矣。

分秧及初夏③，渐喜风叶举④。月明看露上，一一珠垂缕⑤。

秋来霜穗重^⑥，颠倒相撑拄。但闻畦垄间，蚱蜢如风雨^⑦。

蜀中稻熟时，蚱蜢群飞田间，如小蝗，而不害稻。

新春便入甗，玉粒照筐筥^⑧。我久食官仓，红腐等泥土^⑨。

行当知此味，口腹吾已许。

其四

【注释】

①毛空：下着细雨之天空。今犹有毛毛雨之称。

②针水：初生秧之状如针，露出水面。

③分秧：插秧。因是时须拔所育秧苗，分而插之，故称。

④风叶举：谓熏风吹拂，稻叶逐渐长高。

⑤珠垂缕：谓露珠在稻叶上连缀成串。

⑥霜穗：秋熟之稻穗。

⑦蚱蜢：昆虫之一种。

⑧玉粒：指白米。筐筥（jǔ）：盛物之竹器。

⑨红腐：谓粮食霉烂变红。

【译文】

在清明前种水稻，有很多快乐的事我能数得出来。天空下着毛毛雨，水泽变得昏暗，秧苗初出时田家称赞连连。蜀人称细雨为雨毛。稻秧初生时，农夫们会说稻针水了。

到了初夏开始插秧，开心地看着微风吹动，稻苗的叶子渐渐长高。夏天月夜稻苗上布满露珠，一串串垂下来。

秋天到了成熟的稻穗沉甸甸，稻穗弯腰互相支撑着。只听到田里的畦垄之间，蚱蜢的动静如同风雨一样。蜀中稻熟的时候，蚱蜢群飞到田间，如小蝗虫，但是不会伤害稻子。

等到新春便可以放入米甗中，洁白的米粒映照着米筐。我吃官仓的米已经很久了,霉变的粮食如同泥土一样。

将要吃到新米的滋味了,我的口腹已经开始期望了。

其四

良农惜地力①,幸此十年荒。桑柘未及成②,一麦庶可望。
投种未逾月,覆块已苍苍。农夫告我言,勿使苗叶昌③。
君欲富饼饵,要须纵牛羊④。再拜谢苦言⑤,得饱不敢忘。

其五

【注释】

①地力:指土地的肥力。

②桑柘(zhè):桑树和柘树。

③昌:密集繁盛。

④君欲富饼饵,要须纵牛羊:周紫芝《竹坡诗话》:"河朔土人言:河
　朔地广,麦苗弥望。方其盛时,须使人纵牧其间,践踏令稍疏,则
　其收倍多。是纵牛羊所以富饼饵也。"

⑤苦言:逆耳的良言。

【译文】

善于耕种的农夫都爱惜地力,很幸运这些地已经荒芜了十年。桑柘
树没那么快长成,收获麦子应该可以期望。

洒下种子还不到一个月,地上已经长满了绿油油的麦苗。当地的农
夫告诉我,不要让苗叶太繁盛。

想要收成多,务必要多在这里放牧牛羊。再次拜谢农夫的良言,如
果能够饱餐不敢忘记他的忠言。

其五

种枣期可剥[1]，种松期可斫[2]。事在十年外，吾计亦已悫[3]。

十年何足道，二载如风雹。旧闻李衡奴[4]，此策疑可学。

我有同舍郎[5]，官居在灊岳[6]。李公择也。遗我三寸柑，照坐光卓荦[7]。

百栽倘可致，当及春冰渥。想见竹篱间，青黄垂屋角。

其六

【注释】

①剥（pū）：敲击。

②斫（zhuó）：砍伐。

③悫（què）：诚实，朴实。

④李衡奴：橘子的别称。《三国志·吴志·孙休传》裴松之注引晋习凿齿《襄阳记》记载：李衡是丹阳太守，派人在武陵龙阳泛洲上作宅，种甘橘千株。临死前，对儿子说："吾州里有千头木奴，不责汝衣食，岁上一匹绢，亦可足用耳。"后遂称橘子为"李衡奴"。

⑤同舍郎：同居一舍的郎官。后亦泛指僚友。此指李公择。

⑥灊（qián）岳：天柱山。古谓之南岳。

⑦卓荦（luò）：卓越，突出。

【译文】

种枣期望能够打枣，种松期待能够砍伐。栽好的树十年才能成材，我的想法也已经很朴实了。

十年有什么值得说的，两年已经如风雹一样过去了。以前听说过李衡奴的传闻，疑心也可以效仿这个方法。

我有同舍的郎官，他在灊岳做官。就是李公择。送给我很大的柑橘，满座都被映照生辉。

当春天冰融化而沾润土地，或许可以在这里栽种上百棵橘树苗。可以想象竹篱笆中，青黄橘子悬垂在屋角的景象。

其六

朴中有光，骨边有味，愈读愈叹其妙。后人安得轻言苏公诗乎？谭友夏

【译文】

质朴中有光采，骨边有滋味，越读越赞叹写得妙。后人怎么能随便谈论苏公诗呢？谭友夏

浚井①

【题解】

这首诗作于贬谪黄州期间。当是苏轼在清理东坡中的荒芜水井时所写，描述的是疏凿挖深荒井的经过。

古井没荒莱②，不食谁为恻。瓶罂下两绠③，蛙蚓飞百尺。
腥风被泥滓，空响闻点滴。上除青青芹，下洗凿凿石。
沾濡愧童仆④，杯酒暖寒栗。白水渐泓渟⑤，青天落寒碧。
云何失旧秽，底处来新洁⑥。井在有无中⑦，无来亦无失。

【注释】

①浚井：淘井，对旧井进行疏凿挖深。

②荒莱：荒草。

③瓶罂：打水的容器。罂，小口大肚的瓶子。绠（gěng）：汲水用的绳子。

④沾濡：沾湿。

⑤泓渟：水深的样子。

⑥底处：什么地方。

⑦井在有无中：井由实土而虚空，又因虚空而蓄水，由有而无，复因无而有，故云"在有无中"。《楞严经》："凿井求水，出土一尺，于中则有一尺虚空。……此空当因土所出，因凿所有，无因自生。"

【译文】

古井被荒草所遮掩，不能食用不禁感到恻然。用绳子将瓶罂下到井中汲水，里面的青蛙、蚯蚓一蹦老高。

泥滓中飘散着腥气，井中能听到水滴的声音。除去井上青青的野草，清洗干净井中的石头。

为僮仆浚井浸湿身体打寒颤而感到愧疚，用酒为他去寒。清澈的积水越来越深，蓝天倒影于井水中。

旧的污秽是怎么失去的，什么地方来的洁净之水呢？井在有无之中变化，没有得到也没有失去。

江城子

【题解】

这首词作于苏轼贬谪黄州期间，是一首融说理、写景和言志于一炉，平淡中见豪放，恬静中有粗犷的词作。值得注意的是，苏轼在序中便以东坡雪堂今日春景似渊明当日斜川之景，引出对斜川当日之游的向往和在逆境中淡泊自守、怡然自足的心境。在词中开篇便直说渊明是自己的前生，表达了对陶渊明的深深仰慕之意，抒发了随遇而安、乐而忘忧的旷达襟怀。

陶渊明以正月五日游斜川①，临流班坐②，顾瞻南阜③，爱曾城之独秀④，乃作《斜川诗》⑤，至今使人想见其处。元丰壬戌之春,余躬耕于东坡,筑雪堂居之,南挹四望亭之后丘⑥,西控北山之微泉,慨然而叹,此亦斜川之游也。乃作长短句,以《江城子》歌之⑦。

【注释】

①斜川:地名。当在今江西都昌附近。

②班坐:依次而坐。

③南阜:南山。指庐山。

④曾城:山名。一名江南岭,又名天子鄣,据说上有落星寺,在庐山北。

⑤《斜川诗》:指陶渊明《游斜川诗》。

⑥挹:引。

⑦《江城子》:词牌名。首见于《花间集》。

【译文】

陶渊明正月初五日游览斜川,面对远逝的流水依次而坐,回头远望南山,喜欢曾城山的特别秀美,于是写了《斜川诗》,到现在还使后人想见他当时所见的风景。元丰壬戌年春天,我在东坡耕种,构筑雪堂居住,南边是四望亭后面的小丘,西边是北山的微泉,不仅慨然叹息,这也是斜川之游啊。于是作词,以《江城子》吟唱。

梦中了了醉中醒①。只渊明,是前生②。走遍人间,依旧却躬耕。昨夜东坡春雨足,乌鹊喜,报新晴。

雪堂西畔暗泉鸣。北山倾,小溪横。南望亭丘,孤秀耸曾城。都是斜川当日境,吾老矣,寄余龄。

【注释】

①了了:清楚,明白。

②前生:前世。这里是说陶渊明仿佛自己的前世一样。

【译文】

梦中明白醉中清醒。只有渊明,仿佛是我的前生。走遍人间,依旧选择了躬耕田园。昨天晚上东坡上春雨下得很足,今朝乌鹊报喜,雨后新晴。

雪堂的西边有暗泉流淌。北山高耸如同要倾倒,小溪横绕。南望四望亭小丘,孤拔秀丽如同高高耸立的曾城山。都是渊明当日所见斜川的景色啊,我老了,就在这里度过余生。

按:先生有《雪堂问》千五百言①,评者谓是赝作,余以为定出先生手,但其文不必选耳。堂以大雪中为,因绘雪于四壁之间,先生自书四大字,颜之曰"东坡雪堂"②。

【注释】

①《雪堂问》:指苏轼所写《雪堂问潘邠老》一文。

②颜:题字于匾额或书籍封面上。

【译文】

按:先生写有一千五百字的《雪堂问》,评论的人说是赝作,我认为一定是先生所写,只是这篇文章不必选入。雪堂建成时正下大雪,因此在堂中的四壁上绘了雪景,先生自书四大字,作为书斋的匾额题字"东坡雪堂"。

蜀公约邻①

【题解】

此文写于苏轼贬谪黄州期间,此时的他已经习惯了东坡的躬耕生活,在大自然的怀抱中寻找到了自然的真趣,如果真要让他像文中说的那样，再次前往公卿云集的地方去应酬交际，相信也确实不是他所乐意的吧。

　　范蜀公呼我卜邻许下②。许下多公卿，而我蓑衣箬笠③，放荡于东坡之上，岂复能事公卿哉？如人久放浪④，不觉有病，忽然持养，百病皆作。如州县久不治，因循苟简，亦曰无事，忽遇能吏，百弊纷然，非数月不能清净也。要且坚忍不退，所谓一劳永逸也。

【注释】

①蜀公：指范镇，字景仁。北宋大臣，累封蜀郡公。

②许下：今河南许昌。

③箬笠（ruò lì）：用竹篾、箬叶编织的斗笠。

④放浪：指行为不加检束。

【译文】

　　范蜀公邀请我到许昌和他做邻居居住。许昌所住的多是公卿权贵，而我身穿蓑衣，头戴竹笠，无拘无束地生活在东坡之上，还能再事奉公卿大人吗？就像一个人长期放纵自己，不觉得有病，忽然开始养护身体，就会百病俱生。如同州县长期不认真治理，沿袭老套，办事马虎简率，也可以说相安无事，忽然遇到一员能干的官吏，各种弊端都会纷纷产生，没有数月时间不能得到安定。只要坚持下去不动摇退缩，才是所谓一劳永逸的办法。

　　一味简傲①，说得这样郑重。

【注释】

①简傲：高傲，傲慢。

【译文】

一味高傲，却说得如此郑重其事。

赠王文甫

【题解】

此文写于苏轼被贬黄州时。苏轼谪居黄州的四年中，与本是蜀地人，现寓居武昌车湖的王文甫兄弟来往密切，有据可查的交往便有百次之多，可谓感情至深。因为黄州和武昌之间相隔大江，每逢大风巨浪便无法乘舟，故此文中会有"欲去而不可"之语。

昨日大风，欲去而不可。今日无风，可去，而我意欲留。文甫欲我去者，当使风、水与我意会①。如此，便当作留客过岁准备也②。

【注释】

①意会：心中领会。

②过岁：过年。

【译文】

昨天有大风，想离去而不能。今天无风，可以离去，而我却想留下来。文甫想让我离去，就要让风、水与我的愿望一致。如果这样的话，就要作留客过年的准备了。

是纵游极快心语，却难得此好主人。

【译文】

此文是纵游极快的心里话，却难得有这样的好主人。

黄州记别

【题解】

这是一封感情真挚、感人至深的短文。从文中可知,此文写于元丰七年(1084)三月九日,苏轼已经接到了调令,就要离开生活了四个年头的黄州。作为一个贬官,来到人生地不熟的黄州,苏轼在这里的处境可想而知,刚开始的苏轼,无疑是孤独、失意、迷茫的,但所幸他在这里结交了许多好友,帮助他度过了几年艰困的岁月。其中王文甫兄弟也本是蜀地人,后来迁居武昌,是苏轼在黄州最早结识的好友,几年里隔江往来多达百数,故此写了此文来表达离别之情。

仆以元丰三年二月一日至黄州,时家在南都,独与儿子迈来,郡中无一旧识。时时策杖至江上[①],望云涛渺然,亦不知有文甫兄弟在江南也[②]。居十余日,有长而髯者,惠然见过,乃文甫之弟子辨。留语半日,云:"迫寒食[③],且归东湖。"仆送之江上,微风细雨,叶舟横江而去[④]。仆登夏隩尾高丘以望之[⑤],仿佛见舟及武昌,乃还。自后遂相往来,及今四周岁,相过殆百数。遂欲买田而老焉,然竟不遂。近忽量移临汝[⑥],念将复去此,而后期未可,必感物凄然,有不胜怀。浮屠不三宿桑下[⑦],有以也哉! 七年三月九日。

【注释】

①策杖:拄着手杖。

②文甫兄弟:指王文甫、王子辨兄弟。江南:王文甫当时居于武昌车湖。

③寒食:寒食节。

④叶舟:一叶小舟。

⑤夏隩尾高丘:地名。夏隩是江边港口,高丘在夏隩西北临皋岗的
　最高处。

⑥量移:唐、宋公文用语,指官员被贬谪远方后,遇恩赦迁距较近的
　地区。也可泛指职位迁换。

⑦浮屠不三宿桑下:僧人不在同一棵桑树下连宿三个夜晚。意为避
　免留恋不舍。

【译文】

　　我元丰三年二月一日被贬到黄州,当时家人在南都,只有儿子苏迈
陪同,州郡之中没有一个认识的人。我常常拄杖到江边,眺望远处的云
涛,当时并不知道还有文甫兄弟在江南。住了十多天,有一个高个子、留
着长须的人,惠然来看我,原来是文甫的弟弟子辩。留他谈了半天,说:
"寒食将近,姑且归东湖。"我送他到江边,微风细雨之中,一叶扁舟横江
而去。我登上夏隩尾部的高丘远远望去,仿佛见舟至武昌,才返回。此
后便互相往来,到现在已四年了,互相探访大概有上百次。于是便想在
这里买田养老,然而最终也未能实现。近来忽然又要移居临汝,想到又
要离开此地而以后不一定能再见面,心情凄凉得几乎难以承受。僧人不
三宿桑下恐生留恋之意,的确如此。七年三月九日。

　　先生自黄移汝州,谢表既上,裕陵览之,顾谓侍臣曰:
"苏轼,真奇才。"时有憾公者,复前奏曰:"观轼表中,犹有
怨望之语①。"裕陵徐谓之曰:"朕已灼知苏轼衷心,实无他
肠。"于是语塞。

【注释】

①怨望:怨恨,抱怨。

【译文】

　　先生自黄州移汝州,谢表呈上之后,裕陵皇帝看了以后,对侍臣说:

"苏轼真是奇才啊。"当时有怨恨先生的官员又上奏说:"看苏轼谢表之中,还有抱怨的句子。"裕陵慢慢地说:"朕已深深感受到苏轼的衷心了,确实没有其他意思。"那人于是语塞。

乞常州居住表

【题解】

苏东坡曾先后两次上书请求在常州居住,此篇《乞常州居住表》是其第一次上书。苏东坡与常州的缘分在其科举高中之后,和同年们聚会上便已开始,与他同桌的是常州的蒋颍叔(之奇)、单锡等,他们在微醺中定下了卜居常州的"鸡黍之约"。后来苏东坡任杭州通判时,奉命赴常润一带赈灾,在常州一带停留了半年左右。完成赈灾任务后,他应好友蒋之奇、单锡等人之邀,在宜兴小住,游览了附近的名胜,留下许多千古名篇,同时也初步确定了将来躬耕退隐于此的愿望。熙宁七年五月,好友钱公辅在常州逝世,苏东坡在哀词中发出了"吾行四方而无归兮,逝将此焉止息"的感慨。并曾委托宜兴好友打听买田事宜,准备将来在此归隐。而经过乌台诗案的折磨和黄州的被贬生涯,仕途坎坷让他躬耕自给的愿望更加强烈。于是,便在从黄州量移的路途中上书朝廷,请求让他在常州居住。苏东坡的上书后来得到了同意,他带领全家在常州居住了下来。不过,造化弄人,就在不久之后,政局又起了变化,朝廷再次起用苏东坡,并委以重任。苏东坡只得告别了他刚刚建好的家园,又启程赴任,奔向人生的下一个驿站。

臣轼言。臣闻圣人之行法也,如雷霆之震草木,威怒虽甚,而归于欲其生;人主之罪人也,如父母之谴子孙[①],鞭挞虽严,而不忍致之死。臣漂流弃物,枯槁余生。泣血书词,呼天请命。愿回日月之照，一明葵藿之心②。此言朝闻，夕死无憾。

【注释】

①谴：责备。

②葵藿之心：葵藿偏指葵。葵性向日，古人多用以比喻下对上赤心趋向。《三国志·魏志·陈思王植传》："若葵藿之倾叶，太阳虽不为之回光，然向之者诚也。窃自比于葵藿，若降天地之施，垂三光之明者，实在陛下。"

【译文】

臣苏轼奏。臣听说圣人行法，如同雷霆威震草木，虽然很是威怒，最终还是想要草木生长；人主惩罚罪人，如同父母责罚子孙，鞭挞虽严厉，却并不忍置于死地。臣是漂流的废弃之物，余生如同枯槁。臣泣血书词，呼天请命。愿重回日月光照之下，一明臣的葵藿向日之心。这些话早上被听到，晚上就死去也没有遗憾。

臣昔者尝对便殿①，亲闻德音。似蒙圣知，不在人后。而狂狷妄发②，上负恩私。既有司皆以为可诛③，虽明主不得而独赦。一从吏议，坐废五年。积忧薰心，惊齿发之先变；抱恨刻骨，伤皮肉之仅存。近者蒙恩量移汝州，伏读训词，有"人材实难，弗忍终弃"之语。岂独知免于缧绁④，亦将有望于桑榆⑤。但未死亡，终见天日。岂敢复以迟暮为叹，更生侥觊之心⑥。但以禄廪久空，衣食不继。累重道远，不免舟行。自离黄州，风涛惊恐，举家病重，一子丧亡。今虽已至泗州，而赀用罄竭⑦，去汝尚远，难于陆行。无屋可居，无田可食，二十余口，不知所归。饥寒之忧，近在朝夕。与其强颜忍耻，干求于众人，不若归命投诚，控告于君父。

【注释】

①便殿：正殿以外的别殿。

②狂狷：狂妄褊急。书疏中常用作谦辞。

③有司：官员。职有专司，故称为"有司"。

④缧绁（léi xiè）：指监狱。

⑤桑榆：日落时阳光照在桑榆间，因借指傍晚。又比喻人的晚年。

⑥侥觊（jì）：侥幸觊觎。谓以侥幸的心理追求得到某种利益。

⑦罄（qìng）竭：用完，竭尽。

【译文】

　　臣过去曾在便殿中奉召，亲耳听到过君主的德音。似乎承蒙圣上的知遇，并不在别人后面。但臣却放肆而狂愚，有负圣上恩德。既然有司都认为臣应该诛杀，即使圣明的君主也不能独自宽赦臣。便按照官员们的建议，让臣坐废五年。积忧伤心，惊怕使臣齿掉发白；抱恨刻骨，只剩下皮肉仅存。近来蒙圣上之恩，准许我移往汝州，臣读圣上训词，其中有"人才实在难得，不忍心终身遗弃"之语。由此便知道不仅要免去臣囚徒的身份，而且也将有安度晚年的希望。只要不死，最终还会见到天日。臣哪里还敢再以年老而叹息，更生侥幸乞求的心思。只是由于俸禄食粮早就空乏，衣食不继。再加上路途遥远，不免乘船而行。自离开黄州，由于风浪惊吓，全家人都得了重病，一个儿子病死。现在到了泗州，但资用耗尽，离汝州还远，难以从陆路前往。臣无屋可居，无田可耕食，全家二十余口，不知前往何处。全家挨饥受寒，就在朝夕之间了。与其强颜忍耻，向众人请求帮助，还不如遵从天命，向君父您诉告。

　　臣有薄田在常州宜兴县，粗给饘粥①，欲望圣慈，许于常州居住。又恐罪戾至重，未可听从便安，辄叙微劳，庶蒙恩贷。臣先任徐州日，以河水浸城，几至沦陷。臣日夜守捍，偶获安全，曾蒙朝廷降敕奖谕。又尝选用沂州百姓程棐，令购捕凶党②，致获谋反妖贼李铎、郭进等一十七人，亦蒙圣恩保明放罪。皆臣子之常分，无涓埃之可言③。冒昧自陈，出于穷迫。庶几因缘侥幸，功过相除。稍出羁囚，得从所便。重念臣受性刚褊④，赋命奇穷。既获罪于天，又无助于下。怨仇交积，罪恶横生。群言或起于爱憎，孤忠遂陷于疑似。中虽无愧，不敢自明。向非人主独赐保全，则臣之微生岂有今日？

【注释】

①馇（zhān）粥：稀饭。

②购捕：悬赏抓捕。

③涓埃：细流、微尘。比喻微末、微小。

④受性：天性，秉性。刚褊（biǎn）：犹刚愎。褊，指气量心胸狭隘，性情急躁。

【译文】

臣在常州宜兴县有贫瘠的田地，能勉强提供稀粥，盼望圣上慈悲，恩准臣到常州居住。又害怕罪恶深重，不能自找安身之处，这里稍微叙述臣微小的功劳，希望能蒙圣恩宽赦。臣先前在徐州任职的时候，因为洪水围困，几乎要淹没全城。臣日夜守护，徐州城万幸平安，曾蒙朝廷下发敕令嘉奖。又曾经选用沂州百姓程棐，让他悬赏捕捉凶恶党贼，最后捉获谋反的妖贼李铎、郭进等十七人，也蒙圣上之恩向上申明后免罪。这些都是臣所应该做的事情，都是极为微小的事情。冒昧自陈劳绩，实出于穷困无奈。希望能因为侥幸，使臣能够功过相抵。稍微改变臣系囚的地位，能够答应臣自处安便之地。又想到臣天性刚愚，生命坎坷。既得罪于上天,于下又得不到帮助。仇怨交积,罪恶横生。众人的言论有的起于爱,有的因为憎,于是使臣的孤忠之心陷于是非难辨的境地。臣内心虽然无愧,也不敢为自己辨明。从前要不是人主赐恩保全臣的性命,臣卑微的生命哪里还有今天?

伏惟皇帝陛下,圣神天纵,文武生知,得天下之英才,已全三乐^①;跻斯民于仁寿^②,不弃一夫。勃然中兴^③,可谓尽善。而臣抱百年之永叹,悼一饱之无时,贫病交攻,死生莫保。虽凫雁飞集,何足计于朝廷;而犬马盖帷^④,犹有求于陛下。敢祈仁圣,少赐矜怜。臣见一面前去,至南京以来^⑤,听候朝旨。干冒天威。

【注释】

①三乐:指《孟子》中所提君子的三种快乐:父母俱存,兄弟无故;仰不愧于天,俯不怍于人;得天下英才而教育之。

②跻:登,上升。

③勃然:兴起的样子。

④犬马盖帷:郎晔注:"《檀弓》:仲尼曰:敝帷不弃,为埋马也。敝盖不弃,为埋狗也。"

⑤南京:宋代的南京指商丘,即今河南商丘。

【译文】

臣推想皇帝陛下圣神天赋,文武生知,聚得天下的英才,已达到"三乐"境界;让百姓都登上仁寿之地,不舍弃一个人。勃然中兴,可谓是尽善了。而臣却抱有寿命的忧虑,哀伤没有饱饭,贫病交加,生死难保。虽然鸭雁飞集,哪里值得朝廷关心;但是埋葬犬马,还要祈求于陛下。大胆乞求仁圣之君,稍微赏赐一些哀怜。臣现在一面向前行,到达南京以后,听候朝旨。恕臣冒犯天威。

宛转乞恩，忠爱愈笃，绝不肯低眉权贵。

【译文】

宛转请求恩赐，忠爱之心更加笃厚，绝不肯向权贵低眉。

登州谢上表

【题解】

元丰八年（1085），苏轼抵达登州，按照惯例写了这封《登州谢上表》，表达对君主天恩的感激涕零之情。不过他没想到，在登州上任才五天，便以礼部郎中被召还朝，结束了短暂的登州之行。

登虽小郡，地号极边①。自惊缧绁之余，忽有民社之寄②。拜恩不次，陨涕何言。中谢。臣闻臣不密则失身③，而臣无周身之智④；人不可以无学，而臣有不学之愚。积此两愆⑤，本当万死。坐受六年之谪，甘如五鼎之珍⑥。击鼓登闻⑦，止求自便；买田阳羡⑧，誓毕此生。岂期枯朽之中，有此遭逢之异。收召魂魄，复为平人；洗濯瑕疵，尽还旧物。此盖伏遇皇帝陛下，内行曾、闵之孝⑨，外发禹、汤之仁⑩。日将旦而四海明，天方春而万物作。于其党而观过，谓臣或出于爱君；就所短而求长，知臣稍习于治郡。致兹异宠，骤及非才⑪。恭惟先帝全臣于众怒必死之中，陛下起臣于散官永弃之地。没身难报，碎首为期。

【注释】

①极边：极为遥远的边远之境。

②民社：指州县等地方，亦借指地方长官。

③不密：有空隙，不严密。

④周身：保全自身。

⑤愆：罪过。

⑥五鼎：古代行祭礼时，大夫用五个鼎，分别盛羊、豕、肤、鱼、腊五种供品。

⑦登闻：古代于朝堂外悬鼓，百姓若有谏议或冤屈要上达，即可击鼓以申。

⑧买田阳羡：指在常州买田。阳羡，地名。在今江苏宜兴南。

⑨曾、闵：曾参与闵损（闵子骞）的并称。二人都是孔子的弟子，以有孝行著称。

⑩禹、汤：夏禹和商汤，被当作古代贤明君主的典范。

⑪非才：才能不适任。常用于谦称。

【译文】

登州虽然是小郡，号称是极远的边界。臣很吃惊在监狱中侥幸存活之后，竟忽然有地方官的委任。拜谢这超擢之恩，除了落泪感激之外无话可说。中谢。臣听说臣子办事不周密就会失去生命，但臣却没有保全自身的智慧；人不可以不学，但臣却愚昧不知学习。有了这两个罪过，臣本该万死。因罪坐受六年贬谪，臣却甘如食五鼎美味。击鼓诉说事情，只为了自己方便生活；在阳羡买些田地，决心了此一生。哪想到枯朽之年，又有幸得到如此特别的恩宠。臣收回惊散的魂魄，又重新成为无罪之人；洗清瑕疵，恢复原有官职。这是因为有幸遇到了皇帝陛下，内行曾、闵之孝，外发禹、汤之仁。日将出而四海明，春将到而万物苏。从朋辈眼中看臣的过失，或许认为臣是出于爱君之心；从短处中寻找长处，知道臣还比较懂得地方的治理。把这样的特殊宠命，迅速安排到臣这个没有才干的人身上。先帝在众怒必置臣于死地的处境中保全了臣的性命,陛下又把臣从闲散废弃的处境中提拔上来。臣粉身碎骨也无法回报,一直到死都将尽忠。

无一字不恺切①。

【注释】

①恺切:言辞诚恳真切。

【译文】

没有一个字不诚恳真切。

与王庆源

【题解】

从这封与王庆源的通信中可知,苏轼写信时已经接到新的任命,正要离开登州,信中的语气颇为乐观。苏轼在登州时日虽短,却印象深刻,特别是对于海市的印象极深,不但写有专门的诗篇,还在多篇文章、书信中提及。

令子两先辈①,必大富学术,非久腾踔矣②。五五哥、五七哥及十六郎,临行冗迫,不果拜书,因见道意。登州下临涨海③,枕簟之下④,天水相连,蓬莱三山,仿佛可见。春夏间常见海市⑤,状如烟云,为楼观、人物之象。数日前偶见之,有一诗录呈为笑也。史三儒长老近蒙书,冗中未及答,因见乞道区区。《海市》诗可转呈也。京师有干,乞示下。

【注释】

①先辈：宋人对秀才的通称。

②腾踔：犹腾达。指地位上升，宦途得意。

③涨海：波涛汹涌的海水。

④枕簟（diàn）：枕席。泛指卧具。

⑤海市：大气因光折射而形成的反映地面物体的形象。

【译文】

　　您的两位秀才儿子，想必学富五车，不久必能声名卓著。五五哥、五七哥以及十六郎等人，因我将要动身事务繁多，就不再去信了，请趁见面时替我致意。登州下临大海，床榻之下，水天相连，蓬莱三山，隐约可见。春夏之间常能见到海市蜃楼，看去如同烟云缭绕，呈现出楼阁、人物的景象。几天前我偶然见到，写下一首诗，誊录给您聊发一笑。最近史三儒长老来信，我忙于公务未能答复，请趁见面时，代我向他致以诚挚的谢意。《海市》一诗可以转呈给他。倘要我在京中做什么事，尽管吩咐。

与乡人

【题解】

　　这封与乡人的书信写于苏轼从登州回到京城之后，虽然此时的政治环境于他有利，他与苏辙均处于仕途的上升阶段，与在贬谪之时的地位和待遇不啻天壤之别，但从信中可知，他对此并不适应，也不向往。苏轼的这些话并非虚假，因为在京城待了没有多久，他就请求外放了。

　　某去乡十八年，老人半去①，后生皆不识面。坟墓手种木，已径尺矣。此心岂尝一日忘归哉！久放山泽，乍入朝市②，张皇失次③，触目非所好也。但久与子由别，乍得一处，不无喜幸。然此郎君乃作谏官④，岂敢望久留者？相知之深，故详及一二。

【译文】

　　我离开家乡十八年了，乡里认识的老人，几乎去世一半，年轻人都不认识。坟地中亲手种下的树已有一尺粗了。我的心没有哪一天忘记要归乡！长期谪居在外，忽然又来到京城，不由张皇所措，行事次序混乱，眼中所见都不是我所向往的。只是与子由分别了很久，忽然能聚到一处，很是欣喜。但他是做谏官的，哪里敢希望能长时间停留呢？与您彼此了解很深，所以略微详细说了这些。

与黄州故人

【题解】

　　这是苏轼写给黄州旧友的书信。在黄州时苏轼的身份是贬官，生活极为清苦，但他从黄州的山水之中得到了无穷的乐趣。写这封信时，苏轼在京城之中身居高位，然而政治压力也与日俱增。从信中"屡乞郡未得"可知，此时的苏轼对于仕途已然看淡，与京城权高位重相比，他更怀念在地方为官时相对自由的生活。

　　某宠禄过分①，忧责至重，颜衰鬓秃，不复江上形容也②。屡乞郡未得，但怀想曩游，发于梦想也③。洗眼、揩牙药,得之甚幸。切望挂意。覆盆子必已采得④,望多寄也。都下有干,示及。十二、十三两先辈,各致区区。忙甚,未及书。艾清臣亦然。京师冗迫,殊不款曲也⑤。

【注释】

①宠禄:荣宠与禄位。

②江上形容:指在黄州时的容颜。形容,容颜,容貌。

③发于梦想:在梦里回想。

④覆盆子:植物覆盆子的果实,可以入药,具有益肾固精缩尿、养肝明目等功效。

⑤款曲:详尽述说。

【译文】

我空享优厚的体禄与官位,担心责任太重,现在我容颜衰老发白鬓秃,不再是当年在黄州时的容貌了。我曾多次请求到外地为官,都没能遂愿,只能在梦中怀想过去在外的宦游生活。洗眼、擦牙药,都已经收到,非常庆幸。深切挂念。想必您已采到了覆盆子,希望多寄些。在京城有什么需要就告诉我。十二、十三两位秀才,请各为致意。非常繁忙,来不及写信。艾清臣也是如此。京师事务繁杂,不再详细述说了。

答刘贡父

【题解】

在这封写给刘贡父的信中,苏轼认为"禅理气术"是"世间关身事"。确实,随着苏轼年岁渐长,养生修道的内容也越来越多地出现在其笔下。

某江湖之人①,久留辇下②,如在樊笼③,岂复佳思也?

人情责重百端④,而衰病不能应副⑤,动是罪戾。故人知我,想复见怜耶? 后会未可期,临书怅惘,禅理气术,比来加进否? 世间关身事,特有此耳。愿更着鞭⑥,区区之祷也。

【注释】

①江湖之人:意为向往江湖生活之人。

②辇下:天子车驾附近,指京师。也称为"辇毂下"。

③樊笼:鸟笼。比喻束缚不自由。

④责重:苏轼文集通行本作"责望"。责望,要求和期望。

⑤应副:应对,酬应。

⑥着鞭:鞭打。意为勉力进取。

【译文】

我本是向往江湖生活之人,长期在京城,如同在樊笼里一样,哪里会有什么佳思? 人情要求和期望都很多,而我的多病之身难以应对,动辄得咎。老友了解我,想能怜我的处境吧? 后会不知道在何时,对着信不禁怅惘,禅理和气功之术,近来有长进吗? 世间关乎身家之事,只有这个。希望您更加努力,这是我诚挚的希望。

　　读此数首,所谓一肚皮不合时宜者,非耶。

【译文】

读这几首,所谓"一肚皮不合时宜",是不对的。

寄傲轩①

【题解】

这首诗是苏轼为韦深道的居室寄傲轩所作。韦深道,名许,自号湖阴居士,曾从李之仪学习,李之仪有《题韦深道寄傲轩》诗相赠。韦深道对于科举不感兴趣,但交际颇广,与当时的不少文人都有来往,有不少酬唱之作流传。

先生英妙年[2],一扫千兔秃[3]。仕进固有余,不肯践场屋[4]。
通闤何所傲[5],傲名非傲俗[6]。定知轩冕中,享荣不偿辱。
岂无自安计,得失犹转毂[7]。先生独扬扬[8],忧患莫能渎。
得如虎挟乙[9],失若龟藏六[10]。茅檐聊寄寓,俯仰亦自足。
东坡无边春,方寸尽藏蓄。醉哦旁若无[11],独侑一樽绿[12]。
床头车马道,残月挂疏木。朝客纷扰时,先生睡方熟。

【注释】

①寄傲轩:室名。在安徽芜湖,系韦深道所筑。

②英妙年:俊年而负才气。

③千兔秃:形容写作或创作非常勤奋,笔墨用尽。这里指握管为文者之众。

④场屋:旧时科举考试之所。

⑤通闤(huán):四通八达的市街。

⑥傲名:高傲自负,轻视名利。傲俗:高傲不随世。

⑦转毂(gǔ):犹言转轮。毂,车轮中央贯轴之圆木。此指车轮。

⑧扬扬:坦然自若的样子。

⑨虎挟乙:像威武的老虎。乙,虎两肋和尾端有骨,形如乙字,叫虎威。

⑩龟藏六:谓龟遇危险便将头尾和四足缩入甲中以避害。后因比喻人的才智不外露或深居简出,以免招嫉惹祸。语本《杂阿含经》:"过去时世,有河中草,有龟于中住止。时有野干饥行觅食,遥见龟虫,疾来捉取,龟虫见来,即便藏六。"

⑪醉哦：醉而吟哦。哦，吟唱。旁若无：旁若无人之省语。

⑫侑（yòu）：劝。

【译文】

先生风华正茂，才力远在一般人之上。踏入仕途绰绰有余，但是他不乐意参加科举。

站在通阛上傲视什么呢？轻视名利并不是高傲不随世。你一定知道仕途之中，享受的荣华抵偿不了所受的屈辱。

哪里是没有安身之计？人生的得失如同车轮运行。先生独自一人坦然自若，忧患不会干扰到他。

有所得时如同威武的老虎，有所失则如龟缩入甲中以避害。姑且在茅檐下寄寓，低头和抬头也都满足。

东坡之上有无边的春色，都蕴蓄在这方寸之地里。醉酒吟哦旁若无人，独独劝饮一樽美酒。

床头紧挨车马道，残月挂在稀疏的树枝上。早起的客人纷纷扰扰时，先生还在酣睡中。

　虎威状如"乙"字，人佩之，可以辟除不祥。龟首尾及四足，凡六。

【译文】

虎威形状如同"乙"字，人佩戴，可以辟除不祥。龟的首尾加上四足，一共是六个。

别南北山道人

【题解】

元祐六年（1091）三月，苏轼离开杭州赴京时写下了此诗。众所周知,苏轼曾两度在杭州任职,不但颇有政绩,而且他在杭州结识了众多好友,留下了诸多墨宝,临别之际思绪缠绕,可谓依依惜别。

　　余去杭十六年而复来,留二年而去[①]。平生自觉出处老少[②],粗似乐天,虽才名相远[③],而安分寡求,亦庶几焉[④]。三月六日,来别南北山诸道人,而下天竺惠净师以丑石赠行[⑤],作三绝句。

【注释】

①二年:苏轼元祐四年(1089)出知杭州,元祐六年(1091)离任。

②出处:出任及退隐。

③相远:相差很远。

④庶几:差不多。

⑤下天竺:指法镜寺。浙江杭州西湖西面,在天竺山和灵隐寺之间,有三座天竺寺,被称为上天竺、中天竺、下天竺。

【译文】

　　我离开杭州十六年后再来,留任两年又要离开。平生自己觉得这些年的仕途进退,和白居易大体相似,虽然我和白居易才名相差很远,而安分寡求之心,是差不多的。三月六日,来和南北山的各位道友们告别,下天竺的惠净师以丑石来赠行,写了三首绝句。

其一

当年衫鬓两青青[①],强说重临慰别情。

衰鬓只今无可白[②],故应相对话来生。

【注释】

①当年:指苏轼熙宁四年(1071)第一次通判杭州时。

②无可白:已白发满头,不能再白了。

【译文】

当年来到这里满头乌发着青衫,勉强说重来安慰离别之情。

现在已是衰年满头白发,所以要互相说来生再见了。

其二

出处依稀似乐天,敢将衰朽较前贤①。

便从洛社休官去②,犹有闲居二十年③。

【注释】

①前贤:古代贤人。此指白居易。

②洛社:白居易致仕居洛,爱香山之胜,晚与僧如满结香火社。

③闲居二十年:化用白居易《洛下》诗句:"水畔竹林边,闲居二十年。"

【译文】

我的进退依稀和白乐天相似,希望能和晚年的白居易一样。

休官后在洛阳隐居结社,还能悠闲地度过二十年。

其三

在郡依前六百日,山中不记几回来①。

还将天竺一峰去②,欲把云根到处栽③。

【注释】

①在郡依前六百日,山中不记几回来:化自白居易《留题天竺灵隐二寺》:"在郡六百日,入山十二回。"苏轼元祐四年七月至杭,元

祐六年三月离去,计约六百日。

②天竺一峰:本指位于天竺寺旁的飞来峰,相传系从天竺国灵鹫山飞到杭州。这里也指惠净禅师所赠送的丑石。

③云根:指石。古人认为云生于石,故名石曰云根。白乐天《太湖石》诗:"削成青玉片,截断碧云根。"到处栽:喻行踪不定。

【译文】

在杭州做太守停留了六百日,已经记不清来了多少次南北山。

还要带走天竺的一块丑石,让它随着我继续漂泊不定。

杭州召还乞郡状

【题解】

元祐四年(1089)三月,苏轼以龙图阁学士左朝奉郎到任杭州,元祐六年三月以翰林学士承旨召还。接到任命后,苏轼三次上疏辞免翰林学士承旨,皆未获准。于是,苏轼再上此《杭州召还乞郡状》,极力表达自己乞求外放之心,从中能够清楚地看到苏轼第二次来到杭州的背景和复杂的心路历程。

近奉诏书及圣旨札子①,不允臣辞免翰林学士承旨恩命及乞郡事。臣已第三次奏,乞除臣扬、越、陈、蔡一郡去讫。窃虑区区之诚,未能遽回天意②,须至尽露本心,重干圣听。惶恐死罪!惶恐死罪!

【注释】

①札子:官府中用来上奏或启事的一种文书。按,宋代的圣旨多由有司先将意见写成札子进呈皇帝。

②天意：指君主的意愿。

【译文】

近日接到诏书和圣旨札子，不允臣辞免翰林学士承旨恩命及出任地方官的请求。臣已经三次奏请任命臣为扬州、越州、陈州或蔡州任何一地的地方官。臣私下考虑区区的诚意，没能立刻回转圣意，需要臣尽露本心，再次干犯圣听。惶恐死罪！惶恐死罪！

臣昔于治平中①，自凤翔职官，得替入朝。首被英宗皇帝知遇，欲骤用臣②。当时宰相韩琦，以臣年少资浅，未经试用，故且与馆职。亦会臣丁父忧去官③。及服阕入觐④，便蒙神宗皇帝召对，面赐奖激⑤，许臣职外言事。自惟羁旅之臣，未应得此，岂非以英宗皇帝知臣有素故耶？是时王安石新得政，变易法度，臣若少加附会，进用可必。自惟远人，蒙二帝非常之知，不忍欺天负心，欲具论安石所为不可施行状，以裨万一。然未测圣意待臣深浅，因上元有旨买灯四千碗，有司无状⑥，亏减市价。臣即上书论奏，先帝大喜，即时施行。臣以此卜知先帝圣明⑦，能受尽言，上疏六千余言，极论新法不便。后复因考试进士，拟对御试策进上，并言安石不知人，不可大用。先帝虽未听从，然亦嘉臣愚直，初不谴问⑧。而安石大怒，其党无不切齿，争欲倾臣。御史知杂谢景温⑨，首出死力，弹奏臣丁忧归乡日，舟中曾贩私盐。遂下诸路体量⑩，追捕当时梢工、篙手等，考掠取证，但以实无其事，故锻炼不成而止。臣缘此惧祸乞出，连三任外补。而先帝眷臣不衰，时因贺谢表章，即对左右称道。党人疑臣复用，而李定、何正臣、舒亶三人，构造飞语⑪，酝酿百端，必欲致臣于死。先帝初亦不听,而此三人执奏不已,故臣得罪下狱。定等选差悍吏皇遵,将带吏卒,就湖州追摄,如捕寇贼。臣即与妻子诀别,留书与弟辙,处置后事,自期必死。过扬子江,便欲自投江中,而吏卒监守不果。到狱,即欲不食求死。而先帝遣使就狱,有所约敕,故狱吏不敢别加非横。臣亦觉知先帝无意杀臣,故复留残喘,得至今日。及窜责黄州^⑫,每有表疏,先帝复对左右称道,哀怜奖激,意欲复用,而左右固争,以为不可。臣虽在远,亦具闻之。古人有言,聚蚊成雷^⑬,积羽沉舟^⑭,言寡不胜众也。以先帝知臣特达如此^⑮,而臣终不免于患难者,以左右疾臣者众也。

【注释】

①治平:宋英宗的年号(1064—1067)。

②骤:立刻。

③丁父忧:遭逢父亲丧事,居丧。

④服阕:守丧期满除服。入觐:谒见皇帝。

⑤奖激:嘉奖激励。

⑥无状:行为失检。

⑦卜知:推知,了解。

⑧谴问:责问。

⑨御史知杂:职官名。即侍御史知杂事。

⑩体量:体察情况,予以权衡。

⑪飞语:没有根据的谣言。

⑫窜责:放逐处罚。

⑬聚蚊成雷:许多蚊子聚到一起,声音会像雷声那样大。比喻说坏话的人多了,会让人受到很大的损害。出自《汉书·中山靖王

传》："夫众煦漂山,聚蚊成雷。"

⑭积羽沉舟:指小小的坏事积累起来就会造成严重的后果。出自
《战国策·魏策》："臣闻积羽沉舟,群轻折轴,众口铄金。"

⑮特达:特殊知遇。

【译文】

臣从前在英宗治平年间,从凤翔地方官,得以替官入朝。开始被英宗皇帝赏识,准备立即用臣。当时的宰相韩琦,因为臣年少资历浅,没有经过试用,所以暂且给臣馆职。也遇上臣丧父丁忧离职。等到丧满入朝觐见,蒙神宗皇帝召对,当面予以奖掖,允许臣越职奏事。自认为羁旅之臣,不应有如此待遇,岂不是英宗皇帝对臣很了解的缘故吗?当时王安石刚当上宰相,施行变法,如果臣稍加迎合,肯定能得到提升。自念一个远方之人,能得到两位皇帝的赏识,不忍欺骗上天而违背良心,准备详细论列王安石的做法不能施行的理由,以补一点时事。然而不知圣上对臣究竟是怎样一个看法,正好上元节有圣旨让购买四千盏花灯,有关官吏横行霸道,压低市价。臣立即上书论奏,先帝大喜,吩咐按臣说的办。臣因此明白神宗皇帝圣明,能接受各种意见,于是上书六千多言,论证新法的不周之处。后又乘进士考试,撰写了《拟进士对御试策》献上,同时指出王安石不能识别人才,不可委以重任。先帝虽然没有听从,然而也称赞臣的愚直,起初并未责备。而王安石大怒,他的同党无不咬牙切齿,争相排挤臣。御史知杂谢景温,首先出死力,弹奏臣在守父丧回家之时,在船上捎带贩卖私盐。于是命令各路审查此事,追捕当时的梢工、篙手等人,拷问取证,但因实无其事,终于罗织罪名不成而止。臣因此惧祸请求出朝为官,连续在三个地方任职。而先帝对臣的眷恋并未减少,时常在臣祝贺、道谢表章奏上的时候,对左右的人称赞臣。党人疑心臣会被重新起用,李定、何正臣、舒亶三人制造各种流言,百般诬陷,要置臣于死地。先帝起初也不相信,但三人奏疏不断,所以臣得罪下狱。李定等选派酷吏皇遵,带领吏卒,到湖州追捕,如捕强盗一样。臣与家人诀别,给

弟弟苏辙留下一封信,让他处理后事,自认为此去必死无疑。过扬子江的时候,臣想投江自尽,而吏卒监视没有机会。入狱之后,想绝食求死。而先帝派遣使者到狱中,对狱吏有所约束,所以狱卒不敢别施暴虐。臣也明白先帝并不想杀臣,所以苟延残喘,以至今日。流放到黄州后,每有表疏奏上,先帝又对左右近臣称赞,可怜臣,激励臣,准备重新任用,而左右大臣坚决反对,认为不能任用。臣虽然在远方,也都详细听说了。古人说过:蚊子的叫声聚积在一起可以像打雷那样响,羽毛积得多了可以压得船只沉没,说的是寡不敌众的道理。以先帝待臣的特殊恩遇,而臣终不免受难,就是因为先帝身边痛恨臣的人太多。

及陛下即位,起臣于贬所,不及一年,备位禁林[①],遭遇之异,古今无比。臣每自惟昆虫草木之微,无以仰报天地生成之德,惟有独立不倚,知无不言,可以少报万一。始论衙前差顾利害[②],与孙永、傅尧俞、韩维争议,因亦与司马光异论。光初不以此怒臣,而台谏诸臣,逆探光意[③],遂与臣为仇。臣又素疾程颐之奸,未尝假以色辞,故颐之党人,无不侧目。自朝廷废黜大奸数人,而其余党犹在要近[④],阴为之地,特未敢发尔。小臣周穜,乃敢上疏,乞用王安石配享[⑤],以尝试朝廷[⑥]。臣窃料穜草芥之微,敢建此议,必有阴主其事者。是以上书逆折其奸锋,乞重赐行遣[⑦],以破小人之谋。因此,党人尤加忿疾。其后,又于经筵极论黄河不可回夺利害[⑧],且上疏争之,遂大失执政意。积此数事,恐别致患祸。又缘臂痛目昏,所以累章力求补外。

【注释】

①备位：自谦充数之词。

②衙前：宋代职役之一。唐有衙前军，但非官役。宋衙前始成为负担最重的差役。职掌官物押运和供应。差顾：疑当为"差雇"。

③逆探：推测。

④要近：显贵而能亲近天子的官位。

⑤配享：指大臣凭功绩及生前官爵祔祀于帝王宗庙。

⑥尝试：试探。

⑦行遣：处置，发落。

⑧经筵：为讲论经史而特设的御前讲席。宋代始称经筵，置讲官以翰林学士或其他官员充任或兼任。

【译文】

等到陛下即位，把臣从贬所召回，不到一年，臣便充数于翰林院，遭遇之奇特，古今没有能比得上的。臣常自念像草木昆虫一样微小，无法报答天地生育的恩德，只有独立不偏倚，知无不言，可以稍稍报答万分之一。于是开始讨论衙前役差雇的利弊，与孙永、傅尧俞、韩维争论，与司马光的意见不一致。司马光起初并不生臣的气，而御史台和谏议院的各位大臣，揣摩司马光的意图，遂与臣结仇。臣又素来厌恶程颐的奸诈，从未对他和颜悦色，所以程颐的同党对臣无不侧目。自从朝廷废黜几个大奸之后，还有同伙位居显要之位，私下里替他们开脱，只是不敢公开罢了。有个小臣周秬，竟敢上疏请以王安石配享，以试探朝廷的意思。臣私下想以周秬卑微的身份，竟敢提出这个建议，肯定背后有人支持。因此上书揭发其奸计，请求加重处分，揭破了小人的奸谋。因此，其同党更加恨臣。此后，在经筵上臣又极论黄河不可回夺的利害，并且上疏争论，于是大大地失去了掌权者的欢心。这几件事连在一起，恐怕会招致祸患。再加上臣眼昏臂痛，所以连续奏请外派出任地方官。

　　窃伏思念,自忝禁近,三年之间,台谏言臣者数四^①,只因发策草麻,罗织语言,以为谤讪^②,本无疑似,白加诬执。其间暧昧潜愬^③,陛下察其无实而不降出者,又不知其几何矣。若非二圣仁明,洞照肝膈^④,则臣为党人所倾,首领不保,岂敢望如先帝之赦臣乎? 自出知杭州二年,粗免人言,中间法外刺配颜章、颜益二人^⑤,盖攻积弊,事不获已。陛下亦已赦臣,而言者不赦,论奏不已。其意岂为颜章等哉? 以此知党人之意,未尝一日不在倾臣,洗垢求瑕,止得此事。

【注释】

①数四:犹言再三再四。多次。

②谤讪:诽谤。

③潜(zèn)愬:谗毁攻讦。

④洞照:明察。

⑤刺配:古代在罪犯脸上刺字,并送往远方充军。《宋史·刑法志》:"至于黥墨,则用刺配之法。"

【译文】

　　臣私下里考虑,自从忝翰林院以来,三年之间,台谏官员数次弹劾臣,只因为发出策问起草诏书,罗织语言,他们就认为臣在诽谤,本是没影子的事情,他们就平白无故的诬蔑。这中间那些不光明的诬陷,被陛下觉察而没有传出来的,不知又有多少。如果不是皇上和太皇太后圣明,明察臣的内心,则臣会被党人打倒,头颅难保,岂敢奢望像先帝那样赦免臣呢? 自任杭州知州两年来,稍稍免了一些诽谤,这期间法外刺配颜章和颜益二人,是为了纠正积弊,出于万不得已。陛下也已经赦免了臣,而谏官并没有放过臣,依然奏论不止。他们的意思难道真在替颜章等人叫屈吗? 因此明白党人的想法,没有一天不想把臣打倒,洗垢求瑕,仅仅为了这件事。

　　今者忽蒙圣恩召还擢用,又除臣弟辙为执政,此二事,皆非大臣本意。窃计党人必大猜忌,磨厉以须[①],势必如此。闻命悸恐[②],以福为灾,即日上章,辞免乞郡。行至中路,果闻弟辙为台谏所攻,般出廨宇待罪[③]。又蒙陛下委曲照见情状[④],方获保全。臣之刚褊[⑤],众所共知,党人嫌忌,甚于弟辙。岂敢以衰病之余,复犯其锋,虽自知无罪可言,而今之言者,岂问是非曲直? 窃谓人主之待臣子,不过公道以相知,党人之报怨嫌[⑥],必为巧发而阴中[⑦]。臣岂敢恃二圣公道之知,而傲党人阴中之祸。所以不避烦渎[⑧],自陈入仕以来进退本末,欲陛下知臣危言危行,独立不回,以犯众怒者,所从来远矣。又欲陛下知臣平生冒涉患难危崄如此,今余年无几,不免有远祸全身之意,再三辞逊,实非矫饰。柳下惠有言[⑨]:"直道而事人,焉往而不三黜[⑩]。"臣若贪得患失,随世俯仰,改其常度,则陛下亦安所用;臣若守其初心,始终不变,则群小侧目,必无安理。虽蒙二圣深知,亦恐终不胜众。所以反覆计虑,莫若求去。非不怀恋天地父母之恩,而衰老之余,耻复与群小计较短长曲直,为世间高人长者所笑。伏望圣慈,察臣至诚,特赐指挥执政检书累奏,只作亲嫌回避,早除一郡。所有今来奏状,乞留中不出,以保全臣子,臣不胜大愿。若朝廷不以臣不才,犹欲驱使,或除一重难边郡,臣不敢辞避,报国之心,死而后已。惟不愿在禁近,使党人猜疑,别加阴中也。干犯天威,谨俟斧锧。

【注释】

①磨厉:磨物使其锐利。引申为磨炼。

②悸恐:犹惶恐。

③般出:搬出去。廨宇:官舍。

④照见:察明。

⑤刚褊:刚愎。

⑥怨嫌:嫌隙。

⑦阴中:中伤。

⑧烦渎:繁杂琐细。

⑨柳下惠:姬姓,展氏,名获,字季禽。曾任鲁国士师,掌管刑罚狱讼之事。其"坐怀不乱"的故事广为传颂。

⑩直道而事人,焉往而不三黜:语出《论语·微子》,意为正直地事奉人君,到哪一国去不会被多次免职。

【译文】

现在忽蒙圣恩将臣召还提升,又任命臣弟苏辙为执政大臣,这两件事,都不符合大臣们的心意。臣想党人一定会大加猜忌,摩拳擦掌,势必如此。所以臣听到朝廷的命令便感到害怕,以福为灾,当即上奏,请求辞去朝官而出任地方官。行到中途,果然听到臣弟辙被台谏攻击,搬出官舍待罪。又蒙陛下从中看出实情,才得以保全。臣的刚愎,人所共知,党人的仇恨,比对臣弟苏辙更厉害。怎敢在衰病余年,再碰其锋芒,虽然自己也明白无罪可言,而现在的说话人,哪问是非曲直? 臣私下里认为君主对待臣下,不过以公道相知而已,而党人的打击报复,一定要巧借机会而中伤。臣怎敢依仗二位圣人的公道之知,就不顾党人暗箭伤人之祸呢! 之所以不惮其烦,自相陈述入仕以来的坎坎坷坷,是想让陛下知道臣的正言端行,独立而不改,以此犯了众怒,是由来已久的事情。又想让陛下知道臣平生经历如此多的艰难险阻,现在已经没有多少活头,不免有远祸保身之意,再三辞职,绝不是矫饰。柳下惠说过:"正直地事奉人君,到哪一国去不会被多次免职?"如果臣贪得而患失,随波逐流,改其常态,则陛下用臣又有什么用;如果臣守其本志,始终不变,则群小怒目而视,必无安稳之理。即使承蒙二圣的了解,怕最终也抵御不了众人的攻击。所以反复考虑,不如求去。这并不是不怀恋圣上的恩德,而是因为在衰老的余年,耻于再与那群小人计较短长曲直,而被世间的高人长者所嘲笑。希望圣上慈悲体谅臣的诚心,下令执政大臣检出累次奏议,只当是亲属回避,早早任命为一个地方官。现在的这道奏状,请求压下不要外传,以保全臣的性命,这是臣最大的希望。如果朝廷不认为臣没有才能,还想继续使用,或者派到一个重要的、难治的边疆地区,臣也不敢推辞,报国之心,死而后已。只是不愿在朝廷上,使党人猜忌,再暗中陷害。冒犯了天威,谨候斧钺之刑。

先生一生坎壈①,备载此状。然读之,其言直实,其意谨凛②。有一语欺伪否?

公有言:"知人之明不可学③。"窃谓学不知人,所学何事?然公能识富、范、欧阳诸公④,不能识程正公⑤,岂知人之明真不可学耶?意者学徒相仇、窜改公疏耶?不然,非所宜出于公也。陈明卿

【注释】

①坎壈(lǎn):困顿,不得志。

②谨凛:谨慎戒惧。

③知人之明不可学:语出苏轼《拟进士对御试策》。

④富、范:富弼和范仲淹。两人都是北宋名臣。

⑤程正公:指北宋大儒程颐,字正叔,世称伊川先生。元祐初除秘书省校书郎,授崇政殿说书。谥号"正公"。

【译文】

先生一生不得志，在这封奏文中有详细叙述。但是读这篇奏文，其言正直诚实，其意谨慎戒惧。一句欺瞒的话都没有。

苏公说过："知人之明没办法学会。"我私下以为学习如果不能了解人，那么学习是为了什么呢？然而苏公能识富弼、范仲淹和欧阳诸公，不能识程正公，难道知人之明真的不可学吗？恐怕是学徒互相仇视、窜改了先生的文字吧？不然的话，不像是先生所言。陈明卿

感旧诗 并引

【题解】

此诗系元祐六年（1091）在京城中作。此年二月苏轼从杭州召还，任翰林学士，五月至京，八月便自请出知颍州。这首诗即作于赴颍州前。这首诗的重点在"感"不在"旧"，全诗如叙家常，真挚感人，同时由于苏轼已经厌倦官场斗争，也抒发了归隐之志。前人盛赞此诗为"至真之言，自然浑厚"（《纪评苏诗》），"淡语能移人之情"（赵克宜《苏诗评注汇钞》）。

嘉祐中，予与子由同举制策[①]，寓居怀远驿，时年二十六，而子由二十三耳。一日，秋风起，雨作，中夜翛然[②]，始有感慨离合之意。自尔宦游四方，不相见者，十常七八。每夏秋之交，风雨作，木落草衰，辄凄然有此感，盖三十年矣[③]。元丰中，谪居黄冈，而子由亦贬筠州，尝作诗以记其事。元祐六年，予自杭州召还，寓居子由东府，数月复出领汝阴，时予年五十六矣。乃作诗，留别子由而去。

【注释】

①制策：科举考试中，由天子亲自出题的称为"制策"。

②脩（shū）然：风急雨大的样子。

③三十年：苏轼自嘉祐六年（1061）初仕凤翔至元祐六年（1091），
整三十年。

【译文】

嘉祐年间，我与子由共同参加制策考试，住在怀远驿舍，当时我二十
六岁，子由二十三。一天，秋风骤起，下起了秋雨，半夜时风雨交加，开始
产生欢聚悲离的感慨。以后在各地做官，大多数时间都不得相见。每逢
夏秋之交，刮风下雨，草木凋敝，就凄然会产生这种感慨，已经有三十年
了。元丰年间我贬官黄州，子由也贬官筠州，我曾作诗记述。元祐六年，
我被从杭州召还，住在子由的东府，几个月后又出知颍州，此时我已五十
六岁了。便写了这首诗，留别子由而离开。

床头枕驰道①，双阙夜未央②。车毂鸣枕中，客梦安得长？

新秋入梧叶，风雨惊洞房③。独行残月影，怅焉感初凉。

筮仕记怀远④，谪居念黄冈。一往三十年，此怀未始忘。

扣门呼阿同⑤，安寝已太康⑥。青山映华发，归计三月粮⑦。

我欲自汝阴，径上潼江章⑧。想见冰盘中，石蜜与柿霜⑨。

怜子遇明主，忧患已再尝。报国何时毕，我心久已降。

【注释】

①床头枕驰道：言临时居住的子由东府在车马奔驰的大道旁。

②夜未央：夜未尽。

③洞房：深室。

④筮仕：初做官时占卦以卜吉凶。后指初次做官。怀远：指和子由

寓居怀远驿之事。

⑤阿同：对子由的亲昵称呼。苏辙一字同叔。

⑥太康：非常安宁。这里意为已经熟睡。

⑦三月粮：三个月的干粮。语出《庄子·逍遥游》："适莽苍者，三餐而反，腹犹果然；适百里者，宿舂粮；适千里者，三月聚粮。"

⑧潼汀：水名。在潼川府，府治在今四川三台，旧称东川。章·奏章。

⑨石蜜：甘蔗炼成的糖成块状者。柿霜：柿饼。都是东川所产之物。

【译文】

床头紧靠着车马行驶的大道，宫门望楼对峙，夜色正深还没到天明。车声隆隆，仿佛响在枕边，客游京华的人怎能长入梦乡？

秋天来临，梧桐叶逐渐枯黄，卧室虽深，仍听见风雨作响。月已西沉，独自在月下徘徊，感到了初秋的凉意，令人惆怅。

清楚记得怀远驿初次做官时的情形，不久我就谪居黄冈。转瞬之间，已经过去三十年，风雨夜对床眠的志向从未淡忘。

敲门想叫醒阿同吾弟，弟弟酣然入睡安然太康。华发映衬着青山更显得苍老，决意还乡准备了途中的三月之粮。

一到颍州就直接上奏朝廷，要求调到蜀中的潼江。我仿佛已看到透明的盘子，盛满了故乡的柿饼和糖块。

可怜你遇上圣明君主，总想报国，不断经历忧患。不知你的报国之路何时才能结束，我的报国之情早已失望下降。

予欲请东川而归，石蜜、柿霜二物，皆东川所出。

【译文】

我准备请求去东川任职而归，石蜜、柿霜都是东川所出的特产。

与王定国

【题解】

人生总有许多遗憾,苏轼在写给王定国的这封书信中,提到了三件遗憾事,其中一件便是虽然懂得许多养生的道理,却没有"下手",也就是没有实践。其实,苏轼对自己的要求或许太高了,以他的养生实践而言,绝对当得起"丰富"二字。

某启。平生欲著一书,少自表见于来世^①,因循未成^②。两儿子粗有文章材性,未暇督教之。从来颇识长年养生妙理^③,亦未下手。三者皆大事,今得汝阴无事,或可成。定国必贺我也。言此者,亦欲公从事于此尔。书至此,中心欣跃,如有所得。平生相知,不敢独飨^④,当领此意,不复念余事也。

【注释】

①表见:指显示出的某种才能。

②因循:迟延拖拉。

③长年:长寿。

④独飨:独自享用。

【译文】

某启。我一直想要写一本书,稍微展现一下才能留给后世,迟延到现在也没有写成。两个儿子有一些作文章的材性,没空多教诲。一直都很了解长生的妙理,也没下手去实践。这三件都是大事,现在到了颍州没有事,或许可以完成了。定国必定会祝贺我。说这些事,也想让您和我一样做这些事。写到这里,心中欣喜,如有所得。平生彼此了解,不敢独自享受,您当领此意,不必再挂念其他事了。

意中事政复不减。

【译文】

内心想做的事并没有减弱。

汝南桧柏①

【题解】

苏轼性爱山水,每到一地,不论处境是否顺逆,都会迅速在自然景物中找到精神的寄托。来到汝南之后,也不例外,这里的桧柏迅速吸引了他的目光。

予来汝南,地平无山,清颍之外②,无以娱予者。而地近亳社③,特宜桧柏。自拱把而上,辄有樛枝细纹④。治事堂前二柏⑤,与荐福两桧⑥,尤为殊绝。孰谓使予安此寂寞而忘归者,非此君子与?

【注释】

①汝南:指颍州。

②颍:颍河,古称颍水,相传因纪念春秋郑人颍考叔而得名。为淮河支流。

③亳社:殷社。古代建国必先立社。殷都亳,故称。此处代指亳州。

④樛(jiū)枝:向下弯曲的树枝。

⑤治事堂:商议政事的殿堂。

⑥荐福：颍州寺院名。

【译文】

我来到颍州，这里地势平坦没有山，除了清澈的颍水之外，没有什么令我欢娱的。然而这里离亳州不远，特别适宜桧柏的生长。从拱把以上就有弯枝、细纹。治事堂前的二棵柏树，和荐福寺那里的两棵桧树，长得更是奇特。是什么使我安心于寂寞之地而忘记返家呢？不正是这里的桧柏么？

择胜亭铭

【题解】

苏轼在颍州担任太守时间并不算长，不过半年左右，但是留下的诗文不少，《择胜亭铭》便是其中一篇。所谓"择胜亭"，是苏轼在颍州所建的一个亭子。但与常规的亭子都固定在某处不同，"择胜亭"是一种以帷幕制成，梁、檐、柱等都是分散构件，可以拆合的亭子。这种亭子携带、安装都很方便，苏轼每次要游玩山水，便使人携带前往，安装于风景佳丽之处，故取名为"择胜亭"。胡仔《苕溪渔隐丛话后集》中记载："东坡守汝阴，作择胜亭，以帷幕为之，世所未有也。"

维古颍城，因颍为隍①。倚舟于门②，美哉洋洋。如淮之甘③，如汉之苍。如洛之温，如浚之凉④。可侑我客，可流我觞⑤。我欲即之，为馆为堂。近水而构，夏潦所襄⑥。远水而筑，邈焉相望。乃作斯亭，筵楹栾梁⑦。凿枘交设⑧，合散靡常。赤油仰承，青幄四张。我所欲往，一夫可将。与水升降，除地布床。可使杜黄，洗觯而扬⑨。可使庄周，观鱼而忘。可使逸少⑩，祓禊而祥⑪。可使太白，泳月而狂。既莽我茶⑫,亦醵我浆。既濯我缨,亦浣我裳。岂独临水？无适不藏⑬。春朝花郊,秋夕月场。无胫而趋,无翼而翔。敝又改为,其费易偿。榜曰择胜,名实允当。维古至人,不留一方。虚白为室,无可为乡⑭。神马尻舆,孰为轮箱⑮。流行坎止,虽独不伤。居之无盗,中靡所藏。去之无恋,如所宿桑。岂如世人,生短虑长。尺宅不治,寸田是荒。锡瓦铜雀⑩,石门阿房⑰。俯仰变灭,与生俱亡。我铭斯亭,以砭世盲。

【注释】

①因颍为隍：借用颍水为护城河。

②门：指城门。

③淮：指淮河。

④浚：浚水。位于在今河南开封。

⑤觞：酒器。

⑥夏潦：夏季大水。襄：冲上,漫上。

⑦筵：以竹篾蒲苇等编织成的席子,用来铺地为坐垫。楹：厅堂前柱。栾：建筑物立柱与横梁间成弓形的承重结构。梁：屋梁。

⑧凿枘(ruì)交设：谓卯榫相交,成其结构。凿,榫眼。枘,榫头。

⑨可使杜蒉,洗觯(zhì)而扬：此处乃用杜蒉扬觯之典。典出《礼记·檀弓》：晋国大夫知悼子去世后,晋平公还在饮酒作乐。宰夫杜蒉采用委婉间接批评的方法阻止了晋平公的荒淫行为。杜蒉,晋国的宰夫。觯,古时饮酒用的器皿。

⑩逸少：晋王羲之,字逸少。

⑪祓禊(fú xì)：古人在水边戒浴,以除不祥的一种祭祀,多于三月三日举行。

⑫既荼(jì)我荼(tú)：《诗经·邶风·谷风》："谁谓荼苦？其甘如

荠。"荠,荠菜。荼,苦菜。

⑬适:到。臧:善,好。

⑭无可:或当为"无何"。

⑮神马尻(kāo)舆,孰为轮箱:《庄子·大宗师》:"浸假而化予之尻以为轮,以神为马,予因以乘之,岂更驾哉?"成玄英疏:"尻无识而为轮,神有知而作马,因渐渍而变化,乘轮马以遨游。苟随任以安排,亦于何而不适者也。"

⑯锡瓦铜雀:指曹操所筑铜雀台。

⑰石门:春秋鲁国外城门。阿房:指秦始皇所兴建的阿房宫。

【译文】

古老的颍州城,以颍水作为它的城壕。舟船停靠在城门,美景令人陶醉。像淮水那样甘甜,像汉水那样苍青。像洛水那样温和,像浚水那样清凉。它可以为宾客佐酒,可以像曲水一样为我流觞。我想在这颍水之滨,建造馆阁建造厅堂。如果靠着水边来构筑,担心夏天洪水会把它淹没。远离水边修建,就得与颍水遥遥相望。于是建了这座亭台,各种部件都已齐备。凿枘相交,离合变换,都符合常度。红色油漆,上下涂满,青青幔帐,架设四方。我想前去,带着一个仆人随往。亭子和水面,同升同降。扫除地面,铺设席床。可使杜蒉洗净杯盏高高举起,可使庄周在此观鱼而把自我淡忘。可使王羲之洗除污垢驱除不祥。可使李太白歌咏月色欣喜若狂。它既能使我摆脱苦恼,将苦变甜,又能使我的浊酒变得甜香。它既能洗濯我的冠缨,也能洗净我的衣裳。不仅仅临水,这里无处不美妙难忘。它是初春清晨的踏花之地,也是仲秋夜晚赏月的广场。可以乘小船往来其间,没有翅膀也可以飞翔。这个亭子破旧之后重新修建也非常简单,所需之费,也易筹集。取名叫作"择胜",名副其实,非常恰当。古之贤人,从不滞留在一个地方。他们把清净当作居室,把一无所有当成故乡。就像天马驾车,哪有什么车轮车箱?随处而行随处而止,虽然孤单,却不悲伤。住在这里没有盗贼,里边没有珍藏。离去无所留恋,如同宿在林野郊荒。哪里像世上凡人,生命苦短忧虑绵长。身体得不到养护,内心也一片荒凉。锡瓦铜雀,石门、阿房。俯仰之间变幻破灭,与它们主人的生命一同消亡。我为此亭撰写铭文,用来针砭世上的愚盲。

　　即古之幔亭,而文多旷达矣。茅鹿门

【译文】

就是古代的幔亭,而文字之中多有旷达之气。茅鹿门

东府雨中别子由①

【题解】

这是一首送别诗,作于元祐八年(1093)八月。苏轼以端明殿学士兼翰林侍读学士出知定州,在离开汴京前,前往东府告别苏辙,作此诗。苏轼在其中提到"三年三见汝",一语道出了仕途生涯的起伏动荡。兄弟二人情深意笃,对床共谈、夜雨为伴的情景感人至深。

　　庭下梧桐树,三年三见汝②。前年适汝阴,见汝鸣秋雨。
　　去年秋雨时,我自广陵归③。今年中山去④,白首归无期。
　　客去莫叹息,主人亦是客。对床定悠悠,夜雨空萧瑟。
　　起折梧桐枝,赠汝千里行。重来知健否,莫忘此时情。

【注释】

①东府:宋神宗时建造东、西二府,作为最高国务机关和大臣的官署,苏辙任执政大臣,居住于此。

②汝：此指梧桐树。

③广陵：指扬州。苏轼曾短期任扬州知州。

④中山：指定州。为战国时中山国故地。

【译文】

庭下的梧桐树啊，三年来我三次看见你。前年我去汝阴时，正好看到秋雨敲打在你的枝叶上。

去年秋雨连绵时，我恰好从广陵归来。今年我要去中山国了，白首之人不知何时是归期。

我要离开了，主人也无须叹息，你也不过是过客罢了。对床共谈长夜悠悠难成眠，萧瑟空寂中夜雨声不断传来。

起身折一枝梧桐树枝，送给要开始踏上远途的行人。下次重来不知道是否还健康，不要忘了此时的情谊。

　率然数语，含情特甚。

【译文】

率然的几句话，含情极深。

三月二十日多叶杏盛开

【题解】

本诗作于元祐九年（1094）三月定州任上。所谓多叶杏是因花瓣多重叠而得名，又被称为"千叶杏"。定州属于北国边地，春日杏花开自然属于胜景。苏轼在诗中对杏花之美进行了淋漓尽致的描述，然而在美景之下，作者希望告别仕途、归老林泉的心境却也一览无余。

　零露泫月蕊①，温风散晴葩②。春工了不睡③，连夜开此花。

芳心谁剪刻,天质自清华。恼客香有无,弄妆影横斜。
中山古战国,杀气浮高牙④。丛台余袨服⑤,易水雄悲筇⑥。
自从此花开,玉肌洗尘沙。坐令游侠窟⑦,化作温柔家。
我老念江海,不饮空咨嗟⑧。刘郎归何日⑨,红桃烁残霞。
明年花开时,举酒望三巴⑩。

【注释】

①泫:指露珠晶莹的样子。

②葩:花。

③春工:春季造化万物之工。

④高牙:大纛,牙旗。

⑤袨(xuàn)服:黑色礼服。指武士之服。

⑥易水:水名。在河北西部。相传战国时荆轲入秦行刺秦王时,便
　　与燕太子丹饯别于此。

⑦游侠窟:游侠活动的处所。

⑧咨嗟:叹息。

⑨刘郎:指刘禹锡。刘禹锡《元和十年自朗州承召至京戏赠看花诸
　　君子》中有"玄都观里桃千树,尽是刘郎去后栽"的诗句,时人便
　　以"刘郎"称刘禹锡。

⑩三巴:古时巴郡、巴东、巴西的合称,泛指蜀地。

【译文】

露珠滴在月蕊上,温暖的春风吹开花苞。春天的造物主不睡觉,连
夜让这些花盛开。

花蕊是谁剪刻而出,天然具有清华之姿容。杏花的香味引逗客人追
寻,梳妆的影子横斜在地面。

定州是战国时的中山国故地,杀气浮现在大旗之上。丛台上还留有

武士的礼服，易水边悲切的筑声还在回绕。

自从这花盛开，如同玉肌洗去了尘沙。使得游侠出没之地，化成了温柔之乡。

我年纪大了怀念江海之地，举杯不饮空叹息。刘郎什么时候才能归去呢？红桃在残霞之下闪烁着光彩。

等到来年花开之时，举起酒来眺望三巴故乡。

盖欲请梓州而归也。

【译文】

想要请求任职梓州回故乡。

雪浪斋铭

【题解】

雪浪石是苏轼在定州时得到的奇石，黑色上面带有白色的纹理，如同雪浪奔流，如同若隐若现的山水画卷。又于曲阳得到白石，于是苏轼将其放置于盆中欣赏，并且将居室也命名为"雪浪斋"，其欢喜之情不言而喻。苏轼不但撰写此铭，而且还曾赋诗赞美，当时同僚也有不少唱和之作。

予于中山后圃得黑石，白脉①，如蜀孙位、孙知微所画②，石间奔流，尽水之变。又得白石曲阳③，为大盆以盛之，激水其上，名其室曰"雪浪斋"。云：

尽水之变蜀两孙④，与不传者归九原⑤。异哉驳石雪浪翻，石中乃有此理存。玉井芙蓉丈八盆⑥，伏流飞空漱其根。东坡作铭岂多言，四月辛酉绍圣元。

【注释】

①白脉：白色的纹路。

②孙位：唐末书画家。擅画人物、鬼神、松石、墨竹以及宗教人物。

孙知微：字太古。五代后蜀、北宋初年的画家。

③曲阳：地名。位于今河北保定。

④两孙：即上文所云孙位、孙知微。

⑤九原：本为山名，在今山西新绛北。相传春秋时晋国卿大夫的墓地在此。后因指坟墓。

⑥玉井芙蓉：传说华山峰顶玉井所产的荷花。

【译文】

我在中山府后花园里拣到了一块黑色的石头，上面有白色的纹路，就像蜀人孙位、孙知微所画的石间奔流图，水纹的变化惟妙惟肖。又在曲阳县得到一块白色的石头，于是制作了一个大盆来装它，又引水冲射于石上，并把装石的小室取名为"雪浪斋"。写铭文为：

把水流变化画得曲尽其妙的是蜀中两个姓孙的画家，与他们无法传授给他人的奇妙技艺同归九原。这斑驳的石头上有白浪翻飞何等奇妙，石头中竟然有如此绝妙的纹理存在。丈八大的巨盆中养着玉井芙蓉，低低的流水飞溅到空中冲刷它的根茎。东坡写的铭文哪里用得着多说，现在是绍圣元年四月辛酉。

哲宗以四月改元绍圣，而先生亦以是月有谪知英州之命，故末语云然。

【译文】

哲宗以四月改元绍圣，而先生也在这个月得到了谪知英州之命，所以结尾句这样写。

到惠州谢表

【题解】

绍圣元年（1094），新党东山再起，章惇等人对"元祐党人"疯狂报复迫害，苏东坡首当其冲。章惇，苏东坡曾经的亲密友人，如今在政治狂潮之中反目成仇。御史赵挺之、来之邵等人弹劾苏东坡所作之诰词"谤讥先帝"。苏东坡因此在定州任上落职贬知英州。赴英途中，章惇等人不断在哲宗面前攻击苏东坡罪大恶极，贬谪英州不足以惩罚，欲将其置于死地。哲宗于是把他贬为宁远军节度副使，惠州安置不得签署公事。绍圣元年（1094）十月，苏东坡到达惠州，按照惯例写了这封《到惠州谢表》，虽然不乏效忠、感激之语，但其中的不平愤懑之情亦不难窥见。

　　先奉告命，落两职，追一官，以承义郎知英州军州事。续奉告命，责授臣宁远军节度副使，惠州安置。已于今月二日到惠州公参讫者①。仁圣曲全，本欲畀之民社②，群言交击，必将致之死亡。尚荷宽恩，止投荒服③。臣轼中谢。伏念臣性资褊浅，学术荒唐④。但信不移之愚，遂成难赦之咎。迹在狂妄，久合诛夷。方尚口乃穷之时⑤，盖擢发莫数其罪⑥。岂谓天幸，得存此生。此盖伏遇皇帝陛下，以大有为之资，行不忍人之政。汤网开其三面⑦，舜干舞于两阶⑧。念臣奉事有年，少加怜愍。知臣老死无日，不足诛锄。明降德音，许全余息。故使陬隙之马⑨，犹获盖帷⑩；觳觫之牛⑪，得违刀几。臣敢不服膺严训，托命至仁；洗心自新，没齿无怨。但以瘴疠之地，魑魅为邻，衰疾交攻，无复首丘之望⑫。精诚未泯，空余结草之忠⑬。

【注释】

①公参：官员赴任后到上司处参拜。

②畀（bì）之民社：意思是给与一处州郡，使其守土牧民。

③荒服：古称距离京城最远的属地。离王城约两千至两千五百里。

④学术：一切学问的总称。

⑤尚口乃穷：《周易·困》：“有言不信，尚口乃穷也。”孔颖达疏：“处困求通，在于修德，非用言以免困；徒尚口说，更致困穷。”

⑥擢发：拔下头发来计数。

⑦汤网开其三面：商汤把捕禽的网撤去三面。比喻采取宽大态度，给人一条出路。

⑧舜干舞：舜拿着盾舞蹈，有苗氏闻知乃服。后以此典形容以德化仁义服人。

⑨虺隤（huī tuí）：生病，多用于马。《诗经·周南·卷耳》：“陟彼崔嵬，我马虺隤。”

⑩犹获盖帷：《礼记·檀弓》：“仲尼之畜狗死，使子贡埋之，曰：‘吾闻之也：敝帷不弃，为埋马也；敝盖不弃，为埋狗也。丘也贫，无盖；于其封也，亦予之席，毋使其首陷焉。’路马死，埋之以帷。”

⑪觳觫（hú sù）：因恐惧而颤抖的样子。《孟子·梁惠王上》：“吾不忍其觳觫，若无罪而就死地。”

⑫首丘之望：传说狐狸将死时，头必朝向出生的山丘。比喻思念故乡或归葬故土之情。

⑬结草：春秋时期晋国魏颗救父小妾，而获老人结草御敌的故事。后用以比喻死后报恩。典出《左传·宣公十五年》。

【译文】

　　臣先接到一个诰命，除落臣的两个馆职，降下一等官阶，以承议郎之阶知英州军州事。接着又接到一个诏命，贬责授臣为宁远军节度副使，安置在惠州。臣已于本月二日到惠州，与公署官员会过面。仁慈的圣上委婉地保全臣，本意是要让臣到州郡任职，众人言论指责臣，一定要把臣置于死地。承蒙宽恩，才只把臣遣派到荒野地区。臣轼中谢。回想起臣资性鄙陋，学术荒唐。只是由于愚忠之心坚守不移，才导致了难赦的罪责。对臣狂妄的言行，早就应该杀头。当徒尚口说更致穷困之时，就是拔下臣的头发也难以算清臣的罪过。得以保全性命，难道不是天幸吗？这都是由于幸遇陛下，以大有作为的特质，推行宽容之政。商汤张网三面开放，虞舜行兵舞于两阶。考虑到臣办事有些年岁，给以稍微怜悯。知道臣离死不远，不足以诛戮。明确下发德音，允许保全臣晚年的性命。故此使病死之马得到妥善安葬；惊恐之牛躲开了刀锋。臣怎敢不服从严训，将命托于陛下；洗心自新，终生无怨。只是由于位处瘴气瘟疫之地，与魑魅为邻，衰病交加，不再有归葬家乡之望。精诚之心未有泯灭，只剩下结草报恩的忠诚。

忠愤之意，惨然言外。

【译文】

内心的恳切愤懑之意，惨然溢于言表。

答陈季常书

【题解】

在这封写给陈季常的书信中，苏轼不但介绍了到惠州以来的情况，还特别提及了自己近几年一直在探究养生之道，对于内外丹的知识很有兴趣，"颇知内外丹要处"，并且表达了想要归隐山林、养生修道的夙愿。

某启。惠兵还，辱得季常手书累幅，审知近日尊候安胜。择、括等三凤毛皆安①，为学日益，喜慰无量。某罪大责薄，圣恩不赀,知幸念咎之外,了无丝发挂心,置之不足复道也。

【注释】

①凤毛:比喻子孙有才似其父辈者。

【译文】

　　轼启。惠州去的兵士回来,收到你的长信,知道近来你身体安好。择、括等三位贵子也都好,学业每天都有长进,我感到极为欢喜和宽慰。我罪大罚轻,圣恩不浅,除了知道幸运、反思罪过以外,什么事也不往心里去,扔在一边不值得再提了。

　　自当涂闻命①,便遣骨肉还阳羡,独与幼子过及老云并二老婢共吾过岭②。到惠将半年,风土食物不恶,吏民相待甚厚。孔子云:“虽蛮貊之邦行矣③。”岂欺我哉!自数年来,颇知内外丹要处。冒昧厚禄,负荷重寄,决无成理。自失官后,便觉三山跬步④,云汉咫尺,此未易遽言也。所以云云者,欲季常安心家居,勿轻出入。老劣不烦过虑,决须幅巾草履相从于林下也⑤。亦莫遣人来,彼此须髯如戟,莫作儿女态也⑥。在定日⑦,作《松醪赋》一首,今写寄择等,庶以发后生妙思,着鞭一跃,当撞破烟楼也⑧。长子迈作吏,颇有父风。二子作诗骚殊胜,咄咄皆有跨灶之兴⑨。想季常读此,捧腹绝倒也。

【注释】

①当涂:地名。即今安徽当涂。

②老云:指小妾朝云。

③虽蛮貊之邦行矣:语出《论语·卫灵公》,原句为:“言忠信,行笃

敬，虽蛮貊之邦行矣。"意为即使到了蛮貊这样的落后地区，也能行得通。

④三山跬（kuǐ）步：距离蓬莱三山距离很近。跬步，本指半步，意为极近的距离。

⑤林下：幽僻之境，指退隐山林。

⑥儿女态：如小儿女般牵恋难舍的情态。

⑦定：定州。

⑧烟楼：耸立于烟云中之高楼。

⑨咄咄：感叹声，惊怪声。跨灶：意谓超越父亲。因灶上有釜，釜上为父字，故以灶喻父。

【译文】

自从在当涂接到朝廷改派惠州的命令后，便打发家人回阳羡，只有小儿子苏过与老妾朝云及两个老婢女和我一起过岭南下。到惠州将近半年了，这里的风土民情及食物都不错，官吏百姓对我也都很好。孔子说："即使是蛮貊这样的落后地区，也能行得通。"哪里是骗我的！这几年以来，对内外丹的关键有所领悟。如果贪图厚禄，位居高官，绝没有能修炼成的道理。自从丢了官职以后，便觉得三山仙界只有半步之近，云端天上也不过咫尺之遥，这些体会不容易说完啊。之所以说这些，是希望你能安心在家，不要轻易外出奔波。至于我不用多操心，已经打定主意，要幅巾、草鞋隐居度日了。你也不需派人来，我们都是须鬓如戟的大丈夫，不需要作儿女情长之态。在定州时我作过一首《松醪赋》，如今抄写下来寄给择等人，也许能启发他们的文思，加鞭一跃，就能无往不前了。我的大儿子苏迈做官，很有我的风范。二儿子诗写得稍好，咄咄逼人有超过我的苗头。想必季常看到这些，会捧着肚子笑倒。

今日游白水佛迹山①，山上布水三十仞，雷辊电散②，未易名状，大略如项羽破章邯时也③。自山中归，得来书，灯下

裁答,信笔而书,纸尽乃已。托郡中作皮筒送去。想黄人见
某书,必不沉坠也。子由在筠,极安。处此者,与某无异也。
书云老躯极健,度去死远在。读之三复,喜可知也。吾侪但
断却少年时无状一事④,诚是。然他未及。子由近见人说,
颜状如四十岁人,信此事不辜负人也。不宣。某再拜。

【注释】

①白水佛迹山:位于广东罗浮。

②辊(gǔn):滚滚向前运行。

③项羽破章邯:指巨鹿之战。项羽在此役中破釜沉舟,大破章邯,是
古代的经典战役之一。

④断却:断绝。无状:行为失检,没有形状。

【译文】

今天我游览了白水佛迹山,山上的瀑布有三十仞高,气势如雷鸣电
闪,难以形容,大概和当年项羽大破章邯一样。从山里回来后,见到你的
信,就在灯下写回信,信笔而写,把纸写完为止。托郡里作皮筒送去。想
必黄州人见了我的信,一定不会沉坠啊。子由在筠州,十分安宁。他遇
到这种事情,态度和我没什么不同。来信说他的老身子骨很结实,估计
离死远着呢。我连读了三遍,欣喜可以想见。我们只要不做年轻时那些
不检点的事,这是不错的。然而其他的没有说到。子由近来听别人说,
他的样子就像四十岁的人,就知道这种处世方式不会辜负人啊。不多
叙。苏轼再拜。

落落不羁,写至胜处,便欣然意得。

【译文】

磊落不羁，写到最为佳胜之处，便欣然得意。

与王庠书

【题解】

在这封写给王庠的书信中，苏轼说自己"某少时本欲逃窜山林"，但在父兄的阻拦下，才不得不暂时放弃这一想法。足见其修道之心年少时便已经萌生，此后仕途起起伏伏，只要一有机会，修道之心便会复盛。

某启。二卒远来，承手书两幅，问劳教诲，忧爱备尽。仍审侍奉多暇，起居万福，感慰深矣。某罪责至重，上不忍诛，止窜岭海①，感恩念咎之外，不知其他。来书开说过当②，非亲朋相爱保全之道，悚息③！悚息！

【注释】

①窜：放逐。

②开说：开脱辩解。

③悚息：书信中的套语。犹惶恐。

【译文】

某启。两位士卒从远方而来，接到两幅亲笔信，对我极尽安慰教诲忧爱。并且得知您生活闲暇幸福，内心欣慰之极。我的罪责太重，而皇上又不忍心诛杀，只贬谪远方，我唯有满腔感激、愧疚。您来信为我开脱过多，非亲朋好友相互友爱保全之道，惶恐！惶恐！

寄示高文新诗，词气比旧益见奇伟，粲然如珠贝溢目。

非独乡间世不乏人为喜，又幸珍材异产^①，近出姻戚^②，数日读不释手。每执以告人曰："此吾家王郎之文也。"老朽废学久矣，近日尤不近笔砚，见少时所作文，如隔世事、他人文也。足下犹欲使议论其间，是顾千里于伏枥也^③。某少时本欲逃窜山林，父兄不许，迫以婚宦，故汩没至今^④。南迁以来，便自处置生事，萧然无一物，大略似行脚僧也。近日又苦痔疾，呻吟几百日，缘此断荤血、盐酪，日食淡面一斤而已。非独以愈疾，实务自枯槁，以求寂灭之乐耳^⑤。初欲独赴贬所，儿女辈涕泣求行，故与幼子过一人来，余分寓许下、浙中，散就衣食。既不在目前，便与之相忘，如本无有也。足下过相爱，乃遣万里相问，无状自取，既为亲友忧及，又使此两人者蒙犯瘴雾，崎岖往来，吾罪大矣。寄遗药物并方，皆此中无有，芎尤奇味^⑥，得日食以御瘴也。某为旧患痔，今颇发作，外无他故，不烦深念。会晤无期，惟万万以时保练。

【注释】

①珍材异产：指杰出的人才。

②姻戚：王庠是东坡的侄女婿。

③顾千里于伏枥：化用自曹操《步出夏门行》："老骥伏枥，志在千里。"伏枥，关在马房中或指驯养的马。枥，马槽。

④汩没：埋没。

⑤寂灭：佛教用语。指超脱生死的理想境界。

⑥芎（xiōng）：药物名。即川芎。

【译文】

您寄给我看的诗文大作，文辞比以前更有奇伟之气，璀璨夺目，流光溢彩。我不仅为乡里间代代后起有人欣喜，更为奇士俊杰出自亲戚感到欢欣，数日来读不释手。我常拿着它给人说："这是我们家王郎的文章。"我废学已久，近来尤其不近笔墨，每读到早年所作的文章，恍如隔世之事、他人之文。您还想让我谈论此道，是想让我重新振作吧。我年少时本想归隐山林之中，父亲兄长们不允许，以婚姻、求官相迫，因此才沉沦至今。迁到南方以来，就自己料理生计，孤苦清寂，了无一物，大致如一苦行僧。近日又受害于痔病，近百日来呻吟不已，因此戒食荤腥、盐酪，每天只吃淡面一斤而已。这并不单是为了治病，其实是想让自己憔悴瘦弱，求得超脱生死之乐。当初我想一个人来贬谪之地，儿女们痛哭流涕，要求与我同行，因此才带小儿苏过一个人来，其余的分开住在许下、浙中，各自为生。既不在眼前，我心里也就不再挂念，仿佛本来就没有他们。您对我过于惦念，竟派人不远万里前来慰问；我罪责深重本是自作自受，已经让亲友们担忧，如今又让这二人冒着瘴雾，崎岖跋涉前来看我，我的罪孽就更重了。您所寄来的药物和药方都是这儿没有的，川芎尤其是奇草，每天服用能够抵御瘴气。我以前患有痔病，现在经常发作，其他没有什么，不需深念。不知何时相见，请万万依时保重。

多深至之语。

【译文】

有很多情意深远的语句。

答孙志康

【题解】

这是苏轼回复孙志康的信件。孙志康即孙觌，是苏轼友人孙介夫的儿子。苏轼在杭州时，孙介夫曾让孙志康向苏轼学习，苏轼对其非常欣赏。孙志康与苏轼的儿子们也都交往密切,两家算是世代交好。在他去世后,苏过为他写了墓志铭,对其品行、政声等都给予了很高的评价。

自春末闻讣①,悲愕不已。自惟不肖,得交公父子间有年矣②。即欲奉疏,少道哀诚,不独海上无便③,又闻志康从西路迎护,莫知往还的耗④,故因循至今。遂辱专使,手书累幅,愧荷深矣⑤。窃承已毕大事,营办勤若,何以堪任。即日孝履支持⑥,粗慰所望。志文实录,读之感噎。自闻变故,即欲撰一哀词,以表契义之万一,患不知爵里之详⑦。今复睹此文,旦夕即当下笔。然不敢传出,虽志康亦不以相示。藏之家笥,须不肖启手足日乃出之也⑧。自惟无状,百无所益于故旧,惟文字庶几不与草木同腐,故决意为之,然决不敢相示也。志康必识此意,千万勿来索看。师是此文甚奇⑨,斯人亦可人也。

【注释】

①讣:报丧的通知。

②有年:多年,数年。

③无便:不方便。

④的耗:确实的消息。

⑤愧荷:犹感荷。谓受惠承情而感愧不安。

⑥孝履:指居丧期间的起居行止。

⑦爵里:官爵和乡里。

⑧启手足:即"启手启足"。语本《论语·泰伯》:"曾子有疾,召门弟子曰:'启予足!启予手!'"朱熹集注:"曾子平日,以为身体受于父母,不敢毁伤,故于此使弟子开其衾而视之。"后因以"启手

　　启足"为善终的代称。

　　⑨师是：即黄寔，字师是。

【译文】

　　自从春末听到噩耗，悲伤惊愕不已。我和先生父子交往有很多年了。当时就想写信，略微表达我的悲哀之情，不独因海外不便，又听说志康您往西路迎护，不知道往返的确切消息，所以就拖到了今天。接着就承蒙您派专人来，拜读了您的长信，让我惭愧不已。我已知道您已办完大事，操办如此辛苦，怎能够承受得了呢。近来守孝平安，使大家稍感宽慰。志文的纪述写得非常详实，读后使人凄然泪下。自从听到此事后，我就想撰写一篇哀词，来表达我哪怕是万分之一的心情，只是我不太清楚官爵郡望等详情。今天能见到此文，不久就应当下笔写。然而不敢声张出去，即使是志康本人也不让看。将它藏在箱底，只等我临死那天再拿出来。我行为失检，对老朋友没有任何帮助，只有文章大概不会同草木一起腐烂掉，所以决定写此文，但决不拿出来让别人看。志康一定能理解我的这种做法，千万不要来索看。师是的这篇文章非常奇绝，这个人也是个可爱的人。

　　某谪居已逾年，诸况粗遣。祸福苦乐，念念迁逝①，无足留胸中者。又自省罪戾久积，理应如此，实甘受之。今者北归无日，因遂自谓惠人②，渐作久居计。正使终焉，亦何所不可。志康闻此言，可以不深念矣。玳瑁药合见遗③，乃吾介夫遗意。谨炷香拜受。志康所惠布、蜜、药、果等，一一捧领，感怍无量。海上穷陋，又谪居贫病，乃无少物报谢，惭负无量。见戒勿轻与人诗文，谨佩至言。如见报出都日所闻，虚实不可知，勿以告人也。舍弟筠州甚安，时得书。儿侄辈或在陈，或在许下，两儿子在宜兴，某与幼子过在此。明年长子迈,当挈他一房来此,指射差遣④,因般过房下来。见爱之深,恐欲知其详。示谕开岁来此相见,虽为厚幸,然窜逐中,唯欲亲故谢绝为孤寂可怜者,则孤危犹可以粗安。若志康,人所指目者,而乃不远千里相求,此重增某罪戾也。千万寝之⑤。

【注释】

①念念:佛教语。指极短的时间。迁逝:消逝,流失。

②惠人:惠州人。

③玳瑁:海龟科动物玳瑁的甲片。

④指射:宋制,某些在选官员可以自行选定任官地点。

⑤寝之:停止这个想法。

【译文】

　　我谪居已经一年多了,诸事还能过得去。祸福与苦乐,很快都会消逝,不值得放在心上。又想到自己犯了那么多的罪过,理应有此结果,真的是甘心承受这些。现在北归无期,因此就把自己当成了惠州人,慢慢地作长久居住的打算。即便老死此地,又有什么不可以的呢。志康听到这些,也就不必挂念了。玳瑁药盒送给我,这是介夫老先生的遗愿。我定会焚香敬受。您送给我的布、蜜、药物、果品等,我都一一接受了,实在感激惭愧不已。海上是穷困的边远之地,加上我谪居贫病,没什么能回赠您,愧疚之极。您告诉我不要轻易给人诗文,我牢记在心。如您告知的出京城时所听到的情况,是真是假不可知,不要告诉别人。我弟弟子由在筠州很平安,经常接到他的信。儿侄辈有的在陈州,有的在许下,两个儿子在宜兴,我只与小儿子苏过在这里。明年长子苏迈,将带领一家来惠州,自选地点任职,就顺便带苏过的一家来。我知道您非常担忧,恐怕想知道他们的详细情况。您来信说来年要来看我,虽然是一件很荣幸的事,然而我在贬谪之中,只想亲戚和朋友不要为我这个孤苦可怜者着想，那么我这孤危之人也可以稍微安全些。像您志康，是众人瞩目之人，却不远千里来寻求我，这只能增加我的罪过呵。千万不要来看我！

李泰伯虽前辈，不相交往，然敬爱其人，欲为作集引，亦终不传出也。承谕乃世旧①，可为集其前后文集，异日示及，当与志康商议，少加删定，乃传世也。斯人既无后，吾辈当与留意。李文叔书已领，诸儿子为学颇长进，迨自吴兴寄诗文来，甚可观。此等辱交游最旧②，故辄以奉闻，然不敢领拜状，无益，徒烦报答也。

【注释】

①世旧：世交旧谊。

②辱交游：对朋友谦称，为承蒙不弃，保持往来意思的客套话。

【译文】

李泰伯虽是前辈，我和他没什么交往，然而很敬爱他，想为他的集子写引言，但是也始终没有说出去。您来信说与他是世交，可以为他收集他前后的文集，他日送给我看，就应当与您商量，稍加删定，使它传留后世。他既然没有后代，我辈应当留意此事。李文叔的来信已经收到，几个儿子学业上都很有长进，苏迨从吴兴寄诗来，很值得一看。他们都是您交往最早的人，所以才告知，但也不敢领受拜状，没有什么益处，徒增报答的麻烦罢了。

答陆道士

【题解】

陆道士是一个"弃家求道二十余年"的方外之人，故此苏轼这封书信中，所谈多是修道、养生之事，涉及多个与之有交往的方外之士。

　　别来岁月乃尔许也①。涉世不已②，再罹忧患，但知自哂耳③。感君不遗，手书殷勤如此，且审道体安休，喜慰之极。惠州凡百不恶，杜门养疴④，所获多矣。念君弃家求道二十余年，不见异人，当得异书。见许今春相访，果能践言，何喜如之。旧过庐山，见蜀道士马希言，似有所知。今为何在，曾与之言否？黄君高人，与世相忘者，如某与舍弟，何足以致之？若得一见子由，砻错其所未至⑤，则某可以并受赐矣。愿因足下致恳，当可得否？韩朴处士，多从傅同年游。近傅得广东漕幕，遂带得来此否？因见，亦道意。罗浮邓道士名守安，专静有守，皆世外良友也。世外之道，金丹为上，仪邻次之⑥，服食草木次之，而胎息三住为本⑦，殆无出此者。嵇中散曰⑧："守之以一，养之以和，和理日济，同乎大顺。然后蒸以灵芝，润以醴泉，晞以朝阳，绥以五弦。"仆今除五弦不用外，其他举以中散为师矣。适饮桂酒一杯，醺然径醉，作书奉答，真不勒字数矣⑨。桂酒，乃仙方也。酿桂而成，蓥然玉色⑩，非人间物也。足下端为此酒一来，有何不可，但恐足下拘戒箓不饮尔。道家少饮和神，非破戒也。余惟善爱不宣。

【注释】

①尔许：如此。这里指时间很长。

②涉世不已：涉世没有停止，意为仍然在入世。

③哂（shěn）：讥笑。

④养疴（kē）：养病。疴，疾病。

⑤砻（lóng）错：磨治。这里意为切磋。

⑥仪邻：道家一种修炼之术。

⑦胎息：道家方术之一。三住：道家修炼以气住、神住、形住为"三住"。
　唐施肩吾《三住铭》："气住则神住，神住则形住，长生之道也。"

⑧嵇中散：即"竹林七贤"中的嵇康，曾拜官郎中，授中散大夫，世称
　"嵇中散"。此处引文出自嵇康的《养生论》。

⑨勒：约束。

⑩盎然：盈溢，充满。

【译文】

　　分别后的日子竟然如此之久了。我依然在尘世中，又一次遭受患难，只能自己哂笑而已。感谢您还没有遗弃我，如此频繁地写信，知道您道体康健，欢喜欣慰之极。惠州的各种情况都还可以，我杜门养病，也领悟了不少东西。想您舍弃家业，专心求道已有二十多年，即使没有能够见到异人，也应当得到些奇书吧。您答应我今年春天来访，如真能赴约，还有什么事能比这更让人高兴的呢？以前经过庐山，见到了一个蜀地的道士马希言，他好像知道一些修道之事。他现在在什么地方，可曾与他交谈过吗？黄君是位高人，超然脱俗，与世相忘，像我和弟弟这样的人，不敢向他致意。如果能够让他见子由一面，教授子由不知之处，而我也可以一并受益。我想请您代为致意，可以吗？韩朴处士常常跟傅同年交游。近日傅同年任广东漕幕，也把他带到这儿了吗？如见到他，也请代为致意。罗浮道士邓守安，专心贯注，静守其道，他们都是世外的良友。所谓世外之道，炼丹术最好，其次仪邻，再次服食草木药物，以胎息三住为根本，没有超出这些的了。嵇中散说："守之以纯一，养之以中和，和理日益相辅相成，在大顺的境界统一起来。然后用灵芝薰蒸身体，用甘泉滋润脏腑，用朝阳沐浴皮肤，用音乐安定神志。"我如今除了没用音乐外，其他全部都依照嵇中散所说的去做。刚喝了一杯桂酒，醺然欲醉，写信

作答，真限制不了字数了。桂酒乃是仙方啊。以桂酿制而成，清澈透亮，是尘世间的稀有之物。您单单为了这种酒来我这儿，又有什么不行的呢？只是怕您遵守道规，不肯饮用。道家之人稍微饮点此酒，能和悦心神，也不算破戒。其他不说了，请善加爱护保重。

答王定国

【题解】

苏轼贬谪到惠州，三子中只有幼子苏过相伴。苏轼阅历既广，足够旷达自不待论，而苏过也能"超然物外"，颇有乃父之风！

递中忽领三月五日手教①，喜知尊候佳胜，贵眷各康健，并解悬情②，幸甚。一官为贫，更无可择。知生计渐有涯，可喜！可喜！某到此八月，独与幼子一人、三庖者来。凡百不失所③，风土不甚恶。某既缘此绝弃世故，身心俱安，而小儿亦遂超然物外，非此父不生此子也。呵呵。书中所谕，甚感至意，不替畴昔而加厚也。幸甚！幸甚！子由不住得书，极自适④，道气有成矣。余无足道者。南北去住定有命，此心亦不念归。明年买田筑室，作惠州人矣。伏暑中，万万加爱，不宣。

【注释】

①手教：手书。对来信的敬称。

②悬情：挂念。

③失所：无处安身。

④自适：自我调适，有自我娱悦的意思。

【译文】

忽然从驿站接到您三月五日的亲笔信函，喜知您很安好，您的宝眷各个健康，一并解除了我的挂念，太幸运了。出来做官完全是由于贫困，哪还有选择的自由。知生计渐渐有了希望，可喜！可喜！我到这里八个月了，只带了小儿子苏过、三个做饭的奴婢前来。各种事都还算有条理，风土不算太恶劣。我因此绝弃世故，身心都感到安适，而小儿也超然物外，非此父不生此子也。呵呵。您信中所说，我非常感激您的诚意，不减昔日的情意甚至还要更厚。幸甚！幸甚！不断得到子由的信，他很能适意而过，修道有些成就了。其他没有什么可说的。南北居住都是命中注定，我心里也不想着回去。明年打算买田盖房子，做一个惠州人了。伏暑之中，万万加倍爱护，不详说了。

先生谪惠州，迁儋耳，独过侍之。凡生理、昼夜、寒暑所须者①，一身百为，不知其难。子由每称其孝，以训宗族。

【注释】

①生理：生计，生活。

【译文】

先生贬谪到惠州，南迁至儋耳，只有苏过侍奉。凡是生计、昼夜、寒暑所需要的东西，都是他一人亲为，从不抱怨艰难。子由经常称赞他孝顺，以他作为榜样训示宗族。

与程正辅

【题解】

苏轼这封书信写于在惠州之时。程正辅本是苏轼表兄，但两家因故数十年不来往，苏轼被贬惠州后不久，程正辅也来到广州为官，苏轼此信便是邀请其来惠州一聚而作。

　　某再启。窜逐海上,渴况可知。闻老兄来,颇有佳思^①。昔人以三十年为一世,今吾老兄弟,不相从四十二年矣^②。念此,令人凄断。不知兄果能为弟一来否^③?然亦有少拜闻。某获谴至重,自到此旬日外,便杜门自屏^④,虽本郡守,亦不往拜其辱。良以近臣得罪,省躬念咎,不得不尔。老兄到此,恐亦不敢出迎。若以骨肉之爱,不责末礼而屈临之,余生之幸,非所敢望也。其余区区,殆非纸笔所能尽。惟千万照悉而已。

【注释】

①佳思:好的心情。

②相从:互相交往。

③一来:指来惠州。当时程正辅在广州,苏轼在惠州。

④自屏:把自己屏弃,意为不与外界交往。

【译文】

　　某再启。我被流放海边,窘况可想而知。听说老兄到这里来,心情很好。古人把三十年叫作一世,如今我们老兄弟俩,已经有四十二年没有交往了。想到这些,令人凄然断肠。不知道老兄真能为了我来一趟吗?我也有一些话要对你说。我受的处罚很重,自从到这里十来天之后,便闭门断绝与人往来,即使是本州的长官,也不去拜谢对方的辱临。实在因为近臣得罪,反省自己的罪过,不得不如此。老兄到这儿以后,恐怕我也不敢出门迎接。如能念及骨肉之爱,不怪罪细微的礼节而屈尊光临,是我不敢想象的余生之幸。其他的事,不是笔墨所能够写完的。惟愿千万要体察了解,如此而已。

与程正辅

【题解】

应苏轼之请,程正辅来到惠州后,两人尽释前嫌,此后频繁往来。由于程正辅的关系,苏轼在惠州的待遇也大有改善,重新搬回了条件较好的望江楼官舍居住。从这封书信中可以看出,苏轼的心情也与刚来惠州时大为不同,乐观之情跃然纸上。

别后,因本州便人①,一次上状并《香积》诗②,必已达尊览。两辱赐教,具审起居佳胜,甚慰驰仰。某入冬,眠食尤佳。几席之下,澄江碧色,鸥鹭翔集③,鱼虾出没,又足乐者。又时走湖上,亲作新桥。掩骼之事④,亦有条理,皆粗慰人意。盖优哉游哉,聊以卒岁。知之,免忧。药钱亦已如请。比来数事,皆蒙赐左右,此邦老稚,共荷戴也。乍寒,万万自重。

【注释】

①便人:顺便为人办事的人。

②《香积》诗:指苏轼《与正辅游香积寺》诗。

③翔集:群鸟飞翔又停留于一处。

④掩骼:指掩埋野外无主尸骨。

【译文】

分别以后,曾让本州方便的人捎给您书信和《香积》诗,想必已经看到。承蒙两次来信,得知您起居很好,很是宽慰。我入冬以来,睡眠吃饭特别好。几席之下,江水澄碧,鸥鹭飞翔、聚集,鱼虾出没,足以感到快乐。又经常到湖边走走,亲自参与修造新桥。掩埋无主骸骨事,也有条理,都让人感到一些宽慰。我优哉游哉,聊以打发日子。告诉您这些,不要担忧。要的药钱也已收到。近来不少事,都承蒙关照,这里的老少百姓,都对您感恩戴德。天气忽然变冷,万万保重。

与毛泽民推官

【题解】

苏轼几乎每到一地,都会流露出在当地买地盖房的想法,期望能长留于此,可惜没有一次能如愿。这封信是在惠州时所写,同样又想做长久打算,已经买好了田地,准备盖房。读之令人叹息不已。

寓居粗遣,本带一幼子来。今者长子又授韶州仁化令,冬中当挈家至此。某又已买得数亩地,在白鹤峰上古白鹤观基也①。已令砍木陶瓦,作屋三十许间,今冬成。去七十无几,矧未必能至耶②,更欲何之? 以此神气粗定,他更无足为故人念者。圣主方设科求宏词③,公倘有意乎?

【注释】

①白鹤峰:地名。苏轼有《白鹤峰新居欲成夜过西邻翟秀才二首》诗纪买地盖房之事。

②矧(shěn):况且。

③设科求宏词:《宋史·选举志》二:"绍圣初,哲宗谓:'制科试策,对时政得失,进士策亦可言。'因诏罢制科。既而三省言:'今进士纯用经术,如诏诰、章表、箴铭、赋颂、赦敕、檄书、露布、诫谕,其文皆朝廷官守日用不可阙,且无以兼收文学博异之士。'遂改置宏词科,岁许进士及第者诣礼部请试,如见守官则受代乃请,率

以春试上舍生附试，不自立院也。试章表、露布、檄书用骈俪体，颂、箴铭、诫谕、序记用古体或骈俪，惟诏诰、赦敕不以为题。凡试二日四题，试者虽多，取毋过五人，中程则上之三省复试之，分上、中二等，推恩有差；词艺超异者，奏取旨命官。"

【译文】

我寄居此地，凑合过日子，原本带着小儿子。如今大儿子又授韶州仁化县令，冬天便会带家属到这里。我已经又买了几亩地，就在白鹤峰上面，是古时白鹤观的旧址。已经让人伐木烧瓦，准备盖三十多间房子，今年冬天能够完成。距离七十没有几年了，何况也不一定能活到，还想去哪里呢！因此神气大体安定，其他没什么值得老朋友挂念的了。圣明主上正在设科目求博学宏词之人，您是否有意呢？

公谪居，乃亦好修作耶[①]。快士，性固然不可改也。袁中郎

【注释】

①修作：兴办。

【译文】

苏公谪居之时，竟也喜欢兴办买地盖房之事吗？爽快之士，天性不容易改变。袁中郎

与程全父

【题解】

在这封信里，苏轼向友人程全父提前索要各种树苗，准备在自己的新居落成后栽种。有趣的是苏轼的要求，树苗不能太大，太大不容易活，太小了则自己年老怕等不及结果，读来令人莞尔又心酸。

某启。龙眼晚实愈佳①。时蒙分惠，感怍不已。钱数封呈，烦聒②。增悚！增悚！白鹤峰新居成，从天俟求数色果木③，太大则难活，小则老人不能待，当酌中者。又须土砧稍大④，不伤根者。柑、橘、柚、荔枝、杨梅、枇杷、松、柏、含笑、栀子，谩写此数品⑤，不必皆有。仍告书记其东西。十二月七日。

【注释】

①晚实：晚熟的果实。

②烦聒：烦扰吵闹。

③天俟：即程全父。数色：几种。

④土砧（zhēn）：树木移植根部所带的土块。

⑤谩写：随意写作。

【译文】

某启。龙眼晚熟的更好。不时承蒙分享，感激惭愧不已。钱算好封上送去，烦扰了。增悚！增悚！我在白鹤峰的新居盖好后，要跟你要几种果木苗，太大了难活，小了老人等不及，所以要挑些适中的。另外苗根的土要稍多，以不伤根为好。柑、橘、柚、荔枝、杨梅、枇杷、松、柏、含笑、栀子，随便写了这几种，不一定都有。于是写信记下这些东西。十二月七日。

与林天和

【题解】

苏轼写信感谢朋友赠送花木，虽寥寥数语，也觉清新可读。

　　某启。近奉数书,想皆达。雨后晴和,起居佳胜。花木悉佳品,又根拨不伤①,遂成幽居之趣。荷雅意无穷,未即面谢为愧。人还,匆匆不宣。

【注释】

①根拨:花木的根株。

【译文】

　　某启。近来几次去信,想来都已收到。雨后天气晴和,生活作息都很好。您所赠花木都是好品种,根部也都没有受伤,已成幽居之中的乐趣。领受您无穷美意,很惭愧没立刻当面道谢。来人要回去,匆忙写几句,不多叙。

与王敏仲

【题解】

　　这是苏轼写给时任广州太守王敏仲的书信,从信中来看,苏轼刚刚搬入新居,正在享受“小窗疏篱”的幽趣,心情之疏朗不难想见。

　　春候清穆①,切惟抚驭多暇②,起居百福。甘雨应期,远迩滋洽,助喜慰也。某凡百粗遣,适迁新居,已浃旬日③。小窗疏篱,颇有幽趣。贱累亦不久到矣。未期瞻奉,万万为国自重。

【注释】

①清穆:清和。

②抚驭:安抚控驭,指料理公务。

③浃（jiā）旬：一旬，十天。

【译文】

　　春来气候清新和畅，希望您公务不忙，起居百福。甘雨如期而来，远近都获滋润，使人更加欣喜快慰。我现在凡事都过得去，刚搬到新居，已经十多天了。小窗疏篱，很有幽雅的情趣。我的家人不久也会来到。不知何时能见到您，请千万为国保重。

题嘉祐寺壁

【题解】

　　对于来到惠州的贬谪之臣而言，寓居在嘉祐寺和住在合江行馆显然是完全不同的待遇，行馆的条件要好很多。不过对于苏轼而言，他反而并无欣喜和悲戚之分，因为不管在哪里他都能找到生活中的乐趣。正因为有如此的胸怀，他才会发出"峤南岭北，亦何以异此"的感喟。

　　绍圣元年十月三日，轼始至惠州，寓居嘉祐寺松风亭。杖履所及[①]，鸡犬皆相识。明年三月，迁于合江之行馆[②]。得江楼豁彻之观[③]，而失幽谷窈窕之趣，未见所欣戚也。峤南岭北[④]，亦何以异此。虔州鹤田处士王原子直[⑤]，不远千里，访予于此，留七十日而去。东坡居士书。

【注释】

①杖履：老者所用的手杖和鞋子。这里指拄杖漫步。

②行馆：旧时官员出行在外的临时居所。

③豁彻：豁然通彻。

④峤南：岭南。

⑤王原：字子直，江西赣州鹤田山的处士。苏轼在惠州写有《赠王子直秀才》诗。

【译文】

绍圣元年十月三日，我才到达惠州，寓居于嘉祐寺松风亭。杖履所到之处，连鸡犬都认识我。次年三月，迁居于合江之行馆。虽得到了江楼豁然通彻的景观，却失去了幽静深邃之趣，也没有值得欢欣或悲戚的。峤南或岭北，又与此何异？虔州鹤田处士王原子直，不以千里为远，到此看望我，留了七十日才离去。东坡居士书。

寓居合江楼

【题解】

合江楼位于惠州城东，当东江和西江两江合流之处，故得名，当时是招待朝廷官员的驿馆。宋绍圣元年（1094），苏轼被贬往惠州，曾住在这里。按常理，苏东坡作为一名贬官，是不能住进合江楼的。但惠州太守詹范对苏东坡非常敬仰，故安排其入住。

海山葱昽气佳哉①，二江合处朱楼开②。
蓬莱方丈应不远③，皆为苏子浮江来④。
江风初凉睡正美，楼上啼鸦呼我起。
我今身世两相违⑤，西流白日东流水。
楼中老人日清新，天上岂有痴仙人。
三山咫尺不归去⑥，一杯付与罗浮春⑦。　予家酿酒，名罗浮春。

【注释】

①葱昽（lóng）：山水明丽貌。

②朱楼:朱红色的楼宇。意为富丽华美的楼阁。

③蓬莱方丈:传说为仙人所居之地。旧传罗浮山乃是罗、浮二山合成,其中浮山本来是蓬莱山的一部分,浮海而至,与罗山并体。苏轼诗中用此典,故称"蓬莱方丈应不远"。

④苏子:苏轼自称。

⑤相违:彼此违背。

⑥三山:传说中的三座仙山,即蓬莱、方丈、瀛洲。

⑦罗浮春:酒名。苏轼在惠州自酿的酒。

【译文】

海山明丽气清佳,两江合流之处的红楼敞开了大门。

蓬莱方丈应该不远吧,都是为我浮江而来。

江风初凉睡得正香美,可恨楼上乌鸦啼叫唤我起来。

现在我理想与现实相违背,时光流逝如同西落的太阳和东去的水。

楼中的老人日渐清新,天上哪有痴神仙?

仙山就在近旁不能归去,只能沉醉在一杯罗浮春中。我家中自酿酒,叫罗浮春。

只是爽然。陆君启

【译文】

只是畅快。陆君启

题合江楼

【题解】

此文作于绍圣二年(1095),是苏轼信笔写成的一篇小品文,描绘了在惠州暂居的合江楼周围的景色。合江楼白昼"秋碧浮空"、夜晚"青天孤月"的美景确实令人心醉。苏轼主要目的不在写景,而是在景物的不协反差中,表露自己难以言说的孤寂情怀。"青天孤月"固然美好,"微云点缀"又何尝不佳呢? 而作者却认为持后一种态度的人是"居心不净",是要"滓秽太清",这是在借景发泄对那些平白玷污人清白的居心不良者的不满。合江楼两江环抱,"秋碧浮空",景色宜人,而其下却横斜败屋几间,景象很不协调,如同眼中的沙子一样。苏轼本人在某些当政者看来,不正是时时都想除去的眼中沙吗? 因此,本文虽然貌似写景,但实际上意在言外,文章曲折宛转,不可一味作纯写景文看待。

青天孤月,故是人间一快①。而或者乃云不如微云点缀②。乃是居心不净者常欲滓秽太清③。合江楼下,秋碧浮空④,光接几席之上。而有葵苫败屋七八间⑤,横斜砌下。今岁大水再至,居者奔避不暇,岂无寸土可迁,而乃眷眷不去⑥,常为人眼中沙乎? 绍圣二年九月五日。

【注释】

①人间一快:人间一大快事。

②微云:几片云彩。

③滓秽:玷污。太清:指天空。

④秋碧:秋日澄碧的天空。

⑤葵苫败屋:以葵杆苫盖的简陋房屋。

⑥眷眷:依恋不舍。

【译文】

青天上高悬孤月,本是人间一件快事。可是有人却说不如点缀几片微云更加姣好。这才是居心不净的人常有的玷污天空的想法。合江楼下,秋碧浮空,秋光充满坐几卧席之上。还有七八间葵杆苫盖的破屋,横斜杂乱地坐落在合江楼的台阶下。今年大水两次冲来，住在里面的人都来不及奔逃躲避洪水，难道是没有寸土之地可以安身，便眷恋着不愿离去，常成为人们眼中的沙子吗？绍圣二年九月五日。

连雨江涨二首

【题解】

这两首诗描写的是连绵暴雨中，江水大涨之后的景象。当地居民饱受雨水之累，不但屋顶漏水，甚至于雨水之大都把床淹没了，人只能和鸡、犬一起挤在墙头躲避……正是由于有这些与民同患难的经历，才使得苏轼总是能够体恤民众的疾苦。

其一

越井冈头云出山①，牂牁江上水如天②。

床床避漏幽人屋，浦浦移家蜑子船③。

龙卷鱼虾并雨落④，人随鸡犬上墙眠。

只应楼下平阶水，长记先生过岭年。

【注释】

①越井：即越王井。相传为南越国的缔造者赵佗所掘。

②牂牁（zāng kē）江：查慎行注曰："《名胜志》：西江，在广州城西北五十里，源自牂牁，合漓江，过肇庆，亦曰桂水，与滇水汇入于海，亦三江之一也。"

③浦浦：郑谷《淮上渔者》诗有："白头波上白头翁，家逐船移浦浦风。"蜑（dàn）子船：蜑民的船。蜑是古代南方的少数民族，常年住舟上，以捕鱼或驾船为业。

④龙卷：旧时以为下雨是龙王所布，故有此说。

【译文】

乌云从越井冈上涌现，牂牁江上水浪滔天。

我的屋子漏水水滴到了床上，狂风把蜑子船吹得到处移动。

布雨的飞龙卷着鱼虾和雨水一起落下，人和鸡、犬都只能在墙头安歇。

只有楼下和台阶相平的水，会永远记着先生过岭的这一年。

其二

急雨萧萧作晚凉，卧闻榕叶响长廊。

微明灯火耿残梦，半湿帘帷浥旧香①。

高浪隐床吹瓮盎，暗风惊树摆琳琅。

先生不出晴无用，留向空阶滴夜长。

【注释】

①浥：湿润。

【译文】

萧萧急雨带来了晚上的清凉，我卧在床上听着雨打榕叶的声音在长廊回响。

从梦中惊醒，微明的灯火照耀下，发现帘帷已经半湿发出旧香的味道。

高高的水浪把床都淹没，将瓮盎都冲走，黑暗中风吹过树琳琅作响。

先生不出去晴天也没有用，留下来对着空空的台阶听着雨滴声度过长夜。

晚唐曹邺辈语①。陆君启

【注释】

①曹邺:字业之。晚唐诗人。以五言古诗见称,多为反映社会现实、体恤民疾之作。

【译文】

像晚唐曹邺这些人的诗句。陆君启

新年五首

【题解】

这组诗写于宋哲宗绍圣三年(1096)正月上元节前后。从内容上来看,和此时期所作的《和陶游斜川》的主旨相似,都表达了在白鹤峰定居,终老于惠州山林的愿望。

其一

晓雨暗人日①,春愁连上元②。水生挑菜渚③,烟湿落梅村。小市人归尽④,孤舟鹤踏翻。犹堪慰寂寞,渔火乱黄昏。

【注释】

①人日:古代以农历正月初七为人日。

②上元:农历正月十五日为上元节,也叫元宵节。

③挑菜:挖取菜。

④市:集市。这里当指水市。

【译文】

人日的拂晓雨水连绵,春天的愁绪一直延续到上元节。江水涨上挖野菜的小洲上,村落烟雨迷蒙,梅花也都被打落。

小小的集市上人都已经散尽,孤舟被鹤踏翻。只有黄昏中的渔火,还能安慰一下寂寞。

其二

北渚集群鹭,新年何所之。尽归乔木寺,分占结巢枝。

生物会有役,谋身各及时。何当禁毕弋①,看引雪衣儿②。

【注释】

①毕弋:泛指打猎活动。毕为捕兽所用之网,弋为射鸟所用的系绳
之箭。

②雪衣儿:指白色的鸟。这里指白鹭。

【译文】

北面水中的小洲上聚集了很多鹭鸟,新年要去哪里呢? 都回到寺庙
中的乔木上,分别占据了能够结巢的树枝。

生物都会有劳役之苦,都要及时为自己谋身。什么时候能禁止打
猎,一起来观赏、逗玩白鹭鸟。

其三

海国空自暖,春山无限清。冰溪结瘴雨,雪菌到江城①。

更待轻雷发,先催冻笋生。丰湖有藤菜②,似可敌莼羹。

【注释】

①江城:指惠州。

②丰湖:湖名。位于惠州西部,又叫西湖。藤菜:水藤菜,又叫蕹菜、
竹叶菜、通菜、空心菜等,其嫩茎、嫩梢、嫩叶可以食用。

【译文】

海边的国度徒然变暖,初春连绵的青山无比清新。冰凉的溪流凝结
瘴气落下春雨,雪菌也出现在江城中。

更期待的是春雷声响起,先催促着冻笋生长。丰湖上生长的藤菜,

味道似乎可与莼羹相媲美。

其四

小邑浮桥外,青山石岸东。茶枪烧有后[①],麦浪水前空。

万户不禁酒,三年真识翁。结茅来此住,岁晚有谁同。

【注释】

①茶枪:茶叶未伸展的嫩芽。

【译文】

小城浮桥外,青山石岸的东边。茶树烧后仍有茶枪萌生,麦浪映照在水边十分空旷。

家家户户都不禁酒,三年才真正认识了这个老人。在这里盖起了茅屋,晚年有谁一起陪伴呢?

其五

荔子几时熟,花头今已繁。探春先拣树[①],买夏欲论园。

居士常携客,参军许扣门[②]。明年更有味,怀抱带诸孙。

【注释】

①探春先拣树:查慎行注引《荔支谱》:"初着花时,商人计林断之以立券,若后丰寡,商人知之。"

②参军许扣门:苏轼自注:"周参军家多荔枝。"

【译文】

荔枝什么时候才能成熟啊,枝头的花朵现在已经繁多。早春时节先预判荔枝的收成情况,夏天时想买下整个园子。

居士常带着客人进门,参军家允许敲门来访。明年荔枝的滋味会更美妙,那时将带着孙子们一起品尝。

　　此坡诗之有格韵者,风味更稳重。陆君启

【译文】

这是东坡诗中有格调气韵的一首,风味更稳重。陆君启

迁居

【题解】

　　写这首诗时,苏轼在惠州的贬谪岁月已然进入第三个年头。尽管他在这里只是一个贬官,官场失意,经济也捉襟见肘,但是他却准备终老于斯。为此苏轼在白鹤峰上买了一块地建造新居。遭受漂泊之苦的苏轼以为自己终于可以在新居中安享晚年了,然而造化弄人,在这倾囊建造的居所中,仅仅住了两个多月,就接到命令,被贬往更为边远的儋州,安居之梦终究再次落空。

　　吾绍圣元年十月二日至惠州,寓合江楼。是月十八日,迁于嘉祐寺。二年三月十九日,复迁于合江楼。三年四月二十日,复归于嘉祐寺。时方卜筑白鹤峰之上[①],新居成,庶几其少安乎[②]。

【注释】

　　①卜筑:择地建筑住宅。

　　②庶几:或许可以。

【译文】

我于绍圣元年十月二日到达惠州,住在合江楼。同月十八日,搬到嘉祐寺。绍圣二年三月十九日,又搬回合江楼。三年四月二十日,又回到嘉祐寺。当时正在白鹤峰上择地盖房,新居盖成后,或许会稍微安定一些吧。

> 前年家水东,回首夕阳丽。去年家水西,湿面春雨细。
> 东西两无择,缘尽我辄逝。今年复东徙,旧馆聊一憩。
> 已买白鹤峰,规作终老计。长江在北户,雪浪舞吾砌。
> 春山满墙头,鬒鬐几云髻①。虽惭抱朴子②,金鼎陋蝉蜕。
> 犹贤柳柳州③,庙俎荐丹荔。吾生本无待,俯仰了此世。
> 念念自成劫④,尘尘各有际⑤。下观生物息,相吹等蚊蚋。

【注释】

①鬒鬐(wǒ duǒ):秀美的头发。

②抱朴子:葛洪,自号抱朴子。

③柳柳州:柳宗元。因官柳州刺史,故称柳柳州。

④念念自成劫:形容人世变化神速。

⑤尘尘各有际:赵次公注:"佛以世界为尘,尘尘有际,言物各有世界也。"

【译文】

前年住在江水东面,回首能看到艳丽的夕阳。去年住在江水西面,细小的春雨打湿了面庞。

住在东边还是西边都没有办法选择,缘分尽了我就离开。今年又一次搬到东边,在旧的馆舍里姑且栖身。

已经在白鹤峰买了一块地,计划在这里终老。北边窗户外边便是长长的江水,江水激起的浪花在我的房子下舞动。

　　春天墙头上满满的绿色,如同秀美的发髻。虽然惭愧比不上抱朴子,通过金鼎修炼成仙。

　　还是比柳柳州要更贤能,在庙里祭祀时能摆上红色的荔枝。我对生命本就没有什么期待,在俯仰中了却此生。

　　刹那之间就成劫,事物都有自己的世界。观看下界万物的生存,与蚊蚋的呼吸无异。

　　新居在白鹤峰,绍兴中,寇至,官舍民庐悉焚毁,独留此居,致奠而去。

【译文】

　　新居在白鹤峰,绍兴中,有敌寇攻来,官舍民庐全部被焚毁,只留下此居,致奠而去。

和时运诗

【题解】

　　绍圣四年(1097)二月,苏轼搬入了在白鹤峰新建的住宅,长子苏迈也来到了身边,苏轼以为自己要终老于此了,不禁感到欣然。然而造化弄人,两个月之后,苏轼便又接到了前往儋耳的命令,他安居的想法又一次落空了。

　　丁丑二月十四日[①],白鹤峰新居成,自嘉祐寺迁入。咏渊明《时运》诗云:“斯晨斯夕,言息其庐。”似为余发也[②],乃次其韵。长子迈,与余别三年矣,挈携诸孙,万里远至。

老朽忧患之余,不能无欣然。

【注释】

①丁丑:丁丑年,即绍圣四年。

②发:写。

【译文】

丁丑年二月十四日,白鹤峰新居建成,我自嘉祐寺搬了进去。咏渊明《时运》诗云:"斯晨斯夕,言息其庐。"感到这首诗似乎是为我而写,于是次其韵写了这首诗。长子苏迈和我分别三年了,现在带着诸孙儿,不远万里而来。我这个衰朽之人在忧患之余,感到十分欢欣。

　　我卜我居,居非一朝。龟不吾欺①,食此江郊②。
　　废井已塞,乔木干霄。昔人伊何,谁其裔苗③?

【注释】

①龟不吾欺:龟卜不会欺骗我。《左传·昭公二十五年》:"臧昭伯如晋,臧会窃其宝龟偻句……会曰:'偻句不余欺也。'"苏轼在这里化用典故,表达对卜居的信任。

②食:食墨。指灼龟时龟兆与事先画好的墨画相合。《尚书》孔安国传:"卜必先墨画龟,然后灼之,兆顺食墨。"

③裔苗:即苗裔,后裔。

【译文】

我卜问所居之处,居住并非一时之事。龟卜不会欺骗我,显示应该在这江边筑屋。

这里废弃的井已经被填塞,高耸的乔木直插云霄。从前是谁住在这里?他的后代又是谁呢?

下有澄潭，可饮可濯。江山千里，供我遐瞩①。

木固无胫②，瓦岂有足。陶匠自至，啸歌相乐③。

【注释】

①遐瞩：远眺。

②胫：小腿。这里指腿。

③啸歌：唱歌。

【译文】

下面有澄清的水潭，可以饮用也可洗濯。江山绵延千里的美景，可供我远眺。

木头当然没有腿，瓦哪里会有脚。陶匠自发前来，欢乐地唱着歌劳作着。

我视此邦，如洙如沂①。邦人劝我，老矣安归。

自我幽独②，倚门或挥。岂无亲友，云散莫追。

【注释】

①如洙如沂：洙，洙水。沂，沂水。二水皆位于邹鲁之地，孔子曾在附近教授弟子。

②幽独：孤独。这里指幽居。

【译文】

我看待身处的地方，如同洙水、沂水一样。本地人劝我，年纪大了要安然归养。

我独自幽居在家，有时倚着门挥手。难道是没有亲友吗，只是如同云散而无法追寻。

旦朝丁丁^①，谁款我庐^②。子孙远至，笑语纷如。

剪发垂髻^③，覆此瓠壶^④。三年一梦，乃复见余。

【注释】

①丁丁：象声词，指敲门声。

②款：叩击。

③剪发：修剪头发。原为古代成童之礼。髻：发髻，盘在头上的发结。

④瓠壶：葫芦。比喻腹部。

【译文】

清晨响起丁丁的敲门声，是谁在敲我的门？原来是远道而来的子孙，一片欢声笑语。

为孙子剪发垂下发髻，盖住了我葫芦一样的肚子。我三年的美梦终于实现，竟然真的又一次见到了。

　　余在都下^①，每谒范纯夫^②，子孙环绕，投纸笔求作字。每调之曰："诉旱乎？诉涝乎？"今皆在万里外，欲复见此，岂可得哉？有来请纯夫书，因录此数纸寄之。丁丑闰三月五日。多难，畏人，此诗慎勿示人也。先生自记。

【注释】

①都下：京城。

②范纯夫：即范祖禹，字纯夫。苏轼的好友，也是宋代著名学者、诗人。

【译文】

我在京城时，每次去拜访范纯夫，都是子孙环绕着，拿着纸笔求我写字。我常常开玩笑地问："是诉说大旱，还是诉说涝灾呢？"如今都远隔万里，想要再见到这样的场景，怎么可能呢？有人来要范纯夫的作品，于是抄录这几张纸寄给他。丁丑年闰三月五日。我多难，也怕见人，这首诗千万不要给别人看。先生自记。

白鹤山新居，凿井四十尺，遇盘石，石尽，乃得泉

【题解】

这首诗描述的是苏轼在建造白鹤山新居过程中凿井得水的情形，有对周遭景物的描绘和种种辛苦劳作的摹写，表达了对生活困苦的感慨，也寄托着作者对新居生活的期待与向往。特别是末四句"我生类如此，何适不艰难。一勺亦天赐，曲肱有余欢"，寄寓着苏轼对于命运深邃的思考，展现了历尽磨难却始终乐观的精神状态。而文后的评点中引用苏轼给友人书中"胸中自有脩然处"一句，更堪称苏轼这一时期心境的生动写照。

海国困炎溽①，新居利高寒。以彼陟降劳，易此寝处干。
但苦江路峻，常惭汲腰酸。矻矻烦四夫②，硗硗斫层峦③。
弥旬得寻丈，下有青石磐。终日但进火，何时见飞澜。
丰我粢与醴，利汝椎与钻。山石有时尽，我意殊未阑。
今朝僮仆喜，黄土复可抟。晨瓶得雪乳④，暮瓮湭冰湍⑤。
我生类如此，何适不艰难。一勺亦天赐，曲肱有余欢⑥。

【注释】

①炎溽：闷热而潮湿。

②矻矻（kū）：勤劳不懈的样子。

③硗硗（qiāo）：坚硬的样子。

④雪乳：清澈的泉水。

⑤渟（tíng）：水积聚而不流动。

⑥曲肱：弯胳膊作枕头。后以"曲肱"比喻清贫而闲适的生活。《论语·述而》："饭疏食饮水，曲肱而枕之，乐在其中矣。"

【译文】

海边酷热潮湿，我的新居位于高寒之地。用攀登山路的辛苦，换来了这干燥的住处。

只是去往江边的路险峻，打水时常常感到腰酸背痛。劳烦四个勤劳的工匠，用力劈斩着层峦的山石。

十多日的辛勤劳作进展了一丈左右，下方遇到了坚硬的青石。整天只是迸出火花，何时才能看到飞溅的泉水呢？

把酒饭准备得更为丰盛，把椎钻工具磨得更锋利。山石终究有清除的时候，我的兴致一点没有减少。

今天早晨童仆们很开心，黄土又可以捏成团了。清晨瓶子装满清澈的泉水，傍晚瓮中贮存清凉的飞泉。

我的人生大概都是这样，去哪里会不艰难呢？一勺水也是上天的赐予，弯胳膊作枕头也会非常喜悦。

先生《新居上梁文》有云①："尽道先生春睡美，道人轻打五更钟。"闻者怒之，复摘儋耳②。按：先生二月迁入新居，四月有琼州之命，六月渡海，流离颠沛，亦云甚矣。然先生独与幼子过负担过海，云胸中自有翛然处③，则亦将如先生何哉？

【注释】

①《新居上梁文》：指《白鹤新居上梁文》，是苏轼为白鹤峰新居上梁时所写。

②摘：当为"谪"。

③翛（xiāo）然：无拘无束、超脱的样子。苏轼在给林济甫的书中提

及："某与幼子过南来，余皆留惠州。生事狼狈，劳苦万状，然胸中

亦自有翛然处也。"

【译文】

东坡先生的《新居上梁文》中写道："尽道先生春睡美，道人轻打五
更钟。"当权者听说后大怒，又将其贬往儋耳。按：东坡先生二月搬入新
居，四月收到前往琼州的命令，六月渡海，生活颠沛流离，也过分到极点
了。但是先生独自和幼子苏过带着行囊渡海，说胸中自有超脱之处，那
么又能将先生怎么样呢？

到昌化军谢表

【题解】

谢表是古代臣子感谢皇帝的奏章，当时官员不论升迁或者贬谪，都
要撰写谢表表达感恩戴德之情。苏轼仕途坎坷，多次起落，因此所撰谢
表也有多篇。《到昌化军谢表》作于绍圣四年（1097）七月被贬谪到海南
之后。此时的苏轼已经垂垂老矣，自觉生还无望，身边仅幼子苏过陪伴，
其心情之凄苦可想而知，但依然不得不在《谢表》之中表达对皇恩的感
激和自己的虽死莫赎罪责的愧疚，当然还有自己对朝廷、对天子的一片
赤诚忠心。虽然是一篇例行公事式的谢表，但是苏轼采用四六变体，写
的是深情凄恻，文采斐然，读来令人真切感受到生死离别之痛。

今年四月十七日①，奉被告命②，责授臣琼州别驾昌化
军安置③。臣寻于当月十九日起离惠州，至七月二日已至昌
化军讫者。并鬼门而东鹜④，浮瘴海以南迁。生无还期，死
有余责。臣轼中谢。

【注释】

①今年：指绍圣四年（1097）。

②告命：帝王的诏令。

③别驾：宋时官名。为州刺史佐官。安置：宋时官吏被贬谪，轻者称送某州居住，稍重者称安置，更重者称编管。

④鬼门：即鬼门关。鹜（wù）：疾驰。

【译文】

今年四月十七日，臣接到告命，降级授予官职琼州别驾昌化军安置。臣随即于当月十九日起离开惠州，到七月二日已经到了昌化军。从鬼门关东行，渡过瘴海南迁到这里。有生之年不知道什么时候回去，即便死了仍然有罪责。臣轼中谢。

伏念臣顷缘际会①，偶窃宠荣。曾无毫发之能，而有丘山之罪②。宜三黜而未已③，跨万里以独来。恩重命轻，咎深责浅。此盖伏遇皇帝陛下，尧文炳焕④，汤德宽仁⑤。赫日月之照临，廓天地之覆育。譬之蠕动⑥，稍赐矜怜；俾就穷途，以安余命。而臣孤老无托，瘴疠交攻。子孙恸哭于江边，已为死别；魑魅逢迎于海外⑦，宁许生还。念报德之何时，悼此心之未已⑧。俯伏流涕，不知所云。

【注释】

①顷缘际会：遇合适逢其时。

②丘山：言重、大、多，与毫发相对。成语"丘山之功"谓重大的功绩，"丘山之罪"即重大的罪过。

③三黜：指绍圣元年（1094）四月初贬和州，又改英州，六月在贬途中又改惠州。

④尧文：指唐尧。

⑤汤德：指商汤。

⑥蠕动：指蠕虫。

⑦魑魅：古谓能害人的山泽之神怪。亦泛指鬼怪。

⑧未已：苏轼文集通行本作"永已"。

【译文】

想臣前时因逢机遇，偶然窃居宠荣之位。本人没有一点才干，却犯了如丘山一样的大罪。三次贬黜处置还不够，又跨万里独自流落到这里。恩重命轻，罪大罚浅。这都是由于幸遇了皇帝陛下，有尧的文治，汤的宽仁。像日月之光照耀抚育全天下。即便对蠕虫，也会稍赐哀怜之心；使穷途末路之人，可以保全残命。对臣来说，年老孤独，无所依托，瘴气瘟疫交加于身。子孙悲痛地哭于江边，已做了将死的道别；鬼怪在海外迎接，怎会准许我生还。自想不知何时能够报德，痛悼此心会由此永远消失。叩头流涕，不知道说什么好。

或谓魑魅逢迎，先生犹骂人未已然否？

【译文】

有人说是魑魅逢迎，这是先生还在骂人吧？

桄榔庵铭①

【题解】

桄榔庵是苏轼在海南儋州的居所，本文即为此居建成而写。"谪于儋耳，无地可居"八字，让人读得心酸。与苏轼谪居黄州时期将定惠院、临皋亭、雪堂、南堂以及谪居惠州时期将嘉祐寺、合江楼、思无邪斋不厌其烦地吟诵相比，"桄榔庵"出现在苏轼笔下并不多，或许与此处居住条件实在太差,给诗人留下的印象太差有关。反复品味《桄榔庵铭》的用词遣字,给人的感觉是凄凉郁闷,不忍卒读。

东坡居士谪于儋耳,无地可居,偃息于桄榔林中②,摘叶书铭,以记其处。

九山一区③,帝为方舆④。神尻以游⑤,孰非吾居?百柱员员⑥,万瓦披敷。上栋下宇,不烦兵夫。海氛瘴雾,吞吐吸呼。蝮蛇魑魅⑦,出怒入娱。习若堂奥,杂处童奴。东坡居士,强安四隅。以动寓止,以实托虚。放此四大⑧,还于一如⑨。东坡非名,岷、峨非庐⑩。须发不改,示现毗卢⑪。无作无止,无欠无余。生谓之宅,死谓之墟。三十六年⑫,吾其舍此,跨汗漫⑬,而游鸿蒙之都乎⑭!

【注释】

①桄榔庵:坐落于儋州中和镇南的桄榔林中,是苏轼谪居儋州时住了三年的处所。桄榔,海南的一种高大乔木,可以高至十余米。

②偃息:睡卧歇息。

③九山一区:九座大山之间有一块区域。

④方舆:指大地。古人认为地载万物,如同车舆。

⑤神尻(kāo)以游:谓以神行游,不假外物。尻,臀部。《庄子·大宗师》:"浸假而化予之尻以为轮,以神为马,予因以乘之,岂更驾哉?"

⑥员员(xì):强劲有力的样子。

⑦蝮蛇:一种毒蛇,头呈三角形,体色灰褐而有斑纹,其毒液可用于治麻风病。

⑧四大:佛家以地水火风为四大,由此化生万物。亦用以称人身。

⑨一如:佛家谓真如之理,即永恒常在的实体、实性。

⑩岷、峨：岷山、峨眉山。

⑪毗卢：毗卢舍那之略称。此指法身佛，即不生不灭、无形而随处现身之佛身。

⑫三十六年：古人认为人生百年，此时苏轼已六十多年，距百岁尚有三十六年。

⑬汗漫：渺茫无际貌。《淮南子·道应训》："吾与汗漫期于九垓之外。"

⑭鸿蒙：宇宙形成前之混沌状态。《庄子·在宥》："云将东游，过扶摇之枝，而适遭鸿蒙。"

【释文】

东坡居士被贬谪到儋耳，没有地方可住，暂住在桄榔树林中，摘下一片树叶写篇铭文，来记录这个地方。

九山之间的一方区域，天帝使它成为大地。可以随心所欲遨游之处，又有谁能说我不得居住于此？成百的巨柱强劲有力，上万的瓦叶覆盖在上面。上有栋梁下为屋宇，却没有动用兵夫。海边的云雾弥漫着瘴气，吞吐呼吸。蝮蛇和山鬼出出入入，有时生气有时欢乐。我在此处，与顽童奴婢杂处在一起，就像住在楼宇亭堂一样习惯。东坡居士就勉强安身在这天然庐室之四角落。以活动之身置于静止的林中，把实在的自我寄托在空虚之中。把我这身体还归本原。东坡也不是我的名号，岷山、峨眉也不是我的庐舍。须发如旧，而毗卢如来示现在眼前。没有劳作也没有休止，没有赊欠也没有盈余。活着那这里就叫宅舍，死后就叫它墟丘。我就将余生交托给这座庵了，跨越茫茫大海而遨游在空寂的太空。

直判至生死关头最有实际。

古南海县有桄榔树，峰头生叶，有面。大者出面，乃至百斛。以牛乳啖之，甚美①。

【注释】

①"古南海县有桄榔树"几句：出自段成式《酉阳杂俎》。

【译文】

直至生死关头是最有实效的。

古代南海县有一种桄榔树，树顶上生叶子，中间有面。大叶子出面甚至有百斛之多。和牛乳一起吃，味道很美。

和刘柴桑①

【题解】

这是苏轼和陶渊明《和刘柴桑》的诗作。陶渊明原诗主要借着回答友人刘程之的提问，赞美刘程之回归自然、耕织自足的生活态度。苏轼此诗虽然具体内容有所不同，但主旨相近，表现了其渴望远离名利场、回归田园生活的美好愿望。

万劫互起灭②，百年一蹰躇③。漂流四十年，今乃言卜居④。
且喜天壤间⑤，一席亦吾庐。稍理兰桂丛，尽平狐兔墟。
黄橡出旧枒⑥，紫茗抽新畬⑦。我本早衰人，不谓老更劬⑧。
邦君助畚锸⑨，邻里通有无。竹屋从低深，山窗自明疏⑩。
一饱便终日，高眠忘百须。自笑四壁空，无妻老相如⑪。

【注释】

①刘柴桑：刘程之，字仲思。历任荆州宜昌县令、江州柴桑县令，故
　称"刘柴桑"。入宋后隐居不仕，又被称为刘遗民。与陶渊明、周
　续之合称"浔阳三隐"。

②万劫：佛教学说称世界从生成到毁灭的过程为一劫，万劫犹万世，

形容时间极长。

③踟蹰（chí chú）：迟疑，要走不走的样子。

④卜居：选择居住的地方。

⑤天壤：天地。

⑥黄橼（yuán）：植物名。常绿小乔木。果实为长圆形，可供观赏、食用及入药。因其具香气，故也称为香橼。枿（niè）：树木砍去后留下的根株。

⑦畬（yú）：开垦了二或三年的熟田。

⑧劬（qú）：勤劳，劳苦。

⑨畚锸（běn chā）：挖运泥土的器具。引申为土建之事。

⑩明疏：疏朗透光。

⑪相如：即西汉辞赋家司马相如。

【译文】

万劫兴起灭亡，百年一犹豫便已过去。我漂泊了四十年，现在要开始选择固定的居所了。

可喜的是天地之间，有我茅庐的一席之地。稍微清理兰桂丛，将狐兔的废墟都平掉。

黄橼的旧根上长出了新芽，紫茶也从熟田上开始长出。我本来是一个早衰之人，不想老了却更加劳苦。

地方的长官帮助建造，邻里也都一起来帮助。新盖的竹屋处于低深之地，山窗能够疏朗透光。

终日只要一饱便足够，高眠之中忘掉各种需求。嘲笑自己四壁皆空，是一个无妻相伴的老司马相如。

新居

【题解】

此诗写于绍圣五年（1098）。苏轼被贬海南儋州时先寄居在官舍，后被使臣逐出，在友人相助下在城南桄榔林下构筑新居。新居落成后，虽然简陋，但毕竟有了安身之地。且值连雨初霁，朝日映照下，竹影状疏，畦菊争发，处处皆清新可喜之象，诗人此时的心情颇佳，便表达了随遇而安、知足常乐的情怀，带有陶诗平淡自然、萧散闲远的特征。

朝阳入北林，竹树散疏影①。短篱寻丈间②，寄我无穷境。
旧居无一席，逐客犹遭屏③。结茅得兹地，翳翳村巷永④。
数朝风雨凉，畦菊发新颖⑤。俯仰可卒岁⑥，何必谋二顷⑦。

【注释】

①散：散落，洒落。指日影洒落竹林中。

②寻丈：言地方狭小。寻，古代八尺为寻。

③逐客：被贬谪远地之人。这里系作者自指。屏（bǐng）：逐出。指诗人被逐出官舍。

④翳翳：光线昏暗的样子。

⑤颖：芽。

⑥俯仰：俯而读，仰而吟，形容读书自得之态。

⑦二顷：即"二顷田"，借指赖以谋生的田产。

【译文】

朝阳初升照进北边的树林，透过竹枝树干散落下光影。低矮的篱笆所围不过寻丈之地，却给了我无尽的满足感。

原来的住处连一个席子都没有，我这个被驱逐的人还被赶了出来。在这里搭建茅屋，林木茂盛蓊郁，村巷看上去非常幽深。

这几天连续风雨交加天气变得凉爽,菜畦里的菊花发出了新苗。吟诵读书自可度岁,何必为谋置二顷田产而操心呢!

海南风土

【题解】

　　这篇文章作于元符元年(1098),是苏轼来到海南的第二年。宋代的海南,在中原人眼里是蛮荒之地、瘴疠之所。苏轼又是贬官,其处境之艰难可想而知。"顾视帏帐,有白蚁升余,皆已腐烂",这样的生存环境对于一个外来者来说,无疑恶劣之极,更何况苏轼此时已六十开外,是一个垂暮的老人。苏轼做好了老死于此的准备,他甚至安排好了自己的后事,来之前便与家人诀别,并想孤身前往,在家人的恳求下,也只带了小儿子苏过跟随。

　　与物质的匮乏、生存环境的恶劣相比,更令人窒息的是精神上的孤寂与痛苦。无奈之下,苏轼只能以"湛然无思"应对,这虽是无奈之举,但也支撑他度过了人生中最艰难的岁月。

　　岭南天气卑湿①,地气蒸溽②,而海南为甚。夏秋之交,物无不腐坏者。人非金石,其何能久?然儋耳颇有老人,年百余岁者,往往而是,八九十者不论也。乃知寿夭无定,习而安之,则冰蚕、火鼠③,皆可以生。吾尝湛然无思,寓此觉于物表,使折胶之寒④,无所施其冽,流金之暑⑤,无所措其毒,百余岁岂足道哉!彼愚老人者,初不知此,如蚕鼠生于其中,兀然受之而已。一呼之温,一吸之凉,相续无有间断,虽长生可也。庄子曰:"天之穿之,日夜无隙,人则顾塞其窦⑥。"岂不然哉?九月二十七日,秋霖雨不止⑦,顾视帏帐,有白蚁升余，皆已腐烂，感叹不已。信手书。时戊寅岁也。

【注释】

①卑湿：地势低下潮湿。

②地气：指地面的潮湿蒸腾之气。

③冰蚕：古代传说中的　种蚕。晋王嘉《拾遗记》记载："有冰蚕长七寸，黑色，有角有鳞，以霜雪覆之，然后作茧，长一尺，其色五彩，织为文锦，入水不濡，以之投火，经宿不燎。"火鼠：传说中的异鼠。其毛可织火浣布。晋张勃《吴录》说："日南比景县有火鼠，取毛为布，烧之而精，名火浣布。"

④折胶：形容严寒。

⑤流金：谓高温熔化金属。多形容气候酷热。

⑥"天之穿之"几句：语出《庄子·万物》："天之穿之，日夜无降，人则顾塞其窦。"

⑦霖雨：连绵不绝的雨。

【译文】

岭南一带地势低下，天气潮湿而闷热，而海南尤其严重。夏秋之际，物品没有不腐烂损坏的。人不是金属石头，怎么能够长久生活在这里？但是儋耳有很多长寿的老人，百岁以上的老人比比皆是，八九十岁的更不用说了。于是知道长寿和夭折没有一定之规，习惯环境并能安处，即便是冰蚕和火鼠，都可以生存。我曾经清净安然地不思不虑，以这种状态应对生活，即便是能够折胶的严寒，也不会感到寒冷，即使是熔化金属的酷热，也不会感到炎热，一百余岁哪里值得说呢！那些没有知识的老人们，起初并不知道这个道理，只是如冰蚕、火鼠一样生于其中，昏然无知地承受而已。一呼一吸，一温一凉，一直这样持续不要间断，就是长生之道啊。庄子说："自然的真性贯穿万物，日夜不停，未尝止息，可是人们却反而堵塞自身的孔窍。"难道不是这样吗？九月二十七日，秋雨连绵不止,回头看到帷帐,有一升多的白蚁,物品都已腐烂,不由感叹不已。随手写下来。此时是戊寅年。

北极灵签①

【题解】

本文作于元符元年（1098）九月。古时候的"真人"没有不由诚信而入道得道的。子思就曾说："自诚而明谓之性。"他说的就是这个道理。但也要懂得变通,正如孟子所说："执中无权,犹执一也。"

东坡居士,迁于海南,忧患之余,戊寅九月晦,游天庆观,谒北极真圣②,探灵签,以决余生之祸福吉凶③。其辞曰："道以信为合,法以智为先。二者不相离,寿命已得延。"览之竦然④,若有所得,敬书而藏之,以无忘信道、法智二者不相离之意。轼恭书:

【注释】

①北极灵签:这里指拜谒北极真圣所得的灵签。

②北极真圣:道教传说中北方之神,或称玄天上帝。

③决:占卜。

④竦然:恐惧的样子。

【译文】

东坡居士,被贬海南,忧患之余,在戊寅年九月的最后一天,去天庆观游玩,拜谒北极真圣,求了一支灵签,来占卜余生的祸福吉凶。卦辞说："道以信为合,法以智为先。二者不离析,寿命已得延。"我看得惊惧不已,好像有所明悟,就把这四句恭敬地写下来藏好了,好让自己别忘记信道和法智二者不相离的真意。我恭敬地写下来：

> 古之真人，未有不以信入者。子思曰："自诚而明谓之性[①]。"此之谓也。孟子曰："执中无权，犹执一也[②]。"守法而不智[③]，则天下之死法也。道不患不知，患不凝[④]；法不患不立，患不活。以信合道，则道凝；以智先法，则法活。道凝而法活，虽度世可也[⑤]，况延寿乎？

【注释】

①自诚而明谓之性：语出《礼记·中庸》："自诚明，谓之性；自明诚，谓之教。诚则明矣，明则诚矣。"郑玄注："自，由也。由至诚而有明德，是圣人之性者也。由明德而有至诚，是贤人学以知之也。有至诚则必有明德，有明德则必有至诚。"

②执中无权，由执一也：语出《孟子·尽心上》。意为坚持中道如果不知变通，就同执着于一点一样。说明做事应有灵活性，善于变通。

③法：道法，佛法。

④凝：专注，凝神。

⑤度世：犹出世。谓超脱尘世为仙。

【译文】

古代的真人，没有不由诚信而入道得道的。子思说："自诚而明谓之性。"说的就是这个道理。孟子说："坚持中道如果不知变通，就同执着于一点一样。"守法而没有智慧，那么便是天下的死法。不怕不知道，而怕不够专注；法不怕不被树立，而怕运用时不会变通。以诚信合道，就会专心凝神；以智慧为法的先导，那么法就可以灵活变通。能凝神于道而施用之法灵活变通，即便是出世成仙都可以了，何况延长寿命呢？

答程天侔①

【题解】

苏轼文集通行本将此文与另两文合编为《与程秀才三首》。程秀才指程儒,系程天侔之子。程氏父子都是苏轼在惠州时结交的朋友。

去岁僧舍屡会,当时岂知为乐,今者海外,无复梦见。聚散忧乐,如反覆手②,幸而此身尚健。得来讯,喜侍奉清安。知有爱子之戚。襁褓泡幻③,不须深留恋也。仆离惠州后,大儿子房下,亦失一男孙,悲怆久之,今则已矣。

【注释】

①程天侔:字全父。苏轼友人。

②反覆手:手一反一覆。比喻变化无常。

③襁褓(qiǎng bǎo):本指背负婴儿用的宽带和包裹婴儿的被子。这里指婴儿。泡幻:如同泡影幻象。

【译文】

去年在寺院僧舍屡次会面,当时体会不到其快乐,如今身在海外就是做梦也见不到当时的情景了。人生的聚散忧乐变化无常,幸而现在人还健在。收到您的来信,很高兴得知您清平安宁。听说您有失去爱子的不幸。但刚生下的孩子能否成活本就难说,不必太过于留恋。我离开惠州后,大儿子家里也死了一个孙子,也是悲伤了很长时间,如今心情已经平复。

此间食无肉,病无药,居无室,出无友,冬无炭,夏无寒泉,然亦未易悉数,大率皆无尔。惟有一幸,无甚瘴也。近

与儿子结茅屋数椽居之,仅庇风雨,然劳费已不赀矣①。赖
十数学生助工作,躬泥水之役,愧之不可言也。尚有此身,
付与造物②,听其运转,流行坎止③,无不可者。故人知之,
免忧。夏热,万万自爱。

【注释】

①不赀:指数量大。

②造物:指造物主。

③流行坎止:表示乘船顺流而下,遇到险境就停止。比喻人的行止顺
应自然,不勉强。

【译文】

这里吃饭没有肉,生病没有药,居住无房舍,出门无朋友,冬天没有
炭火,夏天没有清凉泉水,然而这些不易尽数,大致是该有的都没有。只
有一个好处,就是没有什么瘴气。最近和小儿子搭了几间茅草房居住,
只能避避风雨,然而已经花去了不少气力钱财了。靠十几个学生帮忙,
亲自下手干泥水活,实在惭愧难言啊。如今还剩下这副身躯,交付给造
物主,听凭其安排,是顺流而行还是遇险而止,怎么样都可以。让老朋友
知道我的情况,不要为我担忧。夏季天热,千万自己保重。

公一日不能容于朝,而蛮夷士民,无不以服役于公为
幸。人心悬绝乃若此。

【译文】

苏公一天也不被朝廷所容,而蛮夷之地的士民,没有不将为公服役
作为幸事。人心相差竟如此之远。

答程天侔

【题解】

这封书信写于元符元年（1098）。信中谈的多是家常琐事以及亲朋近况。

　　近得子野书①，甚安。陆道士竟以疾不起②，葬于河源矣。前会岂非一梦耶？仆既病倦不出，然亦无与往还者，阖门面壁而已③。新居在军城南，极湫隘④，粗有竹树，烟雨濛晦，真蜑坞獠洞也⑤。惠酒绝佳。旧在惠州，以梅酝为冠，此又远过之。牢落中得一醉之适⑥，非小补也。

【注释】

①子野：即吴复古，字子野，号远游。与苏轼友善，二人书信来往颇多。

②陆道士：即道士陆惟忠。

③阖门：闭门。

④湫（jiǎo）隘：低下狭小。

⑤蜑（dàn）坞：蜑户聚集的船坞。獠（lǎo）洞：獠人居住的山洞。

⑥牢落：孤寂。

【译文】

　　近来收到吴子野的信，他很好。陆道士竟然因病而去世，已经葬在河源了。以前的聚会岂不是像一场梦一样了吗？我抱病倦怠足不出户，即使出门也没有交往的人，所以只是关起门来面对墙壁而已。我的新居在军城以南，十分低矮狭小，四周多少有些竹子树木，烟雨迷茫昏暗，真像蜑坞獠洞一样。你所赠的酒好极了。以前在惠州时，以梅州酿的酒为最好，这酒又远远超过它。空虚寂寞中能享受一醉的欢乐，补益可不小啊。

答程全父推官

【题解】

此信写于元符元年（1098）。苏轼初到海南后，给友人程全父写信简要介绍了自己在此地的情况。虽然境况非常糟糕，但是苏轼的乐天派性格发挥了重要作用，书信中全然看不出悲伤的气息。

别遽逾年①，海外穷独，人事断绝，莫由通问②。舶到，忽枉教音③，喜慰不可言。仍审起居清安，眷爱各佳④。某与儿子粗无病，但黎、蜑杂居，无复人理。资养所急，求辄无有。初至，僦官屋数椽⑤，近复遭迫逐，不免买地结茅，仅免露处，而囊为一空。困厄之中，何所不有，置之不足道，聊为一笑而已。平生交旧，岂复梦见，怀想清游，时诵佳句，以解牢落。

【注释】

①遽（jù）：快。

②通问：互通音讯。

③教音：指教的书信。

④眷爱：指家眷。

⑤僦（jiù）：租赁。椽（chuán）：放在檩上架着屋顶的木条。这里是代指房屋间数。

【译文】

这么快就分别一年多了，海外穷荒孤独，人事也断绝，没有机会通信。有船到，忽然收到您的来信，欣喜宽慰之情不可言说。得知您身体安泰，家眷亲友也都很好。我和儿子基本没什么病，但和黎人、蜑人混居在一起，不再有正常人的生活。急需的生活资养，要什么都没有。刚来时，租了几间官家的房子，近来又被赶出来，少不了还要买地盖茅屋，仅仅能免于露宿，而兜里的钱也花光了。困苦厄运之中，什么倒霉的事没有呢，把它扔在一边儿不值得说了，姑且置之一笑而已。平生的朋友，哪里还能梦见，只能靠怀想往日的清游，时常吟诵美好的诗句，来宽解孤寂之心。

与程全父

【题解】

这是元符元年（1098）八月写给程全父的信。苏轼当时在海南，暑热难当，可谓度日如年。值得一提的是，苏轼提及随身带着陶渊明的诗文集，全靠此书来排解内心的郁闷之情。可见苏轼愈到后期，愈是喜欢陶诗，并写作了大量和陶诗。

　　阁下才气秀发，当为时用久矣①。遐荒安可淹驻②，想益辅以学，以昌其诗乎③？仆焚毁笔砚已五年④，尚寄味此学⑤。随行有《陶渊明集》，陶写伊郁⑥，正赖此尔。有新作，递中示数首⑦，乃珍惠也。山川风气能清佳否，孰与惠州比？此间海气蒸郁不可言，引领素秋⑧，以日为岁也。寄贶佳酒⑨，岂惟海南所无，殆二广未尝见也。副以糖冰、精面等物，一一铭佩，非眷存至厚，何以得此，悚怍之至。

【注释】

①为时用：被时代所用。

②遐荒：边远荒僻之地。淹驻：停留。

③昌：昌盛。这里指诗写得更好。

④焚毁笔砚：指停止写文。

⑤寄味：寄托情趣。

⑥陶写：消愁解闷。伊郁：忧烦郁结。

⑦递：信件。

⑧素秋：秋季的雅称。按照五行属性，秋色白，故有此称。

⑨贶（kuàng）：赠送。

【译文】

阁下才气挺秀焕发，早就该被重用了。怎么能久留在荒僻之地，想来是想再增长些学问，来让诗写得更好吗？我停止研究学问已经五年了，也还是在诗词上寄托着情趣。我随行带着《陶渊明集》，消解郁闷的心情，正是靠了它啊。你如有新诗，来信时寄几首，就是给我的最好礼物。你那里的山川风气称得上清佳吗？和惠州比起来如何？这里海气蒸腾难以言状，伸着脖子盼望秋天，度日如年啊。所寄赠的美酒，不光是海南所无，恐怕两广也都见不到。另外还有糖冰、精面等东西，一一领受铭谢，不是对我关爱如此深厚，怎么会这么做呢，令我惶恐惭愧之至。

答程全父

【题解】

此信写于元符二年（1099）。苏轼正在海南这个当时的"文化荒漠"之中，正如信中所言，"如逃空谷，既无与晤语者"。不过好在他身边还有被他视为"二友"的陶渊明和柳宗元的诗文相陪，聊以宽慰。

便舟来，辱书问讯既厚矣①，又惠近诗一轴，为赐尤重。流转海外，如逃空谷，既无与晤语者②，又书籍举无有，惟陶渊明一集、柳子厚诗文数策，常置左右，目为二友。今又辱来贶，清深温丽③，与陶、柳真为三矣。此道比来几熄④，亦岂有语此者耶？新春，伏想起居佳胜。某与小儿亦粗遣⑤，困穷日甚，亲友皆疏绝矣。公独收恤如旧⑥，此古人所难也。感怍不可言，惟万万以时自爱为祝。

【注释】

①厚：厚重。

②晤语：交谈，交流。

③温丽：温婉典雅。

④此道：指诗文"清深温丽"之道。

⑤粗遣：凑合着过日子。

⑥收恤：收容救济。

【译文】

有顺路的船，捎来您的信，您的问讯已经情谊深厚，又送我一轴新近写的诗，更是厚重的赏赐。流离海外，如同逃到荒山空谷，既没有可以交谈的人，又什么书都看不到，只有陶渊明集和柳子厚的几本诗文，经常放在身边，把它们视为二友。如今又蒙您赐诗，清越深邃而温婉典雅，与陶、柳一起真为三友了。诗文之道近来几乎已经湮灭，还有谈论这个的吗？新春之际，想必您身体安好。我和小儿也都凑合，只是日益穷困，亲友也都疏远断绝音讯了。只有您对我关爱如同往日，这是连古人都难于做到的啊。感激惭愧之情不可言状，唯祝万万顺应时序自己保重。

与郑靖老①

【题解】

苏轼在此信中介绍了他刚到海南的景况。信中语调沉重，"此中枯寂，殆非人世"二语令人不禁潸然泪下，但是看到苏轼又能"居之甚安"，

"诸史满前",又不禁为其达观精神所感动。

　　近舶人回②,奉状必达。比日起居佳胜,贵眷令子各安。某与过亦幸如昨。初赁官屋数间居之,既不可住,又不欲与官员相交涉。近买地起屋五间、一灶头③,在南污池之侧,茂木之下,亦萧然可以杜门面壁少休也④。但劳费贫窘尔。此中枯寂,殆非人世,然居之甚安。况诸史满前,甚有与语者也。著书则未,日与小儿编排整齐之⑤,以须异日归之左右也。小客王介石者⑥,有士君子之趣。起屋一行,介石躬其劳辱,甚于家隶,然无丝发之求也。愿公念之,有可以照庇之者,幸不惜也。死罪! 死罪! 柯仲常有旧契⑦,因见道区区。余万万顺候自重。

【注释】

①郑靖老:郑嘉会,字靖老。苏轼友人,曾在惠州、雷州做官。

②舶人:船夫。

③起屋:建造房屋。

④杜门:闭门。

⑤著书则未,日与小儿编排整齐之:苏轼文集通行本作"借书,则日与小儿编排整齐之"。

⑥小客:谦称己之客人。王介石:苏轼友人。曾侍于苏轼。

⑦柯仲常:苏轼友人。当时在惠州任推官,苏轼在惠州时与之结识。

【译文】

　　最近有船夫回去,信件一定会到。近来您生活平安,贵家眷和令子都好吧。我与苏过也有幸仍同往常。起先租了几间官房,不能住以后,又不想和当地官员交涉。最近买了一片地盖了五间房和一个厨房,就在南污池的旁边，大树之下，也可以闭门面壁安静地闲居一段时间了。只是花费太多手头困窘。此中的孤独大概不是人间所有的，但我却平静地住下来。各种史书摆满桌前，有很多可以说话的前贤。借来的书，每天和小儿子编排整齐，等待来天归还给您。小客人王介石，有士人君子的情致。在我造屋的时候，他亲来帮忙，比家里的仆人还要辛苦，但没有丝毫的要求。希望您记住他，有能够照顾他的地方，希望不要吝惜。该死！该死！柯仲常有旧交情，见面代为致意。其余请您顺应时令多多保重。

靖老曾于海舶载书千余卷借先生。

【译文】

靖老曾用海舶运载上千卷书借给先生。

与元老侄孙①

【题解】

这是苏轼谪居海南时写给在京城的侄孙苏在廷的一封信。信中所述多是家常闲话，有苏轼的身体状况，也有海南生计艰难的境况。此外，因为不少亲友都受到苏轼的牵连，苏轼也叮嘱人在京城的苏元老要格外谨慎，注意提防，在经历了一场又一场政治风暴之后，苏轼显然心有余悸。

侄孙元老秀才。久不闻问，不识即日体中佳否？蜀中骨肉，想不住得安讯。老人住海外如昨②，但近来多病瘦悴，不复如往日，不知余年复得相见否？循、惠不得书久矣③。旅况牢落，不言可知。又：海南连岁不熟，饮食百物艰难，及泉、广海舶绝不至④，药物酱酢等皆无，厄穷至此，委命而已。老人与过子相对，如两苦行僧耳。然胸中亦超然自得，不改其度，知之，免忧。所要志文，但数年不死便作，不食言也。侄孙既是东坡骨肉，人所觑看⑤，住京，凡百倍加周防，切祝！切祝！今有一书与许下诸子⑥，又恐陈浩秀才不过许，只令送与侄孙，切速为求便寄达。余惟千万自重。

【注释】

①元老：即苏在廷，是苏轼侄孙。自幼卓异，苏轼颇称许。元符末入太学，苏轼已贬居海南。此即苏轼在海南谪居时写给他的信。

②老人：苏轼自称。

③循、惠：循州和惠州。苏轼曾贬谪惠州，苏辙贬谪循州，两处均有至亲好友。

④泉：泉州。广：广州。海舶：海船。

⑤觑（qù）看：窥视。

⑥许下：许州，治所在今河南许昌。苏轼在《答徐得之书》中说："一家今作四处：住惠、筠、许、常也。"许州当时是苏轼、苏辙家属的住地之一。

【译文】

侄孙元老秀才。很久没有通消息，不知近日身体好否？蜀地的骨肉至亲，想必经常收到他们平安的讯息。我这年迈之人谪居海南的生活像往常一样，只是近来多病，人也消瘦了许多，不再像往日那样，不知在余下的岁月里我们还能相见否？循州、惠州的亲友也很久没有通信了。客居他乡的萧疏冷落的情景，不说也可想而知。又：海南这个地方又连年收成不好，饮食及一切方面都艰难，泉州、广州的海船完全不能到达，药物酱鲊等物品都没有，穷困到这种程度，只好听天由命了。我同过儿相对而坐，如同两个苦行僧。但是我内心也还是那样超然自得，丝毫没有改变自己的作风,你了解这些以后,不要再为我担忧。你要我写的墓志铭,只要我数年内死不了便撰写,决不食言。侄孙既是我的骨肉至亲,肯定会被人窥伺,住在京城,一切都须多加提防,切祝! 切祝! 这里有一封书信是带给许州诸人的,又怕陈浩秀才不路过许州,只好让他捎给侄孙,切记尽快找机会寄去。其余只希望千万珍重!

答王幼安宣德启

【题解】

这是苏轼回复老友的书信,时值北归途中。

俯仰十年,忽焉如昨。间关百罹①,何所不有? 顷者海外②,澹乎盖将终焉;偶然生还,置之勿复道也。方将求田问舍,为三百指之养③;杜门面壁,观六十年之非。岂独江湖之相忘,盖已寂寥而丧我。不谓某官,讲修旧好④,收录陈人。粲然云汉之章⑤,被此枯朽之质。欲其洗濯宿负⑥,激昂晚节。粗行平生之志,少慰朋友之望。此意厚矣,我心悠哉。如焦谷牙⑦,如伏枥马。非吹嘘之所及,纵鞭策以何加。藏之不忘,永以为好。

【注释】

①间关:崎岖艰险,不易行走。

②顷者:不久。

③三百指:三十口人。

④讲修:讲习。

⑤云汉之章:这里指文章灿如星河。

552 东坡养生集

⑥宿负：旧欠的债务。

⑦牙：萌芽。

【译文】

俯仰之间便是十年，如同还在昨天。历尽坎坷遭受许多磨难，还有什么事没有碰到呢？不久之前在海外漂泊，已经平静地打算终了在那里；偶然间却能够活着回来，往事都放在一边不值得提了。我正在打算置地买房，以便养活一大家子三十口人；关门面壁，回顾我这六十年来的过失。岂止是相忘于江湖，而且已经寂寞寥落失去了自我。没有想到您，还谋划着和旧友联系，接纳故人。用光灿华美的文章，来夸赞我这衰朽不堪之人。想让我还清旧日的各种欠债，激励自己的晚节。略微施展一下平生的抱负，稍微宽慰一下朋友的厚望。您对我的情意真是深厚，令我的心荡漾不已。我如同焦掉的谷芽，又如伏在槽中的老马。即便是吹嘘褒奖和鞭策也没什么用。把您的书信保存不忘，永远作为友好的见证。

亦自澹宕①。茅鹿门

【注释】

①澹宕：恬静舒畅。

【译文】

也自恬静舒畅。茅鹿门

与子由

【题解】

这是苏轼在生命的最后岁月中写给苏辙的书信。虽然已经遇赦北归，但是久经宦海沉浮的苏轼显然已经对于朝政不再抱有幻想。为了避免遭受攻击,他决定改变原来打算住在距离京城较近的颍昌的计划,前往常州。为此不能前往颍昌与弟弟相聚,对于兄弟情深的东坡而言无疑也是个大遗憾。更加令人唏嘘的是,苏轼不久之后便驾鹤西去,与苏辙连最后一面也未见到,便天人相隔,真是造化弄人。

　　子由弟:得黄师是遣人赍来四月二十二日书①,喜知近日安胜。兄在真州②,与一家亦健。行计南北,居几变矣。遭值如此,可叹可笑。兄近已决计从弟之言,同居颍昌,行有日矣。适值程德孺过金山,往会之,并一二亲故皆在坐。颇闻北方事③,有决不可往颍昌近地居者。事皆可信人所报,大抵相忌安排攻击者众,北行渐近,决不静尔。今已决计居常州,借得一孙家宅,极佳。浙人相喜,决不失所也。更留真十数日,便渡江往常。逾年行役,且此休息。恨不得老境兄弟相聚④,此天也,吾其如天何! 然亦不知天果于兄弟终不相聚乎? 士君子作事,但只于省力处行,此行不遂相聚,非本意,甚省力避害也。候到定叠一两月⑤,方遣迈去注官⑥,迨去搬家,过则不离左右也。葬地,弟请一面果决。八郎妇可用⑦,吾无不可用也。更破千缗买地⑧,何如? 留作葬事,千万莫徇俗也⑨。林子中病伤寒,十余日便卒,所获几何? 遗臭无穷。哀哉! 兄万一有稍起之命,便具所苦疾状,力辞之,与迨、过闭户,治田养性而已。千万勿相念,保爱保爱! 今托师是致此书。

【注释】

　　①赍(jī):持,带,送。

②真州：地名。今江苏仪征。

③北方：这里指京城。

④老境：老年。

⑤定叠：安定，妥当。

⑥注官：铨叙官职。

⑦八郎妇：指苏辙的三儿子苏远之妻黄氏。苏远在宗族兄弟中排行
　第八，故名八郎。

⑧缗（mín）：成串的铜钱，每串一千文。

⑨徇俗：顺随时俗。

【译文】

　　子由弟：我接到了黄师是派人送来的四月二十二日的信，得知近日平安，心中甚为欣喜。我现在真州，和一家人都很健康。在各地奔波，居所不断改变。如此遭遇，真是可叹又可笑。我近日已决定听从你的建议，到颍昌和你同住，很快便打算出发了。正好程德孺路过金山，我去和他会了一面，在座的还有几位旧友。听到了许多有关朝中的事情，觉得决不能到颍昌附近居住。事情都是可以相信的人报说的，大抵是因为有人忌恨，安排了很多攻击的人，北行渐近，决不会清静。现在我已经决定到常州去住，借到一处孙家宅院，也很好。我和浙人彼此喜欢，不会没有居所。再在真州稍留十几天，便渡江去常州。在路上走了一年多，暂且休息一下。只是遗憾不能在晚年与你相聚，这是天命呵，我能拿天命如何呢？但我也不知道天意是否让我们兄弟永远不能相聚？士君子做事，只是尽力减少麻烦，此行不能相聚，虽不是出自本意，却也省去麻烦免去祸害。等到料理妥当一两个月后，再让苏迈去赴任，苏迨去搬家，过儿则留在身边。葬地一事，请弟一人决定吧。八郎妇可以用，我没有什么不可用的。另外再花千缗钱买地，怎么样？留作葬事，千万不要落入俗套。林子中得伤寒病十几天便死了，得到些什么呢？遗臭无穷罢了。可悲！万一我再接到起用的命令，便说明身体多病的情况，力辞不受，只和迨儿、过儿一

起闭门守家,耕田养性算了。千万不要挂念我,保重爱护! 保重爱护!托师是送去此信。

子由云:"辙幼从子瞻兄读书,未尝一日相舍。既壮,将宦游四方,读韦苏州诗有云①:'那知风雨夜,复此对床眠。'恻然感之,乃相约早退,为闲居之乐。"而先生亦云:"余观子由,自少旷达,天资近道,又得至人养生长年之诀,而余亦窃闻其一二。以为今者宦游相别之日浅,而异时退休相从之日长。"以故先生请郡西归之念,盖无日不惓惓焉。及岭海北归,寓居常州卧疾,谓钱济明曰:"万里生还,惟吾子由自再贬及归,不复一见而决,此痛难堪②。"而先生竟以不起,岂非天耶?

【注释】

①韦苏州:指韦应物。曾任苏州刺史,故世称"韦苏州"。此处所引诗出自《示全真元常》。

②难堪:难以忍受。

【译文】

子由说:"辙自幼跟着子瞻兄长读书,没有一日分开过。长大以后,将宦游四方,读到韦苏州的诗:'那知风雨夜,复此对床眠。'恻然感到了离别之苦,于是相约早些退休,享受闲居的乐趣。"而先生也说过:"我看子由,从小就旷达,天资好道术,又得到至人的养生长年要诀,而我也略为听闻其一二。以为现在宦游相别之日短,而将来退休后相从的日子还长。"所以先生请求到故乡任地方官的念头,没有一天不在考虑。等到从岭海北归,寓居在常州卧床不起时,对钱济明说:"万里之外生还归来,只是我的子由从再贬到归来,不能再见一面告别,这个痛苦令人难以忍受。"而先生竟然就此去世,难道不是天意吗?

买宅焚券

【题解】

关于文中所叙苏轼在阳羡买宅后,因同情卖宅的老妇而归还,并烧掉屋券的事情,是否真有其事,一直都存在争议。但是以苏轼的旷达为人和悲悯之心,做出这样的选择也并不令人奇怪。

建中靖国中①,坡公自儋耳归,卜居阳羡。阳羡士大夫犹畏而不敢与游,独士人邵民瞻来从学。坡公亦喜其人,时时相与策杖过长桥,访山水为乐。邵为坡买一宅,为缗五百,坡倾囊仅能偿之②。卜吉入居,既得日矣,夜与邵步月③,至村落,闻妇人哭极哀。坡徙倚听之④,曰:"异哉!岂有大难割之爱触于心与?"遂与邵推扉而入⑤。坡问妪何为,妪曰:"吾有居屋,相传百年,子不肖,举以售人。吾今日迁,百年旧居,一旦诀别,所以泣也。"坡为之怆然,问其故居所在,即五百缗所得者。因再三慰抚之,曰:"妪之故居,乃吾所售⑥,不必深悲,当以还妪。"即命取屋券,对妪焚之;呼其子,迎母而还,不索其直。坡自是遂还毗陵⑦,不复买宅,借顾塘桥孙氏居暂住焉。是岁七月,坡竟没于借居。

【注释】

①建中靖国:宋徽宗赵佶的年号。北宋使用这个年号共一年(1101)。

②倾囊:尽出所有,全部。

③步月：在月下散步。

④徙倚：徘徊，来回地走。

⑤扉：门。

⑥售：买。

⑦毗陵：地名。今江苏常州。

【译文】

建中靖国元年，坡公从儋耳回北方，选择住在阳羡。当地士人有所顾忌不敢与他交往，只有读书人邵民瞻拜坡公为师向他学习。坡公也很喜欢这个人，时常和他一起撑着拐杖走过长桥，以游赏山水为乐。邵民瞻替坡公买了一栋房子，花了五百缗钱，坡公掏光所有积蓄勉强买下的。选择好日子搬入新居一天后，夜里坡公和邵民瞻在月光下散步，到了一个村里，听到有一位老太太哭得很悲伤。坡公徘徊倾听，说："奇怪啊！难道有难以割舍的珍爱之事伤了她的心吗？"于是和邵民瞻推门进去。坡公问老太太为什么这么哀伤，老太太说："我家有一栋房子，已相传百年，但是我的儿子不孝顺，把这所宅子卖给了别人。我今天搬到这里，上百年的老房子，一下子失去，这就是我痛哭的原因。"坡公也为她感到难过，问她的老房子在哪里，原来竟是坡公用五百缗买到的房子。于是坡公再三安慰老太太，说："房子是被我买了，您不必太难过，我理当将这房子还给您。"于是就令人拿来屋契，在老太太面前烧了；同时叫她儿子接母亲回老屋去，也没讨回买房的五百缗钱。此后，坡公就回到了毗陵，没有再买房子，而是借顾塘桥孙氏的房子暂时住着。这一年七月，坡公竟然就死在了借住的房子中。

　　谁肯谁能，到此难说大话矣。李卓吾

【译文】

谁肯？谁能？到这个地步难以说大话呀。李卓吾